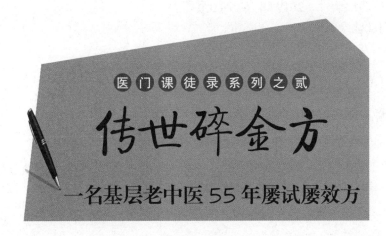

医门课徒录系列之贰

传世碎金方

一名基层老中医 55 年屡试屡效方

修订版

周正祎 著

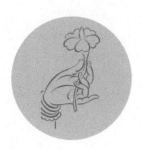

U0307919

中国中医药出版社

·北 京·

图书在版编目（CIP）数据

传世碎金方：一名基层老中医 55 年屡试屡效方 / 周正祎著 . — 北京：中国中医药出版社，2019.10（2024.3 重印）

（医门课徒录系列）

ISBN 978 – 7 – 5132 – 5521 – 9

Ⅰ . ①传…　Ⅱ . ①周…　Ⅲ . ①验方 – 汇编　Ⅳ . ① R289.5

中国版本图书馆 CIP 数据核字（2019）第 061749 号

中国中医药出版社出版

北京经济技术开发区科创十三街 31 号院二区 8 号楼

邮政编码　100176

传真　010-64405721

廊坊市佳艺印务有限公司印刷

各地新华书店经销

开本 710×1000　1/16　印张 16　字数 278 千字

2019 年 10 月第 1 版　2024 年 3 月第 4 次印刷

书号　ISBN 978 – 7 – 5132 – 5521 – 9

定价　48.00 元

网址　www.cptcm.com

服 务 热 线　010-64405510

购 书 热 线　010-89535836

维 权 打 假　010-64405753

微信服务号　zgzyycbs

微商城网址　https://kdt.im/LIdUGr

官 方 微 博　http://e.weibo.com/cptcm

天猫旗舰店网址　https://zgzyycbs.tmall.com

如有印装质量问题请与本社出版部联系（010-64405510）

前　言

晋·陶渊明言："不戚戚于贫贱，不汲汲于富贵。"（《五柳先生传》）吾天生别无他好，唯与草木树石情深。感谢大地所生草木，阳光雨露滋养，其无私奉献，使吾受益匪浅！比喻海纳百川，则更为宏大矣。吾生于后土之中，卑微渺小，别无他求，仅取百草治病，选奇石为友，听百鸟和鸣，闻山花清香，登高望远，看四季大地换妆。春来万物复苏，生机盎然，山川竞秀；瞬间秋往冬来，白雪皑皑，大地银装素裹，其时静而宜人，利于收敛肾真。夏来溪流潺潺，赏鱼游虾嬉，渴饮山涧甘泉，胜似玉液琼浆，沁润心脾，甚是惬意。山川之美，令人陶醉。此生得享此景，若非志向岐黄，仿效神农，岂能有此享受？小诗云：假日登山去，采药人罕迹。朝披星辰往，暮随月影归。虽然身疲乏，却感心惬意。人各有志，吾能和百草结缘，采集、种植，炮制、运用，常常如小诗所云，披星戴月，不避寒暑，饥渴伤损难免，却感心旷神怡。甚至黧夜困于山野之中，伸手不见五指；徒手攀岩，为采岩白菜、小石斛（金钗）等稀有之品，困于半崖，上下不得，亦不为奇。人皆云忒艰辛，而吾感很惬意。吾志于此，亦乐于此。每用亲手采集之药，如期治愈疾病，患者悦之，吾志愈坚，更是忙碌无休，欲得小憩，却为奢求。吾为小民，岂能与陶公相比？但亦淡泊名利，唯有亲近自然，医林探秘，终生运用草木治病，如此而已矣。

志也者，心存恻隐，身随岐黄。富贵荣华，吾视为过眼烟云。有幸生于世医之家，只有铭记先人教诲，脚踏实地行医，终生别无他念。学而思之，审而悟之，胆大心细，勤于临证。其效略长于常，或从死神手中救出一命、欲截肢患者保全其身体等，即视之为收获，皆笔墨记之，久之，觉可成稿存留者，涉诸科百疾，去其重复相似，择其独见效殊者，存而留之，反复修订，使其效验稳妥，不夹杜撰不实之词，力求施治有据。但离大雅之堂遥远，仅为数十年临证经验而已矣。但比之"窃虚誉"之辈，则不属于一类；而于热衷国医者，确有小小之裨

1

益。故弄玄虚，自我炫耀，则非吾之所为，乃为吾所耻之！因为医关人命，岂能轻浮！纵观历代大贤先哲，已经成为大家，尚且慎言谨行，唯恐误人误己，可谓医者之明镜也。吾每用此"镜"照之，无不肃然起敬，忐忑汗颜，即使终生谦谨勤奋，亦难达圣意之万一。故每有小获，力戒妄诞。纵获"奇效"，仅是遵照先贤之训，微有发挥而已。无古不成今，即此理也。淡泊名利，宁静致远，大智大贤者之为，扁鹊、仲景等是也。陶公渊明，吾尤敬之。学陶公不为"五斗米折腰"，吾将名利置之度外，踏实做医，虽苦而乐焉。大病小疾，皆全力以待之，从幼至暮，未敢稍存懈怠，一心治病，别无他念。本意将一生所获小结珍藏，无奈吾子女都不愿继承。故又不揣鄙陋，将不成文之草稿再次修订，寄往原人民军医出版社中医中心，拜托王显刚主任，如觉有益于国医可取者，敬请重修编辑。能为中医事业做点微薄奉献，首谢编辑不拘一格选稿，因而能使吾这个基层传统医者，得圆暮年之梦。和盘托出，供人参考，能于疗疾小有裨益，则吾愿足矣！

感谢读者对拙作的认可！两年多来，不少读者从数千里拿着书让吾签字留念、按书中药方治好多年顽疾来致谢、诚意拜师学医及要求传授野生草药相关知识，等等，这使吾很受触动。在拙作再版之际，吾躬身谢谢大家！

吾已七旬又六，每周六个上午坐诊，来诊者多为疑难顽疾，如诸种癌症、不孕不育、肌肉坏死，等等，且人数递增。吾虽然力求不辜负生者，亦不获罪逝者，但言之易，而做到难矣！手无利器，岂能克敌？纵然手不释卷、脚踏青山，以孜孜不倦之心身勤于求索，渴望饮到"上池水"，梦想寻到奇效方，以提高疗效，攻克顽疾。无奈至今事倍功半，迟迟不能如凤愿。非吾不勤，乃吾精力有限也。作为基层传统中医，平时忙于应诊，无暇更多探研，仅仅留心施治效验。故而所写书稿，皆为闭门造车，虽经多次修订，但受知识所限，又不善写作，恐舛错难免，诚望高人赐教，欢迎读者指正。是为草序。

山野中医周正祎

己亥年仲春月于十堰市西苑医院旧宅

目　　录

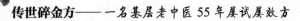

卷一　效验小方

赵学敏曰："走医有三字诀：一曰贱，药物不取贵也；二曰验，以下咽即能去病也；三曰便，山林僻邑仓卒即有。能守三字之要者，便是此中之杰出者也。"夫贱、验、便三字，乃行医之本也。"贱"，便宜之意；"验"，见效快也；"便"，简单易行也。今将我多年深入大山，在家传师教下，识药采药用药之经验，选出实效方若干，以供对证参考择用。

小方姜米饮治疗小儿吐泻

组成：老生姜煨熟去皮，大米，大枣。量随年龄而定。3 岁以下：煨姜（炭火煨半熟或锅中炒半熟，以去其辛散之性而增强温中之功）3 ~ 6g，大米 30g，大枣 1 ~ 3 枚。水煎至米化，去姜及枣皮、核，少量多次喂服。3 岁以上量酌加。

功用：温中散寒，和胃止呕。用于小儿脾胃虚寒、饮食伤胃等原因导致消化不良，完谷不化，大便清稀夹杂食物，伴啼哭、弓腰、捧腹等症，日久难愈。成人胃寒亦可用以温胃止呕。胃热者忌用。

方解：煨姜温中祛寒，枣、米健脾养胃。3 味合用，温中和胃，去寒止吐。

加减：腹痛、啼哭加木香；腹泻加茯苓、葛根、乌梅；纳差加白术、陈皮、砂仁；积滞腹胀加厚朴、炒莱菔子。所加之药，均用纱布包紧同煎，以免粥中混入药渣，不利小儿服食。

治验 1　张某，男，半岁。2005 年 3 月 2 日诊。其母代诉：昨日因喂米糊过凉，1 小时后即啼哭干呕，随之呕吐不止。视患儿呕吐，啼哭不止，指纹淡青。此乃寒凉伤胃，以致胃失温和，气机逆乱，所以腹痛、呕吐。嘱用姜米饮，缓缓喂服。翌日告知：遵嘱喂服姜米饮，2 小时后啼哭、呕吐即止，恢复往常欢笑。

治验 2　李某，男，1 岁。2006 年 11 月 1 日诊。其母代诉：患儿早产，身体一直很弱，经常消化不良，腹胀拉稀，喂服食物稍凉，随即呕吐，接着腹泻。

容易感冒，身体偏瘦。观患儿形体消瘦，显见先天不足、后天失养、发育不佳之象，面色黄白，隐隐透青，舌体薄小，舌质淡红，舌苔白厚而腻，指纹沉细淡青。辨证：肾阳不足，脾胃虚寒。治法：温肾助阳，健脾和胃。用姜米饮加益智仁 2g，焦白术 2g，砂仁 1g，布包同煮，坚持常服。半年后顺访：其母告知，连服上方 3 个月后，呕吐、腹泻消除，食量缓慢增加，始见长肉，感冒亦逐渐减少。嘱续用上方 3 个月，每三五天服 1 剂，以温养脾肾，巩固疗效。

治验 3 刘某，女，3 岁。2006 年 3 月诊。其母代诉：患儿经常腹胀呕吐，原因起于 2 岁时，疑为停食腹胀，用牵牛子 15g 煎水，强行灌服，腹泻 3 天。自此以后，经常腹胀呕吐，食量减少，身体消瘦。视患儿身高正常，肌肉瘦削，面色萎黄，印堂隐青，舌质淡红，苔薄白微腻，指纹淡青沉滞。辨证：脾胃虚弱，吸收不良。小儿身体稚嫩，生机盎然，但不耐戕伐。牵牛子苦寒峻泻，伤胃失水，损伤脾胃中和之气；况其用量过大，患儿年龄幼小，其伤伐之害可知。故患儿身体瘦弱，经常脘胀呕吐，苦寒峻泻之害也。治宜食疗缓补，以恢复脾胃中和之气。用本方加白术 6g，砂仁 3g，布包同姜米饮文火慢炖，去药食粥，调理半年。1 年后顺访：呕吐、腹胀痊愈，消化吸收恢复，体重与同龄小朋友无异。

治验 4 张某，男婴，3 个月。1963 年 2 月 3 日来诊。观患儿面色白，不时呕吐，指纹淡青隐隐。问其父母，言道：吐泻已六七天，中西药难以入口，吐泻日益加重。我便嘱用姜米饮如方中量，缓缓喂之，3 日尽剂当愈。起初喂时亦吐，半日后吐泻即缓慢减轻，第 2 日能进乳食，未及 3 日痊愈。

治验 5 我孙子 1 岁 2 个月时（1998 年 12 月 3 日），因我急于上班，冲奶粉时未加注意，用水偏凉，因而食下未及半小时即吐泻交加，呼叫腹痛，刹那间四肢发凉，甚是吓人！速用姜米饮与服，不及 2 小时诸症平息，一切正常。

治验 6 陈某，女童，4 岁 3 个月。2013 年 9 月 2 日诊。家长代诉：患儿早产，生时不足 4 斤，加上乳汁缺乏，因而一直消瘦，经常吐泻，百治不能改变根本。近因感冒风寒，消化更差，时吐时泻，身体更弱。观患儿形体消瘦，精神不佳，面色萎黄，指纹淡青，舌质淡，白苔微腻。辨证：脾胃虚寒，消化不良。思小患者本来先天不足，后天又吐泻交作，正气复损，加之方药杂投，不可续用大剂量方药，重伤脾胃中和之气。根本虚弱，不可复伤也。便嘱其父母用姜米饮，长期调理，3 个月即可见效。大米 60g，煨姜 6g，大枣 10g，此为 1 日量。腹泻加乌梅 6g。半年后随访，患者气色精神大有好转，吐泻已经消除，食欲食量缓慢增加，家长很满意。

按语：小儿脾胃虚弱，消化吸收功能较差，临证最为常见。有因先天不足、后天失养者，更多为正餐不食，零食不断，其脾胃生生之气岂有不伤乎？其更甚者，方药杂投，乱服滋补，以致盎然之生机被搅乱，阴阳失调，气机紊乱，而致多病多灾。其最甚者，莫过于自作聪明，随意服药。如刘某患者，牵牛子岂能轻易用于婴幼儿恶食？教训屡出，能接受者颇寡。夫轻病用轻药，无病勿服药，乃千古至理、常理，岂可置若罔闻！姜米饮虽为小方，但运用得当，照样治病，治数年胃寒呕吐、呃逆哕气、脘胀纳差等症，非但小儿适宜，即使成人用于食疗辅助，亦有奇功。和平王道之方，用于脾胃虚寒、消化力弱者，屡获良效。

体会：方中所需之物，一般家庭都有，方便易做，其味甘甜微酸，小儿易于接受，效果亦很稳妥。方中大米健脾，煨姜祛寒，二味和合为主，可加乌梅止泻，其性中和，其味酸甜，是为小儿吐泻之良方。此方我已使用五十余年，屡获满意效果，望勿轻视。半个世纪临床证明，尚未发现无效或有不良反应案例，可谓中庸平和之法也。

止血三奇饮治疗崩漏失血

组成：断血流 30 ～ 120g，红药子 9 ～ 15g，仙鹤草 15 ～ 60g。水煎温服，三煎加陈醋泡足。

功用：凉血活血，引血归经。用于月经过多，或淋沥不净，或崩漏不止，而不属于子宫肌瘤出血者。

方解：断血流微辛性平，活血止血；红药子涩苦微凉，清热止血；仙鹤草微苦性凉，为收敛止血之上品。3 味合用，凉血活血，引血归经。为治妇女经血过多、崩漏失血，以及肠风下血、鼻衄、尿血等症之价廉实效方。凡出血症，皆可用急则治标之法治之，以速止其血。待血止后，再对证标本兼治。经过百例治验，此方止血并不留邪，实为简便实效、安全灵验之方。

加减：煎前加大米 15g，大枣 3 枚，以养胃护胃；血虚加四物汤同煎；气虚加四君子汤。若仓促间无上药，不加亦可。待血止后，再对证调理。腹痛加鸡矢藤、香附，二味理气活血止痛极佳。余随症。

治验 1 王某，女，39 岁。1991 年 11 月 20 日诊。自述每月月经量多，持续八九天不净。本月 11 日经水至，3 天前因为饮酒稍多，经量陡增，幸亏体质不弱，不然每月如此，早已倒下。视患者气色精神尚佳，舌质淡红，苔微黄糙，脉来芤虚，重取似无，失血之象也。辨证：血热妄行，血不归经。治法：凉血止血，引血归经。用本方大剂量浓煎频服，日夜不停，渣煎水加陈醋泡足。11 月 23 日二诊，出血已止，经净身安。崩症临床治愈，嘱每月于经期 7 天，小剂量煎服 5 ~ 7 剂，渣煎水加陈醋泡足。1 年后顺访：每月经期 4 ~ 6 天，量适中，无明显不适症状。

治验 2　陈某，女，33 岁。2001 年 4 月 1 日诊。自述每月行经鼻衄已有 7 年，偶有头痛口苦，余无不适症状。诊脉、舌无明显异常。辨证：肝经血热，逆经鼻衄。治法：凉血止血，引血归经。用本方加小蓟（鲜品 60g，干品 15g），川芎 9g，丹参 30g，水煎服。渣再煎，加陈醋泡足。每月经前服 3 ~ 5 剂。1 年后顺访：上方连服 3 个月后，鼻衄全止，经期正常。

治验 3　李某，女，25 岁。2005 年 5 月 10 日诊。自述：每月行经提前 10 天左右，经期口干心烦，睡眠不实，多梦易醒。视患者面色暗红，失于润泽，舌质深红，舌苔微黄乏津，脉来细数。辨证：血热先期。治法：凉血调经。用本方加四物汤（每味各 12g），丹参 18g，酸枣仁、灵芝各 12g，每月经前 7 天服 5 剂，渣加陈醋泡足。上方服至第 4 个月，经期正常，诸症消失。

简易方二味止痛散治疗外伤肿痛

组成：八棱麻根、鸡矢藤鲜品各 60 ~ 120g，干品各 30 ~ 60g。水煎，加黄酒适量温服。渣加陈醋、白酒各约 25mL，拌匀加热，温敷患处，冷则加热再敷不计时，以肿消痛止为度。

功用：活血散瘀，消肿止痛。用于跌打损伤，红肿疼痛，以及肢体关节扭挫伤，肿胀疼痛。

方解：八棱麻根活血消肿，散瘀止痛；鸡矢藤功同八棱麻根，而止痛之功尤胜，且有安神之用。2 味合用，活血祛瘀、消肿止痛之功颇佳。此 2 味山野旷地多有生长，得之甚易。

加减：头伤加川芎 9g；胸前伤加桔梗 9g；背伤加羌活 9g；胁伤加柴胡、香附各 9g；腰伤加杜仲 12g；腿脚伤加川牛膝 12g。

治验 1　李某，男，40 岁。2000 年 8 月 2 日诊。自述昨天因肩扛近 200 斤木头下山，不慎跌跤，幸亏木头甩出身外，否则后果不堪设想。回家 2 小时后，即感腰部酸胀疼痛，今早起床腰痛难忍，屈伸不能。视患者腰部微肿，肤色暗红，用手轻按，呼痛难忍，腰屈难伸，脉舌无异常。病属负重闪压，腰肌损伤无异。辨证：气滞血瘀，脉络不通。治法：活血理气，散瘀止痛。用本方加杜仲

15g以强壮腰膝，红花、川芎各9g以活血理气散瘀，1日1剂，水煎加黄酒温服，渣加白酒、陈醋各50mL，加温布包，温敷患处不计时，连服3天。8月5日患者来告知：胀痛已消，腰能屈伸，做轻活亦无明显影响。嘱用上方续服3天，以巩固疗效。

治验2　余某，男，39岁。2005年5月4日诊。自述10日前左足踝扭伤，当时即肿胀疼痛，翌日足背紫黑发热，足难任地，痛如针刺，经针灸、拔罐、口服三七片、跌打丸等药，肿痛微消，疼痛不减。医院检查为软组织损伤，输液3天，不见明显好转。患者别无他病，用上方加川牛膝15g，每日1剂，服用法同腰扭伤。上方共服5剂，肿痛基本消除，能干轻活。嘱续治数日，以彻底治愈。

按语： 此方费用极低，即使全部购买，亦不过几毛钱，贱、验、便之法也。若能自采，荒野多有，更不需花费一文。药虽平淡，屡用屡验，不可小视。

治验3　张某，女，54岁。1977年12月3日诊。亲属告知：患者背背篓行走于山沟小路上，突然被山上滚下的数十斤大石正砸在背篓上，当时即被砸趴下，不能动弹，牙关紧闭，目瞪不语。抬回家中，依然口噤不语，二便不通，胸腹鼓胀，腹中有肠鸣音。因身处深山，交通不便，现已将近2天。视患者面色暗紫，目瞪口闭，呼吸气息不匀，胸腹鼓胀，按之不硬，全身各处无外伤，无骨折征兆，脉来沉涩，按之不散。此为外力重压、气闭血瘀所致，即所谓内伤也。气闭血瘀，脏腑气机阻遏，血脉不通，故见不语脘胀，二便不通。山野荒僻之处，救人为要。速用民间常用验方祖师麻、八角莲各约1g，共为细末，为1日量，分2次温开水灌下。再用本方加川芎、桔梗各9g，水、酒各半浓煎，每服少量，频频灌服。上方服至近3小时，腹中响声不绝，先是大便通，解出许多稀黑色大便，随即患者苏醒，欲解小便，继之知饥欲食，与食稀粥。调理至翌日，其伤状若消失，活动自如矣。复单用本方调治3日，劳作无碍。

按语： 我用此方数十年，大伤、重伤，加服八角莲、祖师麻（用量切勿过大，体实之人1日量各1.5g之内，老年、体虚、孕妇及小儿禁用），一般外伤，即使紫黑肿胀，疼痛难忍，只用本方即可消肿止痛。治验甚多，不复赘举。

方不在大小，药不在贵贱，能治病无害，即是良方。反之，一方开数十味，三五个月不见效果，花钱不论，岂能无害？尤其是大病、险症、妇幼、老年，临证如履薄冰，不敢稍息！我除运用常用中药外，还常到深山采药，躬访民间验方。凡遇有毒草药，必反复自尝，细心校对，而后方谨慎施治于患者。除疗效必须可靠外，其毒性及不良反应时刻放在首位考虑，从未人言亦言，用他人经验套治。安全比疗效更为重要，所以"谨慎"二字，未敢一刻淡忘。

复方金果榄散治疗咽喉肿痛

组成：金果榄 30g，薄荷 9g，冰片 3g，玄明粉、硼砂、青果、绿豆皮各 6g。上药共研极细粉，密贮瓶中。用时以药粉少许吹患处，或涂于患处，1 日三四次。或用蜂蜜拌和，做丸如芡实大，含于口中，缓缓咽下。忌食辛辣刺激、温热上火之物。

功用：清热解毒，消肿止痛。用于咽喉肿痛，口舌生疮（溃疡），急、慢性咽炎，口腔干燥不适。

方解：金果榄清热解毒利咽；薄荷疏散风热利咽；冰片清热开窍止痛；玄明粉消肿散结去垢；硼砂甘凉，治口齿诸病，软坚散结；青果清咽生津，除烦醒酒；绿豆甘寒，行十二经，解百毒，其功在皮。诸药合用，以清热解毒、消肿利咽，而治咽喉诸病。

治验 1 虞某，男，30 岁。2000 年 3 月 1 日诊。自述春节前后以来，饮酒过多，以致咽喉肿痛，吞咽困难，甚至心烦易怒，便秘溺赤，食不知味，烦躁不宁。视患者咽喉周围及小舌深红漫肿，舌尖溃破，舌苔黄厚乏津，脉来滑数有力。辨证：心脾实热，积毒壅肿。治法：清热解毒，消肿散瘀。用本方 1 日 6次，用法如方解。另用大黄 9g，葛根 15g，木通、桔梗、金银花各 9g，甘草 3g，泡水当茶频饮，以荡涤肠胃湿热，而清利咽喉肿毒。

3 月 7 日二诊。患者告知：二便通利，肿痛已消，唯舌边溃疡尚未完全愈合，饮食咸、辣、烫，依然觉痛。观其口舌，红肿明显消退，舌苔转白糙，脉转缓滑微数。嘱用上方续治 3 天，泡水方再加麦冬 15g 续饮，以痊愈为度。

7 日后患者告知：病已痊愈，一切正常。

治验 2 刘某，女，30 岁。2002 年 5 月 2 日诊。自述经常口腔溃疡，尤以每月经前为甚，时常午夜口干，心烦失眠，手足心热，饮食乏味，精神不佳。视舌质深红，舌尖、舌边有溃疡如绿豆大，舌苔黄糙乏津，脉来细数。辨证：阴虚火旺，口舌生疮。治法：养阴清热，消肿解毒。用本方吹、含患处。再用沙参、麦冬、石斛、玄参、地骨皮各 9g，桔梗 6g，甘草 2g，为 1 日量，开水泡服，当茶频饮，治愈为止。3 年后顺访：用上方断续治疗 3 个月，溃疡基本治愈。1 年偶犯一二次，亦较以往为轻。

治验 3 李某，男，33 岁。1990 年 5 月 5 日诊。自述经常咽喉不适，偶有咽痒干咳,时感吞咽不爽。视咽喉周围微红,小舌微肿,舌尖深红,舌苔微黄乏津,脉来滑数,沉取无力。辨证:上焦湿热,心肺阴虚。治法:清热利湿,滋阴生津。用本方蜜丸,含化缓咽,每日 3 ~ 5 次。另用沙参、麦冬、地骨皮各 9g,甘草、桔梗各 3g,泡水当茶饮。上方连续用至 2 个月,咽炎临床治愈。以后每月用上法调治三两日,基本未明显复发。

按语:此方药物不贵,配制方法简单,服用亦不烦琐,加上对症以小方泡水饮,病症同治,因而效果甚佳。我用此法治疗急、慢性咽炎及喉痹猝肿、咽喉堵塞(需急用消毒三棱针刺破血疱,速以此药粉厚涂患处)、口疮溃破等症,单用或加泡水饮均可。病情不重者,不用泡水饮,亦能较快消肿止痛。

解酒验方生津止渴解酒

方一:白葛花 30 ~ 60g,枳椇子 15 ~ 30g,麦冬 30g,乌梅 15 ~ 30g。水煎数滚,待温频饮,便可安定。平时备之,以应急需。

方中白葛花甘寒解酒,枳椇子甘平除烦,麦冬甘寒生津,乌梅酸温止渴。4 味合用,功能生津止渴,除烦解酒。用于酒醉烦躁,胃中嘈杂,欲吐难吐,或吐后烦渴,情绪不宁等症。

方二:甘葛(野生,俗称"绵葛",具有生津止渴、升发胃气及解肌退热、解酒安胃之功,作用在人工种植的粉葛之上)30 ~ 90g,芦根 30g,石菖蒲 12g,铁皮石斛、北沙参各 30g。

方中甘葛与白葛花功效相近,芦根甘寒生津,石菖蒲开窍醒神,铁皮石斛、北沙参滋阴生津而止渴。5 味合用,功同方一,主治相同。

方三:葛根 60g,白术、茯苓、山药各 15g,白豆蔻 9g(后下)。

方中葛根甘寒生津解酒,白术、茯苓、山药健脾安胃,白豆蔻温胃醒脾止呕。5 味和合,用于酒醉吐后胃中嘈杂,似饥非饥,似饱非饱,烦躁不安者,有醒酒和胃之功。由于白葛花十分难得,药源奇缺,故设方二,以备临证之需。

治验 1 邹某,男,31 岁。1979 年 5 月 1 日诊。此人平素不胜酒力,因节日聚餐饮酒过多至醉,醉后哭闹不休,烦躁呼叫数小时不能安定,用醒酒方二如法煎服,半小时后渐渐平息入睡,翌日晨安然无恙,照常上班。

治验 2 徐某,女,40 岁。2001 年 3 月 5 日诊。因怄气空腹自酌自饮而大醉,醉后频频呕吐,随之胃中嘈杂难受,干呕不息,面色苍白,精神疲倦。必因空腹饮酒过多致醉,大伤胃气所致,当用方三速速煎服。服药后未及 1 小时,徐某呕哕停止，欲进饮食，翌日劳作如常。

以上三方，因白葛花难得很少使用，方二、方三药物易寻，临证选用，效果亦佳。经常饮酒之人，须早备常服，以减少醉后痛苦及对肝胆脾胃的伤害。

按语：以上三方为醒酒解酒有效验方，经过多年反复使用，效果不在其他方剂之下。如能因人对证加减使用，效果更好。

迎风流泪外洗内服验方

迎风流泪，俗称"慢性风火眼""风泪眼"。眼睛畏光，风吹流泪，久则干涩，视物模糊，甚则轻微充血，眼不清爽，多由于肝经风火或心肺虚热所致。

组成：霜桑叶（即喂蚕之桑树叶，霜降后采收，阴干备用）30g，软防风 18g，甘菊花 24g，铁皮石斛 18g，枸杞子 24g，密蒙花 18g。

方解：桑叶甘寒，凉血润燥；防风微温，搜肝泻肺；菊花性凉，清肝明目；石斛甘淡，滋阴清热；枸杞子甘平，清肝滋肾；密蒙花甘寒，退翳止泪。6 味和合，以成疏风清热、明目止泪之功。用于肝经风热或心肺虚火上行，以致迎风流泪、目涩干痛、视物不清等症。

口感适宜，熏洗不难，非但效果明显，且无任何不良反应，实为清肝明目止泪之良方。内服当茶饮，外用熏洗双目，久之自见功效。

治验 1 吴某，女童，3 岁。1971 年 3 月 21 日诊。患童母亲代诉：女儿经常啼哭，即使不哭也容易流泪，西医说是泪囊有问题，需要动小手术，我未允，听人介绍来诊。观小患者性急爱动，形体偏瘦，面颊淡暗微红，舌质红而乏泽，几乎无苔，指纹淡紫而暗。辨证：肝气偏旺，肺肾津液不足。治法：清肝火，滋肺肾。即用本方 1/10 量，内服外洗。内服可加入适量蜂蜜，一为口感较甜，小儿容易接受；二也增加清润之功。蜂蜜为百花之精，清热解毒，润养五脏。连服 10 天左右，流泪当止。半月后小患者母亲来告知：按医嘱如法外洗内服 7 天后已明显好转，又续用 5 天，流泪痊愈。

治验 2 李某，女，47 岁。2010 年 9 月 12 日诊。自述 25 岁生孩子，未休息好，又多次怄气，还哭了几次，加上素来爱吃辛辣之物，自此以后眼睛经常流泪，特别是阳光照射、风吹、失眠及心情不好时，流泪更加严重，甚至看电视时间稍长眼睛就干涩酸痛，接着流泪。年龄不到 50 岁，视力明显下降。观患者面色暗红，形体偏瘦，唇色暗红，舌质淡暗，几乎无苔，乏津，脉来细弦而数。辨证：肝肾阴虚，风火上扰。治法：清肝滋肾，疏风止泪。思患者病程较久，非短时能有明显效果，便嘱其用本方，既方便，又省钱，连续治疗 3 个月，看效果再定下步治法。1 个月后患者电话告知：病情已明显好转，仍按原方继续治疗。半年后偶遇患者，见面连声道谢，多年迎风流泪已经痊愈。

治验 3 张某，男，69 岁。1993 年 5 月 30 日诊。自述年轻时喜饮酒、熬夜，但身体很好，小灾小病不治自愈，60 岁以后逐渐抵抗力下降，尤其是眼睛，风吹日晒流泪，看东西时间长也流泪，渐渐视力下降，视物模糊。询问可有好办法？此患者同时告知不愿意服中药，便用本方，嘱其服用法，坚持治疗半年，患者应允。1 年后往访，服用 2 个月即明显好转，流泪减轻，3 个月后基本治愈，数月未明显复发，视力亦有提升。嘱其尽力戒酒，少吃辛辣之物，保障睡眠，心情平和，以防旧疾复作。

按语： 此方治疗无数例迎风流泪患者，无论男女老幼，病程长短，八成痊愈，无效者尚无，亦为实效稳妥之良方。此方花钱不多，服用方便，更无任何不良反应，所以我称之为良方。

鼻衄简易速效方

鼻衄即流鼻血。小蓟，俗称刺脚芽、刺儿菜，山地荒坡及空旷处多有生长，尤其是向阳黄土地为多，春末至秋拔取连根全草，其他季节可挖根，洗净泥土，甩净水，捣取自然汁约 100mL（小儿酌减），无糖尿病者加蔗糖 10g，开水适量冲搅令糖化，每日 2～3 次，饭后温服。

此方凉血止血，用于男女老幼肝经血热、肺火偏旺而致鼻衄，轻者一二次便止，重者不过二三日即愈。若加鲜白茅根 30～60g，鲜侧柏叶 15g，同绞取自然汁混合服，其效更佳、更速。因这 2 味亦有良好的凉血止血功效。我用此方治愈男女老幼鼻衄患者无数，皆收良好效果，从未发现有不良反应或后遗症者。

治验 1 靳某，女，13 岁。1964 年 7 月初，因伤暑体热无汗 3 日，夜半鼻衄不止，翌日晨找我求方，教其用小蓟鲜草连根 250g 绞取自然汁约小半碗，加白砂糖少许，用开水冲搅温服，1 次减轻，2 次血止。数年后复又流鼻血，仍用此方加鲜白茅根 60～90g，鲜侧柏叶少许，按上述用法服之，后再未复发。如今年已六旬，未见因使用此方治鼻衄而出现异常。

治验 2 赵某，男，17 岁。1973 年 3 月 10 日诊。自述经常流鼻血，每流必 10 日左右不止，流 5 日后便觉头晕无力，四肢酸软。思患者家庭经济拮据，遂教其父自采小蓟、白茅根各约 500g，捣取自然汁 100～150mL，少加白糖，用开水冲搅，1日2次，饭后温服，不过3日便愈。15年后该患者儿子5岁时亦反复鼻衄，经多处治之不能痊愈，我复用此方治之，后仅复发1次，仍用此方治之血止，再用小蓟饮子随症加减，3剂痊愈。随访多年未见复发，身体健康。

治验3 黎某，男，37岁。2007年9月13日诊。自述素来喜饮白酒，常感口苦口干，心情烦躁，尿赤便秘，复因连续饮酒致大醉数次，随之流鼻血不止，已到某大医院治疗10余日，花费近2万元，血不能止，经朋友介绍来此求诊。观患者体质无碍，面色红赤，切其脉洪实有力，舌质深红，舌苔黄厚乏津。实为饮酒过度，湿热旺盛，而致血热妄行，自鼻窍而出。急则治标，先用鲜小蓟1000g，鲜白茅根1000g，鲜侧柏叶60g，同洗净，捣烂，用纱布包拧取自然汁约300mL，加入蔗糖100g，用开水冲搅，分2次饭后温服，早、晚各服1次。服药不到1日血止，后用小蓟饮子合龙胆泻肝汤加减调理，并嘱咐患者尽量少饮酒，勿熬夜，不吃腥辣食物，3剂痊愈。随访3年，鼻衄未作。

按语：鼻衄属于肝经血热或心肺火旺者居多，凉血止血为常用大法。小蓟、白茅根、鲜侧柏叶都具有以上功能，药物易得，农村及郊区都不难找到，效果也很好。只要剂量不过大，尚未发现有任何不良反应，亦无后遗症。

咽喉肿痛速效单方

金果榄，民间称金木香、九连环、九粒子、一串珠等，长江流域有生长，采之甚难，多生于岩石缝中。此药性味苦寒，大有清热解毒、消肿止痛之功。多用于咽喉肿痛、急慢性胃肠炎、热疖及蚊虫叮咬诱发疹毒痛痒等症，对证运用，效若桴鼓，实为清热解毒、又无不良反应之上上品。我自幼在山野中采药，偶可得之，每施于人治以上诸病，无不获满意效果。

金果榄，取大如鸡卵、坚实而沉、表面无深皱纹而光滑者，每100g加薄荷叶30g，冰片6g，同研极细粉，装于玻璃瓶中密闭，勿令走泄药味。

治验1 王某，男，40岁。1965年2月下旬诊。刚过春节，见患者咽喉红肿，小舌两旁赤烂，舌苔黄厚，干燥少津，自呼疼痛难忍，饮食难下，小便黄赤，大便燥结，心情烦躁，夜难入寐。诊其脉象洪实有力。必因春节饮酒过多，加之此人素体胃火偏旺，又至立春后阳气复升，天气渐暖，火性炎上，以致咽喉肿痛溃烂。嘱其用淡盐温水漱口，再用金果榄粉厚涂于口腔患处，缓缓咽之，忌烟酒及腥辣油腻数日。用此方法治疗1日后症状即减轻，3日肿消痛止。王某见此药疗效如此之好，诚意讨要，我便送他1枚，大如鸡卵，重约100g。王某视之为宝，珍之又珍，每欲复发，便用单味金果榄研粉涂敷患处，或蘸水磨出深黄色药汁含于口中缓缓咽下，屡获满意效果。我用此药治男女老幼"口疮"，凡属肺胃实火者，效果显著，故对此药情有独钟。

治验2 王某夫妇，年五旬余。患胃脘痛多年，百治效果不佳，每发时自感"烧心"，口干喜饮，大便时干燥时溏稀，气味甚浓，酸腐而臭。1991年7月中旬见我采药归来从他家门前过，非常热情地把我拉到他家休息喝水，并准备丰盛晚餐，其热诚之状难以言表。饮酒间，王某夫妇向我讨要金果榄，遂送他们鲜品，大者如鹅卵、小者似大枣，共约1公斤许，王某夫妇见之欣喜若狂，致谢声不止，反复言道："此药甚是难得，我夫妇询访多年未获，先生竟如此大方，将一日所采尽数送于我们。"3年后又路过其门，王某夫妇更加热情，齐声言道："自吃了先生所送金果榄后，胃病很少复发，效果很好。我们将它研成细末，每次用温开水送服少许（约2g），服至三四次后便基本不痛，再服一二次症状完全消失。我们把它当宝贝，现已所剩不多，真不好意思，还想向先生讨要些。"我便又送他们干品250g，并给他们种子和幼苗，教他们如何种植。2009年秋，王某诚邀我到他家看看种的金果榄，并说已经收获鲜品约1.5公斤，其余长势很好。数日后闲暇时往他家，见他用一个大汽油桶，将上边盖子去掉，装入砂质肥沃土壤，所种金果榄长势茂盛，甚是喜人。

治验3 胡某，男，51岁。林场护林员。2002年秋我采药于白马山背后九道崖与胡相遇，与他交谈中得知胡某非但认识金果榄，而且还有意外收获。胡某讲到他8年前上楼因楼梯折断，人从楼上跌下，当时已昏迷，醒来发现在医院病床上，医生说腰椎压缩性、粉碎性骨折，住院8个月，出院后腰仍难直起、随意屈伸，稍加劳累便腰腿疼痛，天气变化疼痛加重。后听一老草医说金果榄可以治好，他先是买来吃，疼痛减轻后便自己上山采，吃了一年多金果榄，腰腿疼痛基本消失，总共吃了十余斤，其病若失，健康如初。

后来我到牛头山、赛武当、苍狼山、财神沟等处采药，又听到多人讲金果榄能治跌打损伤及劳伤腰腿疼痛，效果十分显著，很多人都是自己经历。还有不少人说能治脘腹气胀疼痛，故有"金木香"之称。可见此药在民间广泛运用，备受青睐之一斑。金果榄是否还有更大作用，需要国医人深入探究。

<h2 style="text-align:center">泻痢不止特效方</h2>

红药子，民间习惯称为朱砂莲（正品朱砂莲为马兜铃科植物，具有肾毒性），

蓼科大型肉质块根植物，生于海拔 1000 米左右乱石缝及崖缘处，秋末采，药用块根，洗净泥土，切片晒干备用。气微臭，味涩，性微寒，无毒。

组成：每用 6～90g，加入大米 10g，同煎 40 分钟，饭后温服。小儿酌减。此药不可生用，如研末吞服，服之伤胃而致呕吐，水煎服则无反胃呕哕反应。

功用：涩肠止泻、凉血止血（止血不留邪）。用于泻痢日久，百药无效，妇女崩漏（功能性子宫出血）、经血淋沥不净。

治验 1 王某，女，41 岁。1993 年 9 月 5 日诊。见患者面色暗淡，精神不振，舌质淡，舌苔微黄腻，脉来芤象，如按葱叶。问其是否正在经期？患者述经期刚过 3 天，因怄气饮酒过多，突然经血又至，量大惊人，连续 5 日不断，昨夜醒来血从床上流下至鞋内将满，今天头晕乏力，欲到大医院，但坐不了车，故来求诊。思患者素来体健，并无其他疾病，加之出血势猛，用急则治标之法，用红药子 90g 煎浓汁约 600mL，分 3 次温服，1 日早、中、晚尽剂。翌日早往访，患者连声致谢，服第 2 次血便止，昨夜至今已经干净，效果甚好。

治验 2 饶某，男童，1 岁 6 个月。2006 年 8 月 5 日诊。其母代诉：患儿初为消化不良，泻下清水夹食物，啼哭不止，某医院儿科治疗后症状减轻，回家后不到 3 天又如前拉稀、啼哭，不吃不喝，又到另一家医院治疗半个月，也吃过中药，大便仍然溏稀，小儿日渐消瘦，腹痛，啼哭。用红药子 3g，粳米 10g，煨姜 2g，嘱其母煎至米化，去渣，少量多次温服。3 日后患者母亲来告知：服药不及半日泻止，共服药 2 日病愈，今日饮食已正常，不哭不闹。

与此例患者几乎同时，从深圳来一曹某女童，2 岁半，其母告知腹泻已经 1 年余，到过数家大医院，腹泻总不能痊愈。用红药子 6g，加粳米 10g，大枣 6g，煨姜 5g，嘱其煎服法同饶某男童，亦 3 日后电话告知：腹泻已完全治愈。

治验 3 高某，男，31 岁。1999 年 7 月 5 日，患者父亲来咨询："我儿子起初拉肚子，医院说是消化不良，后又说是肠炎，但总是治不好，几个月后又转成痢疾，大便有黏冻，有时还红白相间，腹痛下坠，快 2 年了仍然治不好，不知先生有没有好办法？"我说试试看，用红药子 60g，煨姜 15g，粳米 30g，嘱其慢火缓煎至米化，去渣，分 3 次饭后温服。翌日下午患者父亲来告知："先生之药真灵，昨日下午至今已不再泻痢，今早饮食知味，求再赐 1 剂药。"遂又给药 1 剂，如前量。数月后随访，服药 2 剂，痢下痊愈，身体逐渐恢复健康。

按语：此药医院、药店无售，我从十余岁即得先父教认，并详细传授相应应用知识，行医五十余年来用此药治疗无数例泻痢久治不愈患者，不分男女老幼，用量得当，治愈者十之八九，无效者尚未发现，真良药也。此药止血效果亦佳，而且止血不留邪，经治多例崩漏患者，随访多年，尚未发现一例病愈后有不良反应者，所以我称为良药、特效药。

胃脘痛经验方

胃脘痛，见于胃及食管炎症、充血、糜烂、溃疡等。此病最为常见，容易治愈，亦容易复发。因为饮食不当引起的病，治愈后复发仍因饮食不当。有良好饮食习惯，此病自会少得，或得病治愈后少复发到不复发。平常数语，乃经验心得，不可忽之，切莫忘记"病从口入"之警言。

组成：煅牡蛎90g（先煎30分钟），海螵蛸15g，延胡索15g，丹参60g，木香12g（后入，煎10分钟即可），薏苡仁120g。冷水煎开后小火再煎至薏苡仁熟透（约40分钟），1剂3煎，早、中、晚饭后半小时温服。或将薏苡仁炒熟，共研细末，每服9～15g，日3次，饭后温开水冲服。

功用：制酸收敛，安胃止痛。用于胃脘痛，由于饮食失常，饥饱无度，或空腹饮酒致醉，或喜食酸辣油腻生冷，屡伤胃腑，湿热气滞，红肿糜烂，甚至溃疡，胃痛泛酸，胀气疼痛，愈而复发，反复无度。

方解：胃为多气多血之腑，故病则胀气疼痛，若泛酸明显，其痛更甚。煅牡蛎、海螵蛸收敛制酸；延胡索、丹参、木香活血理气止痛；薏苡仁渗湿健脾而护胃。6味和合，以成活血理气、制酸止痛之功。对证施治，屡获显效。

治验1 陈某，男，37岁。1964年3月30日诊。自述胃痛泛酸已经15年之久，近5年一年比一年严重，痛时如一股酸辣汤自中腹部而上，直冲心口、咽喉，其刺痛之状犹如针刺刀割，前胸、后背疼痛难忍，痛苦之状难以言表。几家大医院专家见之都摇头道："国内国外治胃药都给你用遍了，等出了新药你再来吧！"观患者形体消瘦，面色萎黄，舌质暗淡，中部有暗紫瘀斑，舌苔黄厚而腻，脉来弦滑。辨证：脾虚湿恋，气滞血瘀。治法：健脾渗湿，活血理气。思其疼痛之状，如泛酸刺痛，疼痛难忍，当先控制胃酸，佐以活血理气、渗湿护胃之法。用本方7剂，煎服方法如方下所述。1个月后患者来告知：上方已服20剂，痛苦减去大半，效果非常好。嘱患者原方续服1个月。半年后随访，多年胃痛基本痊愈，体重增加，精神亦可，工作无碍。

治验2 李某，男，43岁。1997年10月20日诊。该患者原本体质很好，无奈嗜酒无度，经常空腹暴饮致醉，数年后胃部经常泛酸疼痛，渐渐体重减轻，精力下降，体力大不如前。辨证与陈某近似，亦用本方调治，要求 1 个月后复诊。患者 1 个月后未来复诊。2 年后偶遇，见其气色精神与常人无异，问及病况，李某用致谢口吻答道："服药近 1 个月，胃痛基本消失，遵先生嘱咐，完全禁酒，饮食有规律，病愈后身体逐渐好转，半年后体力亦基本恢复，谢谢先生！"

治验 3 王某，女，59 岁。2011 年 3 月 1 日诊。自述是老胃病了，从小经常胃痛，特别是吃甜食如白粥、红薯、汤圆等，不用半小时胃便向上泛酸水，自胃以上像刀割一样痛，反复治疗，反复发作，总是不能治愈。观患者精神一般，面无光泽，形体偏瘦，舌质淡暗，苔微厚而腻，脉来细弦微滑。辨证：脾胃虚弱，气滞血瘀。治法：健脾和胃，理气散瘀。用本方加党参 30g，白术 18g，砂仁 12g（后下），以助本方健脾益气和胃，1 日 1 剂，连服半个月复诊。

3 月 9 日二诊。疼痛胀气明显减轻，几乎未再出现刺痛。鉴于病情趋于稳定，患者似有厌服汤药之意，为巩固疗效，嘱患者再取 3 剂，共研细末，每服 9g，1 日 3 次，饭后用温开水送服。并嘱咐饮食要有规律，温和、容易消化，勿食生冷硬物、甜酸、油炸、辛辣、过度油腻等不易消化之物，争取病愈后少复发到不复发。3 年后随访，胃痛 2 年余基本未明显复发，身体日健，劳作无误。

按语：此方是我临证数十年经验心得，无论胃炎、溃疡，凡胃酸过多，胃至胸咽部刺痛，甚至胀痛者，用之皆效。如有冠心病者，可加入川芎、三七、红花适量，效果亦佳。"十人九胃病"之说不虚，而泛酸刺痛者亦不乏其人。故列此方，以消除更多患者胃痛之苦。

崩漏奇效良药

出血量大为崩，淋沥不净为漏。习惯称为功能性子宫出血或"功血"。

单味奇效良药断血流，形似薄荷而无麻凉香气，形态匍匐，不像薄荷直立，高可达 1 米许，河岸林缘及沟边空旷处多有生长，长江流域盛产，夏秋季节采割地上部分，去净杂质，切段晒干备用。味淡性微凉，无毒。

功用：凉血止血，引血归经，止血而不留邪。用于妇女崩漏，或月经期时间过长，淋沥不净。其效独特，可谓妇科止血之第一奇效良药。

治验 1 蔡某，女，43 岁。2001 年 9 月 3 日晚 10 时许，其丈夫王某来家求方，言道："我妻素来月经量大，每月超前六七天，一来十余天不干净，但身体很好，无论上班、做家务都不含糊，比我还能干。这次月经越来越多，今天下午掉血块，我下班回来看她血流不止，面色苍白，故急忙赶来求方治之。"我给予断血流 240g，嘱其速速煎服。翌日下午王某来告知："血已止住，可以做简单家务了。"我又给予断血流 180g，红药子 30g，浓煎缓服，2 日尽剂，并嘱其购买归脾丸，连服半个月。后随访多年，身体至今健康无恙。

治验 2 刘某，女，17 岁。1998 年 7 月 3 日来诊。观其面色暗红，舌质红，有瘀血斑，舌苔黄腻，脉来弦实有力。此乃肝经血热无疑，问其月经每月是否超前？经量偏多？时间较长？答曰："皆是。"复又言道："这次已经半个月不干净，而且越来越多，影响上课。"急则治标，用断血流 120g，红药子 30g，嘱其煎浓汁，分 4 次温服，1 日服 2 次，2 日尽剂。后随访得知，上方服 2 次血止，本次月经结束。下月经期 5 天，不再淋沥不净。

按语：断血流一药，不但能止血，还能引血归经，止血不留邪。大剂量可用至 250g，小剂量 30～120g，药性不热不寒，不温不燥，使用安全。且此药山区广为生长，产量很大。我用此药多年，基本不收费用，颇受欢迎。若再加入仙鹤草、红药子、当归适量，其效更佳，是值得推广的一味妇科止血良药。

黄带内服外洗显效方

带下色黄或微黄稠黏，气味腥臭，下阴部湿痒不舒，甚则小腹坠胀，心烦体强，属于湿热下注者主之。带下清稀，肢体倦怠，腰以下畏冷，属于脾肾阳虚者不可用此方。

樗白皮，现统一名称为椿树皮，表述不准！椿树常见有两种：香椿、臭椿。本品指的是臭椿树皮，香椿树皮无效。其味苦性寒。

功用：清热燥湿，断下止带。用于湿热下注黄带及湿热痢疾。

春夏季节剥树身之皮，趁湿揭去外层胶质状皮，只留内层纯白厚肉皮，切成条状晒干，每 5000g 干樗白皮用麦麸皮 500g 同炒，麦面粉亦可，慢火炒至麦麸皮或面粉焦枯，樗白皮黄色为度，去麸皮或面粉，备用。内服量 9～24g，水煎服。警示：采后不去外皮，甚至连皮生用，即使只用 6g，亦多有服后反胃呕吐，甚至泄泻者。因本品苦寒有小毒，毒性主要在外皮，故多数人服后呕吐泄泻。我用内皮炒制煎服，连外皮生用煎水熏洗，既无呕吐、泄泻之弊，又可内外兼治，外皮苦寒有毒，清热燥湿，杀虫止痒；内皮加麦麸炒制，其苦寒毒性大减，且得谷气之助，服量虽偏大，亦无不良反应，故临证屡收奇效。此亦花钱少（甚至不花钱）能治疑难杂病之用法也。推而广之，岂不善乎！

提示：剥树皮时切勿环剥！因树皮一旦环剥对穿，营养无法输送，其树必死，万万不可只顾眼前方便而断其药源。只可顺剥整树之 1/3 面积，待树自我修复，这也是可持续利用必须做到的，谨记！谨记！

治验 1 曹某，女，39 岁。2009 年 6 月 11 日诊。自述患带下二十余年不愈，方法用尽，病不能好。体力活一点都不能干，甚至连家务也干不了。观其面色萎黄，舌质淡紫，脉来弦迟时滑而有力。问其带下形色，黄色为多，气味腥臭，下部潮湿，阴部内外极痒，肢体困乏无力，心烦多梦。辨证：湿热下注，经血失和。思其家庭经济情况欠佳，便教她用樗白皮方内服外洗，不用花钱。3 个月后患者来告知：带下明显减轻，就是阴痒的症状没有明显好转。嘱咐她外洗方中再加入苦楝树皮同煎，洗时兑入老陈醋 50 ～ 100mL，继续治疗。又过 3 个月，患者来告知：带下阴痒已有 2 个月未犯，干农活、做家务基本正常。

治验 2 黄某，女，19 岁。2001 年 7 月 9 日诊。自述月经每月超前 7 天以上，血色暗红，有块状，腹不痛，腰背酸胀，头脑昏痛，心烦易怒，口干口苦，大便经常干燥，小便黄多清少，经期不足 3 天即干净，接着黄色带下，气味浓，1 个月有十余日绵绵不绝。多处治疗，带下总是不愈。视患者气色精神尚可，舌质暗红，舌苔黄腻乏津，脉象沉滑。辨证：湿热下注。思其已用中西医多种方法治疗，又在山区居住，嘱她采臭椿树皮，用法、用量同曹某案。半年后见到黄某，她主动告知："黄带已经痊愈。父母说单方治大病，我压根不信，这回我服了。"

按语： 此药性味苦寒，清热燥湿，用于湿热下注引起的黄带，内服外洗，效果良好。赤带属于实热者，用之效果亦佳。若带下清稀，腰腹冷痛，四肢乏力，面色淡白，属于虚寒者，此方绝不可用！

小儿脾虚消瘦验方

组成： 炒鸡内金、炒山楂肉、炒使君子仁各 90g，焦白术、人参、茯苓、山药、龙眼肉各 120g，陈皮、砂仁、神曲、槟榔、木香、地骨皮各 30g，炙甘草 15g，黄小米 500g（炒熟），共研细粉；大枣 300g，饴糖 250g。先将大枣煮糊去皮、核，用枣肉糊和入米药粉，再加入酵母适量，待发酵适度，再和入饴糖，务令均匀，做薄饼，放于锅中慢火烙熟至微焦酥脆即可。视患儿大小，每日适量做零食；或将米药粉、饴糖和拌均匀，直接服食更省力。

功用： 消食健脾，和胃进食，久服食量增加，长肌肉，悦颜色，健壮身体。

方解： 方中参、苓、术、草、山药、龙眼肉、大枣补脾益气，和中养颜；鸡内金、山楂肉、使君子仁、陈皮、砂仁、神曲、槟榔、木香理气消食，杀虫化积；地骨皮清虚热。诸药和合，以成健脾消食、化积长肉之功。用于小儿厌食挑食，以致肌肉消瘦，精神不佳，甚至身高、体重皆不足，更甚者营养不良，体弱多病，均可用此方调理，日久必见奇效。我祖上即用此方，我亦使用 50 余年，方药和平，功效不凡，可谓治疗小儿脾胃虚弱、体虚消瘦之良方。

治验 1 陈某，男，7 岁。1971 年 3 月 3 日诊。观患儿精神委靡，头倾背微驼，肌肉消瘦，几乎皮包骨头，面色微黄干糙，目无神光，腹大青筋可见，唇舌色淡，指纹隐隐淡青。由此可见，患儿脾胃极虚，严重营养不良已显现，至虚羸弱之象也。治以消食化积或峻补大补皆非良法，唯有缓缓调理，使脾胃中和之气渐振，食欲渐旺，消化吸收功能增强，方能达到长肌肉、悦颜色、振精神之目的。嘱其母亲用本方认真调理，不可急躁，要有耐心，循序渐进，3 个月即可见效，半年后身体必有明显改善。当年 12 月下旬患儿母亲领其子登门道谢，言道："服药不及 3 个月身体便慢慢好起来，体重也随之增加，感冒等小病也明显减少。"观患儿面色红润，精神亦明显趋好，已达到治疗目的。

治验 2 刘某，女童，3 岁。2004 年 9 月 20 日诊。家长代诉：8 个月断奶，从此经常消化不良，非吐即泻，腹胀纳差，一直消瘦，尤其是挑食厌食，吃东西单一，吃每顿饭都很艰难。视小患者面色萎黄，明显偏瘦，精神尚可，此亦脾胃虚弱之象也。嘱其母亲用本方调治 2 个月即可。半年后其母来告知："服药 2 个月，吃饭好多了，也长肉了，非常感谢！"

治验 3 李某，男，13 岁。1988 年 3 月 5 日诊。亲属代诉：患儿从小体弱，食量不小，就是不长肉，时而便秘，时而溏稀，精神很差，学习跟不上。观其面色，㿠白乏泽，唇舌俱淡，苔薄白，脉来细弱无力。身高正常，体重偏轻。辨证：脾虚纳差，气血不足。因其上学不便服汤药，便嘱其母亲用本方如法调治，须坚持半年方可使身体有明显改变。患者与其母亲均乐于接受，因服用方便，口感亦可。翌年春末顺访，患者体重增加，精神、精力同时有好转。

按语： 此方专为婴幼儿及少年患者由于脾胃虚弱，消化吸收不佳，或挑食厌食，或经常消化不良，或虫积所致肌肉消瘦，体重、身高偏低，精神欠佳之人群而设，健脾胃，增饮食，助消化，益气血，杀虫化积，而达到悦颜色、长肌肉、振精神之目的。五十余年来用此方治愈患者无数，顺劝家长们勿嫌制作麻烦、治疗时间太长，要有决心、耐心。年龄较大患者，将原方改为汤剂、丸剂服药，见效明显要快，年龄太小患者不便服药的，仍按原方法调治。

疼痛单味验方

此处疼痛，泛指一切慢性疼痛，如风湿痹痛、陈伤作痛、跌仆伤痛及肢体内外手术后疼痛等症。此验方安全显效，药物易得。

鸡矢藤，又名鸡屎藤、牛皮冻。生于山野林间及空旷处，极易采得。其藤初长出时圆形，多为红色，藤长粗至直径 5mm 以上时变为扁状，犹如正负两根电线并列般，灰白色，最粗可长至直径 2cm，柔软有韧性，全株有较浓鸡屎气味，故名鸡屎藤。性味甘酸平，无毒。功能活血止痛。此药气虽臭而味却甘，有很好的止痛功效。我除用于治疗肢体痛外，亦常用于肝气犯胃气滞疼痛、胃痛、肝区痛、痛经等症，效果同样显著，而且无毒无害，极易获得，所以我称它止痛安全显效。

治验 1　金某，男，45 岁。1991 年秋，我到山里采药路过其门，金妻连声呼叫，要我给她丈夫看看，到他家一看，只见金某躺在床上呻吟呼痛，细问方知金某 7 天前在山上不慎跌跤，滚下 20 余米远，腰胯肩臂及四肢多处青一块紫一块，幸好未伤及脏器与骨骼，仅是肌肉损伤，瘀血积聚不散而致疼痛。我见其房前屋后遍生鸡矢藤，便教金妻采割粗壮藤茎切段，一次用约 300g，黄酒、水各半煎浓汁两大碗，上、下午各温服一碗；药渣捣融加热拌入陈醋适量，布包敷有瘀血处，冷则加热再敷。连治 3 天即可起床，至多 7 天便愈。

又逢周日进山，只见金某已在干农活，见到我十分热情，要我回来时一定在他家吃饭。自此以后，每见到我进山采药，便放下农活陪我一同进山，并帮忙采药。我劝他不必如此，但金某始终如一，从此成为朋友。

治验 2　陈某，男，67 岁。1991 年 7 月 3 日来诊。自述近 20 年以来，肩背腰腿等处时常疼痛，凡遇天气变化或过度劳累便痛，严重时不能劳作，经过针灸按摩、吃药打针治疗亦可减轻，勉强劳作及逢连阴雨又痛。"钱花了不少，可是疼痛随年龄增长而频作，家庭负担又重，更多的钱我也花不起，先生能否说个单方，只要治得可以干活就行。"此人我较熟，家庭经济负担不轻，又住在山里，没啥收入。经过四诊及详细询问，内脏功能基本正常，就是劳累过度，伤痛一身，骨刺、肌肉劳损是主要毛病。遂问他是否认识鸡矢藤？答道："熟悉。"我便嘱他选粗壮藤茎多采些，切成小段晒干，勿令受潮霉变。每次用 200g，即 4 两，用清黄酒一大碗（约 750mL）、水二大碗，煎取二碗，早、晚各温服一碗；渣加陈醋 100mL、白酒 50mL，掺于药渣中，加热布包，热敷经常疼痛处，坚持治疗；同时用干品鸡矢藤 1500g，用其自家酿造的白酒 5000mL，浸泡 100 天，早、晚各饮约 50mL，亦可将酒加热外擦疼痛处，坚持治疗半年。患者欣然接受。1 年后无意遇到陈某，问他疗效如何？患者答道："很好！不花钱能治病，感谢！"

治验3 薛某，女，34 岁。2003 年 3 月 17 日诊。自述多年来行经不畅，血色暗黑紫红，有块状，时有时无，时多时少，七八天不干净，行经时总觉憋闷，尤其是行经前六七天便觉乳房胀痛，胸胁刺痛，小腹坠胀，腰腿强滞，困乏心烦，钱没少花，病难根治。观其面色暗红，舌有瘀斑，质偏深红，苔微厚腻，脉来弦迟有力。肝气郁滞、肝血不活也。嘱其于行经前 10 天，每日用鸡矢藤 150g 水煎取二小碗，早、晚各服一碗，另加入玫瑰花红糖于药汁中充分融化，温服；药渣加水再煎，煎开后兑入陈醋 250mL，适温泡足，冷则去之，经血至停服。坚持半年，共治 6 次。翌年 5 月患者来告知："第 1 个月即见效，连治 3 个月后痛苦大减，4 个月后基本正常，又治 2 次，诸症消失。"

按语：鸡矢藤，空旷之地多有生长，极易获得。由于它的止痛功效甚佳，且无不良反应，即使用量过大，也是与效果成正比，因而我甚珍之。经过多年运用验证，其止痛效果应为上乘佳品。我一生用药注重疗效，从不轻易使用昂贵之品。用鸡矢藤治疗多种疼痛，如肢体痛、脏腑不和气滞痛、跌仆损伤痛、风湿痛及痛经等症，运用得当，屡获满意效果，可谓价廉物美之品也。

顽癣外用奇效单方

雷公藤根皮，即根之木芯外厚肉皮。木芯用于治尪痹（即类风湿关节炎），必须去净外皮方可入药。因根皮苦寒有大毒，严禁内服！过去没有农药，把它晒干研细粉撒于农作物叶上可杀虫，如菜青虫、蚜虫等，还可撒于地上毒死土蚕等害虫，是绝不可入口的剧毒之物。本品功能清热燥湿，杀虫止痒。煎水泡洗顽癣、足癣、鹅掌风、湿毒及皮肤瘙痒很有效。

治验1 姜某，男，55 岁。1989 年 7 月 10 日诊。姜某见我把雷公藤根皮仔细剥去扔到一边单独堆放，问我为何不要？我实话告知缘由，姜某说："我的手患鹅掌风二十余年，百药无效，送我煎水泡洗如何？"我便送他 1500g 左右，并再三叮嘱不可入口，嘱咐他一次用鲜品 150g 煎浓汁约 1500mL，加入陈醋 150mL，泡手半小时，1 日 1 次，连用 10 天。3 个月后患者登门致谢，甚是喜悦，伸出双手让我看，鹅掌风完全治愈，与常人手掌无异，道谢声不绝。

按语：煎汤加醋以助活血解毒止痒之力，其效更佳。

治验 2 王某，男，67 岁。2003 年 9 月 20 日来诊。患者进门便道："先生，你能治好我的手足癣吗？"说着叫我看其双手双足，手掌如耕牛肩上老皮，干糙皲裂，指丫间有多处渗出淡红血水，足掌如老树栓皮，干湿夹杂。当我观察时，患者又道："我在很大的医院治过，都没办法治愈，你行吗？"我问他认识菜药吗（雷公藤，本地俗称菜药，如说雷公藤，则无人知晓）？答道："认识。"我说道："你到李家沟，进去约 300 米靠东边有一岔沟斜坡处，见到漆树即到，那里有菜药，挖根连皮，切段晒干，每用 250g 煎水加醋泡手足，连泡半个月。"不到 20 天，患者来到门诊，十分高兴地说："你真神，不花一分钱把我几十年的顽疾治好了，太感谢了！"

治验 3 张某，女，85 岁。1999 年 7 月 3 日往诊。自述患皮肤病多年，全身奇痒，到处抓破，多种方法反复治疗，都不能痊愈。观患者全身几无完肤，肤色淡紫，重重叠叠瘢痕，多处流出黄水淡血。此湿毒之甚者也，非用清热燥湿、杀虫止痒、以毒攻毒之方难以奏效。无奈患者已经用过几乎所有方药，便又想到雷公藤根皮煎水洗涤一法，我教其儿子如何采集、运用，1 个月后再来复诊。未及 1 个月，其子来告知："效果明显，好多了。"嘱咐其子继续用原来方法外洗。随访，湿毒已去七分，痛苦明显减轻。因天气渐凉，不便洗涤，待来年再治。翌年秋再访，湿毒瘙痒基本治愈。

按语：雷公藤的清热燥湿、杀虫止痒之功在同类植物药品中当居首位，但绝对不可内服，外用效果很好。我从农民用于毒死害虫得到启示，用它来煎水泡洗治疗皮癣瘙痒，几乎屡用皆验。像鹅掌风、干湿脚癣这样的顽症都能治愈，其他湿毒之类的皮肤病效果当然更好。

提示：煎过雷公藤根皮的锅，装过雷公藤根皮水的器物，要用清水反复洗净。泡过的水要倒到家禽家畜接触不到的地方，以防中毒。

湿热疹毒单方

无论身体何处，凡因湿气热毒导致皮肤起小疹，其色红或深红或暗红，痛痒相间，抓破流血水或黄水，初起或日久甚或缠绵难愈者，皆有效。

木芙蓉叶：木芙蓉为花卉风景树，高可达 3 米许，皮色灰白光滑，叶掌状浅裂，形似棉花叶而披绒毛。花粉红色，亦有白色、大红色，最常见的是粉红色，形似棉花，秋末至冬初开花。花蕾可治肺热咳嗽。霜降后采叶阴干，用时去叶梗及杂质，研极细粉，名玉露散。

功用：清热祛湿，解毒止痒。常用于湿热疹毒，痛痒交加，破流黄水或血水，无论初起或日久。

用法：用淡盐水洗净患处，趁湿以此粉撒于患处，皮肤干则用冷开水调成糊涂抹患处。若用千里光煎水内服外洗，其效更良。《滇南本草》作者兰茂云："谁家识得千里光，一家老少不长疮。"可见千里光清热解毒效果之佳。

若热毒重而痛多于痒者，每10g玉露散加冰片2g，青黛5g，以清热解毒；湿重而痒甚于痛者，加黄柏（研细粉）3g，苦参（研细粉）5g，苦矾3g，混合均匀，调糊或干撒用。个人长期使用经验证明，原方效果虽然很好，对证加药后作用更强。

治验1 阚某，女，40岁。1981年7月30日来诊。自述每年夏秋，手指（足趾）生出小疱疹，有坚硬难破的，有较软易破流黄水的，颜色有淡红的，有紫暗的，亦有与肤色相近的，痛痒交加，已有十余年之久，屡治不愈。观其手足，果如患者所说，新久伤重叠，干湿交织。予加黄柏、苦参、枯矾方玉露散10日量，嘱用千里光煎水内服外洗，然后用药粉如法敷之。半个月后患者来告知："明显减轻，效果很好，能否再多给些药粉？"我便又给半月量药粉，用法同前。翌年夏末，患者来告知："先生您看，今年到现在才长出很少的疱疹，好多了。"又给10日量，用法同前。来年续访，疱疹未再出现。

治验2 鲍某孙，男，3岁。1991年8月5日来诊。鲍某代诉：孙子1岁多时身上到处长小疱疹，小者如粟米，大者似豌豆，破流黄水或淡血水，呼痛叫痒，打针吃药，反复治疗不愈。细看小患者身体尚健，仅是湿热留恋于皮肤为患，治宜清热解毒、祛湿止痒。给予原方玉露散约60g，嘱其用千里光煎水外洗，洗后敷玉露散。约20天后鲍某来告知："疱疹完全好了，特来致谢！"

按语：小儿毒轻病浅，易于治疗，加之皮肤娇嫩，不可用过重药物，如有毒及刺激皮肤的方药，故只用原方玉露散。木芙蓉叶无毒无害，不伤皮肤，不留瘢痕，安全有效，配制方便。虽然不治大病，但皮肤小恙亦甚缠绵，甚至痛苦。我配制此方施之于人已有数十年，屡用皆验，颇感欣慰。

疗疮小验方

于每年白露节早晨日未出时，割取苍耳科粗壮秸秆，剥开里面有白肉虫，状若小蚕，选长达1cm以上者，不拘多少，放于预先准备好的深色玻璃瓶中，加入纯芝麻油，务将苍耳虫淹没，另加入冰片、麝香、银珠各少许，摇匀密闭。用时将疗疮头以三棱针刺破，取肉虫放于疮头，纱布包之，勿令虫掉，1日可换二三次。若加野菊花、紫花地丁煎水饮（此2味皆有清热解毒功效），疗效更好。初起用一二次即可消散治愈，多则五六次，大多都能治愈。

疗疮患者切勿饮酒及食腥辣之物，如海鲜、葱蒜、香菜、猪头、猪蹄肉等一切发病之物，饮食清淡，情绪安定，保障睡眠，十之八九都能治愈。若有高热、郁闷、烦躁等症状（注意"疗疮走黄"，即所谓败血症），须速到医院治疗，切莫误事！因疗疮看似患小，而其毒深势猛，容易入内，切不可大意！

治验1 朱某，男，40岁。1971年9月3日诊。患者左手食指尖内侧长出大如高粱米大小一肿粒，深红灼热，嫩痛入骨，食指赤红，全身如感冒状，寒热酸楚，此患为疗疮无疑。速将疗头刺破，将苍耳虫放于患处，1日2次，纱布包之。另用紫花地丁120g，野菊花30g，煎水频饮，注意禁忌同方下注。翌日患者复诊，肿痛明显减轻，全身症状大减，仍用前法治之，3日痊愈。

治验2 邻居包某，女，61岁。1977年7月9日诊。自述前天右手无名指稍外侧甲缝处生出如小米一小疱，木痒灼热，随之全身如感冒状时寒时热，今天头痛加剧。此亦疗疮无疑，治法同朱某，第2日溃破流稠脓，加用内服之野菊花、紫花地丁水冲洗净疮口，仍以苍耳虫放入疮内。连续治疗至第7天，疗根化尽，共13天，疮口收敛痊愈。

我自1963年临证起，至1987年止，共24年中，治疗疗疮至少上百例，1987年以后未再有人得此患。个人体会是：疗疮属于热毒为患，来势急，发展快，迟疑3天治疗就麻烦。亲眼所见，不少患者手指末节烂掉，留下残疾。其治疗须速用大剂量清热解毒为要，鱼虾、荤腥、烟酒等一切发病之物，一定要禁忌彻底，更要情绪稳定，否则会加重病情。小病不能小瞧，疗疮应在首位。

肝阳上亢（高血压、高血脂）辅助治疗单验方

方一：泡水当茶饮方

组成：地龙、天麻、黄芩、红花各3～6g，丹参30g。1日1剂，开水泡服，晚上将药渣煎水加入陈醋150mL泡足。

方解：天麻平肝，地龙潜阳，黄芩清肝，红花、丹参凉血活血。5味合用，功能平肝潜阳，凉血活血。用于高血压、高血脂辅助治疗。长期坚持有一定效果，可作为本病辅助疗法。

方二：野芹菜方

组成：野芹菜鲜品 500 ～ 1000g（干品 100 ～ 150g），或芹菜根、叶不拘多少，煎水加陈醋 150mL，适温泡足。

野芹菜，民间习惯称为水芹菜，可食用。凡有水处多有生长，如水沟边、河渠等潮湿处多有此草，形似芹菜，叶偏小，高可达 1 米左右，有清香气。夏秋季节割取地上部分，切段晒干备用。亦可鲜品使用，但秋末至春季则未长出，即使长出也较嫩，无药效。亦可用芹菜叶、根，功效相近。

方解：此方有清肝凉血功效，加陈醋入肝，活血散瘀，功能平肝潜阳、凉血活血，效果与方一同。

治验 1 李某，女，39 岁。1998 年 10 月 8 日诊。自述经常头痛头晕，月经期提前，头顶发热头痛，胸胀心烦，甚至口苦不寐，无故恼怒，月经颜色暗红有血块，经行时腰胀腹痛，每月超前七八天。观其面色暗红隐隐，两颧骨及眼眶周围淡淡瘀青，舌质暗，有瘀斑，几乎无苔，津液不足，唇色暗红，脉来沉弦滑实而有力。辨证：肝阳上亢，血热血瘀。治法：平肝潜阳，活血调经。无奈患者执意不服中药，言道："一没时间，二吃不下！"遂将方一泡水饮，用方二煎水泡足，李某应允。3 个月后，李某来告知："先生所教方法有明显效果，头痛头晕、心烦易怒减轻多了，月经颜色也好些了。"

治验 2 宋某，男，55 岁。2003 年 4 月 3 日诊。自述多年来头顶痛伴眩晕、脱发，饮酒后头更痛，心情不好、睡眠不足也头痛，血压基本正常。吃了很多药都不起作用，要求单方治疗。观患者形体偏瘦，面色暗红，头顶发已脱尽，舌质暗红无苔，脉来弦而有力，尤以左手关部为明显。此典型肝阳上亢，肝火过旺。应患者请求，便教他用方一泡水饮，方二煎水泡足，坚持半年，看看效果。年底患者来告知："效果是有，就是慢点。"

治验 3 曾某，女，33 岁。2002 年 9 月 28 日诊。自述经常头痛头晕，月经期尤为明显，血压偏高。观患者形体偏胖，舌质暗红乏苔，脉象弦迟。辨证：肝阳偏亢，肝血失活。曾某亦不愿服中药，仍以方一，减量一半，泡水饮，用方二煎水泡足。10 月 2 日患者电话问道："我依先生所嘱，前 3 天效果很好，头晕头痛减轻，睡眠踏实，精神精力很爽，到第 4 次泡足时突感眩晕，量血压从来没这么低过，60 ～ 90mmHg，是怎么回事？"我立即让她停用，并嘱咐若血压再高或头痛头晕复发时，减量试用，以舒适为度。以后曾某多次电话告知，此方很管用，只要药量掌握合适，服用次数适度，效果很好，少吃了很多药。

按语：此方对于肝阳上亢、肝经血热引起的头痛头晕、滞经、痛经，或高血脂体强困乏，甚至皮下有瘀斑等症，如法服药，坚持调治，大多数人都有不同程度的效果。对解除疲劳、改善睡眠也有一定疗效。

糖尿病辅助治疗验方

组成：干葛根、丹参各 30g，天花粉 3g，麦冬 15g，枸杞子 9g。开水泡当茶饮，早上泡服，至晚用水煎泡足。

方解：葛根、天花粉、麦冬养阴生津止渴，丹参凉血活血，枸杞子滋补肝肾。5 味和合，功能生津止渴，滋肾养阴。此方适用于 2 型糖尿病，血糖时高时低不稳定者。

治验 1 于某，男，70 岁。1997 年 6 月 2 日诊。自述确诊糖尿病已经 10 年，当中住院数次，血糖最高时 21.7mmol/L，一般都在 7.5～9.7mmol/L，无明显症状，只是容易疲劳，精力欠佳，都说治不好，患者亦没信心，要求单方调治。遂将本方说与患者，并嘱其服用法，坚持调治数月，看看有无效果。1 年后患者来告知："有效。只要饮食注意，莫过度劳累，血糖比以前稳定，多数检查都在 7 左右，未超过 7.2，体力未出现明显倒退。"

治验 2 李某，男，34 岁。1999 年 2 月诊。自述血糖偏高 3 年，身体尚未出现明显不适，怕以后加重，要求单方泡水饮，作预防性治疗。遂把本方说给李某，并详细教他服用法，保持联系。5 年后顺访，李某说："血糖基本正常，最高未超过 6.2，身体、精力无碍。"

按语：此方原为糖尿病辅助治疗而设，以调理为主。切勿将其作为治疗主方，经常服用，有益无害。经过多年应用，多数人都有不同程度的效果，如稳定血糖、减轻症状等，无毒无害。

痛风小验方

组成：红花、紫草各 9g，丹参 30g，川牛膝、鸡矢藤、红藤各 12g。每日 1 剂，晨起泡服当茶饮，晚间水煎加陈醋泡足。

方解：此方 6 味药，均有凉血活血、通络止痛之功。用于痛风反复发作，蹬趾红肿疼痛，或下肢关节红肿疼痛。长期服用可减少复发及减轻疼痛。

治验 1 张某，男，40 岁。1999 年 3 月诊。自述患痛风、糖尿病、高血脂已多年，尤其是痛风，1 年发作多次，严重时足不能任地，疼痛难忍。吃中药不方便，其他治法效果也不明显。见患者身体尚健，加上生意很忙，便嘱咐用本方长期服用，以作辅助治疗。数月后询问患者效果，张某告知："有效。"续访效果，患者言道："有明显效果，发作次数减少过半。"

治验2　王某，男，31岁。2001年5月5日诊。自述患痛风已近10年，多种方法治疗只缓解一时，稍微多吃腥辣油腻食物，或饮啤酒，或熬夜喝水少便复发。起先只是足大踇趾痛，现在足踝周围亦红肿疼痛，直接影响工作。经过四诊辨证，患者无其他疾病，嫌麻烦也不愿服中药。嘱用本方坚持服用，不影响工作，患者接受。3年后偶遇患者，问及病情，得知亦有效果，疼痛发作次数减少，症状亦较以往为轻，证明有效。

按语：痛风一病自古有之，现今更多。往往因为患者不重视忌口，给本来难治之病带来反复无度的复发，使之难上加难，缠绵难愈。我治此病以凉血活血、通络止痛为先，综合病情，对证治疗，暂时治愈者多见，拔除病根很难。故设此方，要求患者坚持治疗，并注意忌口，凡一切荤腥油腻辛辣发病之物、动物内脏及饮酒等，都在禁忌之列。饮食一定要清淡，坚持运动，能做到的大多情况很好，反则治疗效果不佳，而且发作频率增高。

冻疮验方

组成：全当归、生黄芪各60g，紫草、红花、肉桂各30g，樟脑、细辛、干姜、红尖椒各15g，乳香、没药、黑胡椒（锉碎）各10g，麝香2g（不用亦可），60度白酒2500mL。将上药及白酒同放入玻璃瓶中密封，浸泡1个月后即可使用。用时先以生姜煎水洗净患处，再用药棉蘸酒轻轻涂擦，1次数分钟，1日二三次。往年冻伤提前用，须在天气未冷时擦之，预防、治疗均可。

功用：温经散寒，消肿止痛，生肌润肤。用于冻疮肌肉死硬，或溃破流水，痛痒交加。或当年冻伤，或屡年冻伤，皆治。此方经我家使用上百年，效果甚稳。若是个人家用，可用原分量1/10，250mL酒泡之即可。

治验1　我次子、女儿从上学前1年开始轻微手背冻伤，至上小学一、二年级时双手背冻肿渗水，写作业都困难。后于秋末即用本方药酒涂抹，当年冬仅轻微冻伤，翌年秋末再用此酒预先涂抹，冬季再未冻伤，从此痊愈。

治验2　王某，男，15岁。1991年11月1日来诊。见患者双手手背紫暗水肿，破流黄水，呼叫木痒疼痛。问其何时冻伤？答道："已经3年冬天都是如此。"将预制酒与用，并嘱咐先用生姜煎水温洗，再用本药酒涂敷，1日二三次，注意保暖。提示患者来年秋末提前用此方法治疗，争取后年不再复发。连续治疗2年，第2年明显轻微，第3年未见复发，痊愈。

按语：此方治冻疮效果可靠，但须提前预防，提前治疗，还要注意保暖，如此疗效才有保障。此方除糖尿病冻伤溃破不易治愈外，多年冻伤肌肉坏死患者效果亦较差。总之，本方依然是一个疗效较为可靠、配制不难的有效验方。

头顶一颗珠治疗顽固性头痛

牛某，男。1990年春，牛某找到我说："头痛已经二十余年，啥检查都做了，没有什么问题，就是头痛反复发作，严重时头痛、恶心伴呕吐，中药、西药吃了不少，效果都不明显。"经过四诊辨证，牛某身体没有明显疾病。根据他说的什么药都吃过，我只好给他说了个单方：用头顶一颗珠300g，研细末，每服3g，日服2次，温开水送服。随访：牛某服药3个月后，头痛发作次数减少，症状明显减轻，无不良反应。续访，服药半年后头痛继续减轻，1年后头痛基本未再明显复发，效果很好。

有一汪姓患者，自幼头痛，每复发时头痛如爆，恶心呕吐，多次检查头脑无病，身体其他方面也无异常，亦有说是顽固性头痛的，吃了很多药，效果都不明显。我亦用头顶一颗珠与服，1年内效果不明显，2年以后头痛未再明显复发。随访多年，旧疾未作。

按语：头顶一颗珠，亦名芋儿七，为百花延龄草的块根，多生长于海拔较高的山区，如神农架等高山上。味甘辛，性微温。功用祛风疏肝，活血止血。主治头昏头痛、跌打损伤、腰腿疼痛、劳伤体痛等症。民间习惯用于头昏头痛。此药经过多年使用，一无不良反应，二者疗效很好。由于药店无售，采集也不方便，故未用于治疗其他疾病。

卷二　成方切用

荆防败毒散合银翘散加减治疗冬春季节感冒

组成：荆芥、防风各 9g，柴胡、黄芩、金银花各 12g，桔梗 9g，玄参、板蓝根、淡豆豉各 12g，甘草 2g。水轻煎，大温服，或取微汗，四煎适温泡足，以疏散表邪、解肌退热。

功用：疏散风寒，清热解毒。用于外感风寒，内有积热，肌表畏寒，咽干舌燥，发热头痛，体强纳差等症。适于暖冬温春，天干少雨，气温偏高的冬春外感、里热外寒者。近 30 年于此季节感冒者，大多如此。

方解：荆芥、防风、柴胡、淡豆豉疏风解肌；黄芩、金银花、玄参、板蓝根清热解毒；桔梗、甘草利咽。诸药相合，以成解肌退热利咽之功，用于治疗里热外寒感冒者，临证加减，其效甚稳。如寒重者用葱白、生姜为引，寒甚去豆豉、玄参，换紫苏叶、羌活。

加减：热甚者加生石膏、连翘；咳嗽加杏仁、贝母、炙枇杷叶、炙桑白皮；纳差加白术、陈皮；咽喉红肿加牡丹皮、薄荷；便秘加酒制大黄；溺赤加木通、栀子。余随症。

治验 1　表里两兼　李某，男，35 岁。2004 年 12 月 9 日诊。自述因洗澡水凉，夜半即觉头痛体强，在某诊所输液 5 天，热退未净，反增口干舌燥，食欲减退，全身不适。观其面色暗红，唇焦，舌质暗红，苔薄黄而燥，声粗而干，脉象寸关微浮而数。辨证：外感寒邪，化热伤津。但因表证尚未全解，用药不可过凉。治法：解表清里。用本方 2 剂，轻煎热服，取微汗，三煎适温泡足。

12 月 13 日患者来告知：2 剂尽剂，热退身安，饮食知味，劳作无碍。

治验 2　素体内热　余某，男，55 岁。2007 年 11 月 3 日来诊。自述近来在蔬菜大棚里农作，出出进进，内外温差近 30℃，不知不觉感冒，微冷恶寒，身体倦怠，咽痛干咳，食欲减退。视患者面色微红，唇舌失润，舌苔薄而微燥，咽喉微红，脉象微浮而数。问之饮食习惯，知其平素喜饮酒及食辛辣，肺胃素热无疑，加之冬暖少雨，复因反复汗出受凉，以致此患。辨证：素禀内热，风寒束表。治法：解表清里。用本方加贝母 10g，炙桑白皮、炙枇杷叶各 18g，以清热润肺、化痰止咳，3 剂。3 剂药服下诸症消退，感冒痊愈。

治验 3　气阴两虚　陈某，男，46 岁。1989 年 10 月 26 日诊。自述平素易患感冒，近因清晨外出，穿衣偏少，遂感受凉，至晚便觉身发寒热，头痛咽干，微咳无痰。视患者体气不实，面、唇、舌色淡白，舌苔薄白微燥，脉象虚细微数。辨证：气阴两虚，风寒束表。治法：疏风解表，益气养阴。用本方加党参 15g，百合 12g，葱白连根 3 茎，生姜 3 薄片，大枣 3 枚，大米 60 粒，3 剂。嘱患者头、二煎温服，取微汗，三煎加水约 6000mL，煮数滚，兑入陈醋 150mL，泡足 15 分钟。头剂服下寒热解，3 剂病愈。

治验 4　寒邪化热　孙某，女，21 岁。2001 年 3 月 3 日诊。自述因为天气冷暖不定，穿衣服难以适择，9 天前突然变冷，穿衣服太少，随即感冒，发热咳嗽，胸闷喉痒。先买数种治感冒、咳嗽药口服，效果不明显，又在某医院输液 6 次，发热减轻，口干咽痛加重，咳吐少量黄痰，身体时感畏寒，微渴心烦。视患者面色微红，唇舌色红而乏津，苔微黄而糙，脉象两寸偏数，右关微见滑而微数。此系外感风寒，久而化热，以致肺阴耗伤，胸闷口干，咳吐少量黄痰。辨证：阴虚邪恋。治法：微辛清润。用本方去淡豆豉，加麦冬、沙参各 12g，连翘 9g，以清热养阴润肺，3 剂。5 日后获悉，3 剂药尽剂，诸症悉除。

治验 5　脾肺气虚　肖某，男，67 岁。2005 年 3 月 19 日来诊。自述感冒十余日，打针吃药不断 11 日，肢体困倦，食量大减，咽痛口渴，畏风自汗，咳嗽痰少，全身乏力。视患者精神欠佳，面色萎黄，两颧淡紫隐隐，唇干舌红，苔薄少津，脉象细数。患者素体不虚，偶感风寒，续务农活，本来易治之病，疑其所用之药恐不对证，故治疗十余日不愈，反致正气受损，脾虚纳减，精神倦怠。辨证：外感风寒日久，脾肺气虚邪恋。治法：益脾肺，清余热。本方去柴胡、玄参、淡豆豉解肌、性寒之味，加生黄芪 18g，党参 15g，白术 12g，以补脾肺、止自汗；加陈皮 9g，以开胃进食，3 剂。3 剂尽剂，症状消除，饮食调理数日康复，劳作正常。

治验 6　热伤卫气　杨某，女，41 岁。2005 年 3 月 20 日诊。自述春节刚过，无原因老感觉鼻腔干燥发痒、打喷嚏，随之全身酸楚，头痛怕风，咳嗽无痰，胸闷纳差，自买感冒药用了六七天无效，症状越来越重。视患者面色失润，舌苔薄白微糙，舌质微见暗红，咽喉周围微红；脉象浮数微弦，沉取滑数。本地自秋末至春少雨，气温偏高干燥，复因春节过食腥辣，再加附近有流感传播，三因合至，近似春温无疑，即所谓流感。病已明，证须辨，温热之邪最易伤阴，肺属阴，故先受之而见鼻燥喉痒喷嚏。脾主四肢肌肉亦属阴，本受温邪，再戕腥辣，故有四肢酸楚。治法：清热解毒，和胃养阴。本方加石膏18g，石斛15g，3剂。

3月24日二诊。自述鼻咽干燥及全身酸楚已明显减轻，又出现咳嗽有痰，痰不多，色白而微黏，饮食微有增加。此为温热之邪已解，应续调脾肺，开胃止咳。原方去荆芥、防风、柴胡、淡豆豉疏散之味，加白术、茯苓、陈皮、砂仁各9g，以健脾醒胃；加炙桑白皮、炙枇杷叶各15g，以润肺止咳，2剂。

1周后患者来告知：第2次药服后咳止，胃口亦恢复正常。

治验7　热入营血　张某，男，31岁。2005年11月10日诊。自述先是感冒微热，鼻咽干燥，微渴喉痛，鼻流清涕，肢体酸楚，自购感冒药服用3日，又喝葱姜汤发汗，鼻涕已无，咽痛更甚，并不时鼻孔流血，心烦纳差，全身乏力。视患者精神不宁，舌质深红，舌苔薄黄乏津，脉来细数。辨证：温邪化热，热伤营血。治法：清热解毒，和营凉血。用本方去柴胡、豆豉之解肌，加紫草、牡丹皮、小蓟各12g，以凉血止血、和营解毒。3剂，轻煎，微温服，三煎加醋泡足，忌食辛辣上火耗阴之物。

11月14日二诊。自述鼻血已止，胃口不佳，身体感觉无力，头感微痛，舌质红退，苔见微润，脉细无力。此为热邪已退、气阴不足之象，当养阴益气、和胃醒脾。上方去紫草、小蓟之凉血，加沙参、石斛、麦冬、党参各12g以益气养阴，加白术、砂仁各6g以和胃醒脾，2剂。

11月16日上午患者来告知：感冒、鼻衄痊愈，精神、饮食恢复。

按语：此例患者本属"热感"，不当服用温热性葱姜水发汗，以致耗伤阴津，故见咽痛加重，血热妄行，鼻衄出血。若初起即用微辛凉解，加以清热解毒之味，即可避免此患。近来冬春多暖，所感少有真寒，加之冬春取暖驱寒，饮食辛辣过多，故虽感时寒，而素体内热者居多，若死守时令，以"寒感"治之，多如本例患者，耗伤阴津，热入营血，妄行鼻衄；尚有耗伤肺阴，以致干咳咯血、烦渴胸痛等症，屡见不鲜。故外感虽属小疾，但治之失当，大病往往由此引起，小病不可小视。

此方微辛解肌，清热解毒。除外感风寒、风湿、中暑、伤暑外，凡外感风热、伤风，或外感风寒、内有积热者，均可稍作化裁用之。但能辨证无误，皆可速去其疾。经数十年验证，实为今人治外感平稳有效之方。勿嫌药味平淡无奇，治病安全有效即是好方。

六和汤合沙参麦冬汤加减治疗夏秋季节感冒

组成：藿香、厚朴各 12g，薏苡仁 18g，白术 9g，苍术 6g，沙参、麦冬各 15g，桔梗、黄芩各 9g，党参（西洋参更佳）15g，佩兰、滑石各 9g，甘草 3g。

功用：祛暑化湿，养阴润燥。用于夏秋季节外感暑湿，或燥气伤肺，胸闷倦怠，肌热身痛，食少神疲，咽干舌燥，干咳无痰，渴不思饮，或溺赤便秘，暑湿化热之症。

方解：藿香、厚朴、佩兰、二术祛暑解肌，燥湿健脾；薏苡仁、黄芩、滑石渗湿利水清热；沙参、麦冬、桔梗、甘草生津润燥解毒；党参益脾肺之气。诸药和合，以奏清暑益气、生津润燥之功。用以治疗伤于阴暑、暑伤元气，或暑湿化热、燥热伤肺等症。此为夏秋季节感受暑湿，或暑湿化热，或燥气伤肺最为常用之方。暑邪之为患，伤于阴暑者十之八九，伤于阳暑者十不一二。临证所见者，大都是伤于阴暑，症见发热不高，肢体困倦，渴而不思饮，不像中暑，大汗壮热，烦渴引饮。故用药多祛暑化湿和胃，益气养阴生津。

加减：伤于阴暑，发热无汗，体强倦怠者，去麦冬、沙参、白术，加香薷，苍术加量，以解表发汗，促暑湿之邪化解。伤于阳暑，壮热汗出，脉象洪大者，去藿香、厚朴、二术、佩兰，加石膏 30 ~ 60g，竹叶 15g，糯米 30g，以清心退热、益肺养阴。暑伤元气，心悸倦怠者，去芳香耗散之味，如厚朴、苍术、佩兰等，加黄芪、龙眼肉、朱茯苓适量，以益气养血、清心宁神。暑湿困脾，倦怠乏力，口淡食少，或便溏，或尿少淋沥，缠绵时日者，原方白术量加至 15g，另加生姜 3 片，大米 150 粒，大枣 5 枚。余随症加减。此方为夏秋季节感受暑湿，发热或不发热，胸脘痞闷，四肢倦怠，渴不思饮，或心悸眩晕，身体重着等症之常用方，运用得当，应手奏效。

治验 1 暑湿困脾 夏某，男，37 岁。2010 年 7 月 23 日诊。自述感冒已半个月，起因天气太热，在山沟水潭中泡洗多时，翌日即感身体不适，肌肉发烫，全身无力，西医治疗十余日，胸闷体倦反比原来加重，饮食无味，精神不振。视患者面色萎黄，似蒙垢尘，唇舌色暗淡，苔厚微腻，脉象濡细而滑。此系始伤阴暑，失于化解，一味解热消炎不变，致使暑湿之邪由表入里，肺脾受累，故见胸脘痞闷，食减神疲。治法：芳香化湿，益脾和胃。用本方 2 剂。

7 月 26 日二诊。自述 2 剂药未尽剂病已去大半，饮食知味，身体骤感轻松。见患者面色已有光泽，舌苔退去过半，脉转缓滑，病去之象。原方再服 2 剂。1 周后随访，病已痊愈，劳作如常。

治验 2　暑湿束表　张某，男，51 岁。1999 年 8 月 16 日诊。自述入夏以来，曾多次露天淋雨，当时并无明显不适，后渐感全身无力，胸腹痞闷，食欲减退。近因冷浴后，肌肉发烫，四肢酸困，渴而不愿饮水，食欲亦差。视患者行动迟缓，面色黄垢，隐隐暗红，舌质暗灰，苔厚微腻；脉来轻取浮滑微兼弦象，沉取细迟而滑，近似濡而稍大。思此人素禀体健，勤劳有加，入夏以来频频淋雨，反复感受湿邪，伤于阴暑可知。病轻能扛，未加治之，复因冷浴，重感新邪，此时正气已不如初，故肌肉发烫，四肢酸困。治法：芳香化湿，清暑益气。用本方加大米 150 粒，大枣 3 枚，生姜 3 片，1 剂三煎内服，四煎宽水，煎数滚，加入陈醋 250mL，泡足半小时，3 剂。

8 月 21 日二诊。自述病已去大半，全身已感轻松。唯觉心气不足，易出汗。此暑湿已解，气阴待调耳。原方藿、朴、薏量减半，去苍术、佩兰，党参量加至 24g，另加五味子 3g，2 剂。随访，2 剂尽剂，病痊愈，劳作如初。

治验 3　中暑伤阴　鲍某，男，53 岁。2001 年 7 月 20 日诊。患者面红汗出，声粗而急，唇舌色红，苔微黄津少，脉象洪大。此中暑症无疑矣。患者自述连日露天干农活，自知中暑却无暇顾及，勉强将活干完，便觉头痛心慌，全身发热，汗出不止，大渴频饮，难以稍缓。用白虎汤合生脉饮重剂 2 剂，嘱其速速煎服。西洋参 15g，麦冬 21g，五味子 6g，生石膏 60g，淡竹叶 15g，黄芩 12g，金银花 15g，鲜荷叶 30g（一大张更佳，撕成碎片），炙甘草 6g，大米 30g。

7 月 23 日二诊。自述头痛汗出、心慌肌热已除，唯感全身乏力，食欲不如病前。观患者气色已近常人，唇舌已不甚红，黄厚苔已退，脉转细缓，闻其声音已不粗急，暑热退矣。因其大汗肌热，气阴耗伤，当续调之。用本方去苍、朴、藿香、佩兰量减半，加白豆蔻 6g 以醒脾，鲜荷叶 15g、淡竹叶 6g 续清暑热，2 剂。3 日后随访，诸症消退，已复干农活。

治验 4　劳倦伤脾　邹某，男，37 岁。1975 年 8 月 11 日诊。自述自初夏至今已 4 月余，几乎每年都一样，全身乏力，心慌气短，肌肉酸楚，比之他人，身体明显要热，但量体温正常，食欲不佳，精神委靡，总是感到懒快快的，到秋末以后，才慢慢地好起来。也曾治过，效果不佳。视患者面无光泽，黄瘦神疲，言出声颤，音在喉间，丹田之气难以上扬，唇色淡，舌微胖，有明显齿痕，舌苔薄腻，舌质淡紫灰暗，脉象细濡，重按似无。辨证：素体脾肾两虚，气阴不足，加之操劳过度，正气损伤，复被暑湿所困，至病之因明矣，暑伤元气。治法：芳香化湿，益气养阴。用本方加炙黄芪 18g，大枣 3 枚，5 剂。

8 月 18 日二诊。患者自述肌热已退，精神稍振，心慌气短亦有好转，食欲食量略增。观患者面色稍有光泽，舌苔薄白，齿痕消去大半，脉转小缓，病势得减。原方去苍术，藿香、厚朴、佩兰、薏苡仁量各减半，加当归、枸杞子各 12g，大米 150 粒，每剂三煎内服，四煎宽水，煮数沸，待适温泡足半小时，续服 7 剂。随访多年，自服上药后，症状消除，精神渐复。后遇夏秋季节，旧疾未作，体质亦逐年增强，其他季节感冒也明显减少。

治验 5　脾阳不振　刘某，女，34 岁。2005 年 7 月 19 日诊。自述上班、在家、出门坐车都有空调，近半个月余老感肌肉发热，心烦纳差，精神不佳，精力下降，去哪里看都说是"热感冒"，可吃药、打针总治不好，以致胸腹胀闷，四肢乏力。观患者神清不宁，面失润泽，唇舌色暗，舌苔灰腻，脉象细濡，沉取滑数，重按似无。此系患者长时间贪阴纳凉，离开空调气温骤高，伤暑受热可知，但多在阴凉环境，故病属伤于阴暑无疑。辨证：暑伤元气，脾阳不振。治法：芳香化湿，健脾和胃。本方加白豆蔻 9g，生姜 3 片，大枣 3 枚，3 剂。

7 月 23 日二诊。自述病情减轻过半，又出现手足心发热，偶有夜寐心前、腋下出汗，睡眠不实。视患者面色已显光泽，隐见微红，舌苔薄白乏津，脉见细而微数。此为暑湿已化，脾阳已振，又现阴虚津乏之证。治法：养阴生津，清退虚热。用本方去苍术、厚朴、藿香、薏苡仁芳香祛暑耗阴之味，加鳖甲、地骨皮各 12g，青蒿 6g，2 剂。3 日后电话告知：病已痊愈。

治验 6　伏暑伤脾　李某，男，42 岁。1996 年 8 月 2 日诊。自述春夏皆未感冒，立秋以后渐感到全身不适，倦怠无力，时觉胸腹满闷，肌肉发热，食欲减退，心烦难寐。也曾治疗，皆说"流感""疲劳过度"，但治疗几无效果。视患者肌肤暗红干糙，面色失于润泽，唇舌色暗红，舌根苔黄厚微腻，舌尖、舌边色红乏津，脉象沉细滑数。此伏暑症也。析其机制，多为春夏轻感，伤于风暑，当时未病，潜伏至秋，或复受秋凉，或燥气所侵，引发伏邪，以致肌热疲倦、烦躁不宁等症作矣。治法：清暑益气，化湿和胃。用本方 3 剂。

8 月 6 日二诊。3 剂药尽剂，肌热满闷除，饮食知味，但夜寐仍不实。观其面、唇、舌色，暗红明显退去，舌苔黄腻亦化，转为白苔微燥。此为热退而津液不足之象，有待续清余热，生津安神。原方去苍术、厚朴、薏苡仁、佩兰4味芳香温燥、渗湿利湿之味，加入清心宁神之品，朱茯苓15g，酸枣仁12g，淡竹叶、灵芝各9g，3剂。共服药6剂，1周后劳作如常。

治验7　气阴两伤　杨某，女，37岁。2005年9月11日诊。自述近半个月以来，总觉似感冒又非感冒，咽喉干痛，四肢疲倦，肌肉发热，测体温正常，食欲不佳，精神不振。在多处治疗都说是咽炎，但治疗效果不明显。视患者面色憔悴，失于润泽，唇暗红，舌质偏红，舌苔薄白乏津，咽喉周围微见红肿，脉象细数。此系初感暑湿，久则化热，复感秋燥，续伤气阴，专以清热消炎，失审"先其所因"，丢却整体机制，故病不见愈，反而增剧。当此之时，应以清热润燥、和营养阴为大法，兼以清暑化湿。用本方去二术，藿香、厚朴、薏苡仁量减半，加玄参15g，北豆根9g，沙参、麦冬量各加至18g，3剂。

9月15日二诊。患者面色稍见润泽，精神明显好转，口唇色正红，苔化津回，脉见小缓，数象已退。患者告知：咽痛、疲倦已解，唯剩饮食乏味。原方复用白术、薏苡仁，另加陈皮、砂仁各6g，3剂。数日后患者来告知：饮食恢复，病已痊愈。

治验8　燥热伤阴　田某，男，31岁。2009年9月3日诊。自述经常饮酒后感冒，夏秋以来，每感冒便干咳，咽喉不适，似痛非痛，烦渴饮水不多，胸脘时觉胀闷，烦躁不安，夜寐不实，精神欠佳。视患者面色乏泽，双眼眶暗青，唇色暗红，舌质深红，苔薄、花剥、乏津，咽喉周围色泽不鲜亮，脉象细数，微兼滑象。此人肺胃夙热，加之饮酒过度，复助湿生热，屡屡感冒，又不及时治疗，再遇夏秋燥气行令，复被燥热重伤也。辨证：素禀湿热，燥气伤阴。治法：清暑利湿，养阴润燥。用本方先服3剂，以清利湿热。

9月7日二诊。上药服后脘闷疲倦减轻，饮食稍有增加，唯烦躁难寐与咳嗽依旧。观其气色无明显变化，舌质及咽喉周围色泽稍泽，花剥苔已退，津液尚不足，脉来滑数之象小减，余无明显变化。此为暑湿之邪已去，热尚待清，肺阴待养。本方去芳香化湿之味如藿、朴、苍术，加养阴生津润肺之品，百合、知母、川贝母各12g，炙桑白皮、炙枇杷叶各18g，酸枣仁12g，续服3剂。

9月11日三诊。脉症续有好转，咳嗽已除，睡眠正常，唯口觉微干思饮而不多，此嗜酒胃热之故也。可用小方泡水代茶常饮，以减少饮酒造成的湿热之患。甘葛15g，麦冬、枳椇子各10g，每日1剂，开水泡，当茶饮。

注：甘葛，即野生绵葛的纺锤形大根，民间常用于捶取葛粉者。秋冬及早春采挖最佳。其甘寒生津之力，远比粉葛力胜（个人经验）。

治验 9　燥伤气营　黎某，男，33 岁。1999 年 9 月 16 日诊。自述常在野外劳作，日晒雨淋是家常便饭，有时感冒也没当回事，可从夏末秋初以来，总觉得一天比一天疲倦，瞌睡也多，但睡不踏实，心里总是烦。近半个月老口渴但不想喝水，口干舌燥，咽喉肿痛，干咳无痰，偶咯血丝，胸前刺痛，尿黄，便秘。视患者面色失润，精神微烦，声音干涩，近似沙哑，舌质暗红，舌苔薄黄乏津，脉象细数，寸部尤甚。综上所见，患者体质尚可，平时小恙无碍劳作，但频受外邪袭扰，虽然当时忍耐，久则必然正气受损，况暑湿之邪，黏滞难去，久则化热，加之复感秋燥，肺阴不免耗损，故燥气耗伤肺阴可断也。治法：清暑化湿，润燥养阴。用本方去苍术、藿香、厚朴，薏苡仁量减半，3 剂。

9 月 20 日二诊。自述全身已觉轻松，食欲亦有好转，干咳胸痛未见明显减轻。此暑湿之困已解，燥热之患待除。原方去藿、朴、佩兰香散之味，加瓜蒌皮、炙枇杷叶各 18g，川贝母 12g，金银花 15g，牡丹皮 12g，白茅根 18g，以清热凉血、润肺止咳。3 剂。后 3 剂尽剂，诸症悉除，恢复劳作。

按语：四时春、夏、秋、冬之交替，六淫风、寒、暑、湿、燥、火之变化，乃人受病之一方面也。《内经》以后诸贤，各有阐述。《伤寒论》《温病条辨》问世，乃治时病之经典也。其中六经受病变证传变坏证及三焦卫气营血辨证等，详且尽矣，唯在医者临证活法运用耳。而《温疫论》《温热经纬》《时病论》等，皆专论六淫、时疫、温病之名著，各有真知灼见，无不于时病、瘟疫治疗上有所发挥、发展与创举，为后之医者治疗外感时病，奠定了坚实基础和提供了丰富的治疗方法。我不过基层小医，自知难悟古圣先贤之深奥，唯求结合实际，能治今人外感时病而已矣。今选辑治验案例之一二，皆经验之谈也。为便于临证运用，故简而约之。若凡治外感病皆按四时所主、新感伏邪、二十四节气交接速缓，以辨其所受何邪，则越辨越繁，越繁越惑，反而难以适从。况且三伏亦有暑月伤寒，三九偶见中暑，虽不常见，但有记载。若一一细辨，岂不是刻舟求剑？尤其是近 40 年，气候变化更速，总是寒少热多，其真寒证十无一二，而里热外寒者最为常见。加之今人多食肥厚，懒于运动，故用清热解毒方治外感，比比皆是。但所兼之邪，不可不辨。如春多伤风，需辨其风寒、风热；夏季多湿，当别其阴暑、阳暑等。我用此二方加减，以治四时感冒，即所谓基本方也。但能辨别六淫之所兼，用之非但容易掌握，而且得心应手，可为繁忙医者之小小裨益。较之唯用一方如九味羌活饮，或葛根解肌汤，或银翘散等，而包揽四时感冒者，则失误少矣。

清骨散加减治疗阴虚潮热

组成：银柴胡、胡黄连、秦艽各15g，鳖甲、地骨皮、青蒿各12g，知母15g，炙甘草6g（以上为临证参考量）。水煎温服，末煎泡足。

功用：清热养阴，清退虚热。用于阴虚潮热、骨蒸劳热、五心烦热、夜寐盗汗等症。

方解：鳖甲、知母滋肾水而泻肺肝之火以养阴；秦艽、地骨皮、青蒿、银柴胡、胡黄连清虚热而除骨蒸；甘草甘温益气，而和诸药。诸药和合，用以治疗阴虚潮热、骨蒸劳热等症。

加减：气虚加黄芪、人参；肺肾两虚加百合、山药、五味子、枸杞子；咳嗽加贝母、紫菀、枇杷叶、桔梗；干咳咽痛加沙参、麦冬。余随症。

治验1 肺痨潮热 李某，男，46岁。2000年3月1日诊。患浸润型肺结核住院已半年，低热不退，下午尤甚，体温37.8℃，全身酸软，精神委靡，甚则咽痛干咳，咯吐血丝，胸前隐痛。每至凌晨时症状减轻，日日如此。视患者形体消瘦，面颊潮红，舌质深红，无苔乏津，脉来细数。辨证：肺肾阴虚，潮热盗汗。治法：滋养肺肾，清退虚热。用本方加酒炒生地黄、川贝母各9g，沙参15g，桔梗9g，以养阴润肺、清热止咳。5剂。

3月7日二诊。低热、干咳减轻，余无明显改善。患者面颊潮红略退，仍无舌苔，津见稍润，舌质深红微退，脉细微数。由于病久体弱，气阴两虚，恐专用滋阴清虚热之法难以完全奏效，益气之味理当酌加。上方再加西洋参12g，黄芪15g，续服7剂。

3月15日三诊。潮热基本消除，咽痛咯血已无，精神亦有好转。嘱上方续服7剂，以防潮热复作。5月初遇见患者，告知潮热未再反复，仍在专科医院治疗结核病，近期即将出院。

治验2 外伤低热 刘某，男，57岁。2000年9月10日诊。患者因左侧股骨中段骨折，卧床2个月不起，随即持续低热不退，虽经大剂量抗生素等药治疗，潮热愈治愈甚，反复更换药物，丝毫不见效果。发热最高37.9℃，低则37.3℃。患者及其家属非常气愤，大闹医院。诊其脉象，细弦微数，舌质淡红，舌苔微黄乏津。辨证：气阴两虚，热自内生。治法：滋阴益气，清退虚热。用本方加党参、黄芪各 18g 以补中益气，银柴胡、黄芩各 12g 以清退虚热，3 剂。9月 14 日患者亲属来告知：药服头剂热退，3 剂尽剂热清，人能起床，准备出院。

治验 3　五心发热　张某，男，9 岁。2000 年 6 月 30 日诊。家长代诉：小儿手足心发热、出汗已 5 年，食欲、食量与成人相当，就是不长肉，夜间盗汗严重，半夜时人如在水中浸泡，白天肌肉发烫，量体温正常，精神尚可。视患儿形体消瘦，面色暗红，舌质深红，舌苔花剥，津液不足，脉来细数。辨证：肺肾阴虚。治法：清热养阴止汗。用本方加山药 12g，五味子 6g，以滋阴止汗，3 剂。

7 月 5 日二诊。肌热、盗汗减轻，手足心热未减。上方再加黄柏 9g，以滋阴清热，5 剂。

7 月 13 日三诊。家属告知：手足心热及夜间出汗已止，精神较以往亦好，唯食量微减。视患者面颊暗红已退，舌质正红，苔白薄而匀，津润，脉转缓象。虚热已清，脾胃待调。滋阴不可太过，太过有伤脾胃中和之气。复用原方，去青蒿之苦寒，加白术、山药各 12g 以补脾肺，陈皮、砂仁各 6g 以和胃醒脾、增进饮食。随访 3 年，手足心热、夜寐盗汗未作，体重渐加，精神、食欲旺盛。

治验 4　虚烦盗汗　李某，女，49 岁。2005 年 10 月 5 日诊。自述心烦潮热，日暮尤甚，全身酸痛，五心烦躁，犹如骨头发热一般，令人十分不宁。尤其是下午，有时面部如火烤状，夜间经常盗汗，心烦易怒，精神倦怠，饮食无味。月经错前错后，颜色暗红，量少有块。视患者面色潮红，神情不安，舌质深红而暗，舌苔微黄乏津，脉来沉数之象。辨证：阴虚火旺，骨蒸潮热。治法：滋阴生津，清退虚热。用本方加龟甲、黄柏各 9g，生地黄 15g，以滋阴退热，5 剂。前三煎内服，第四煎加醋泡足。

10 月 15 日二诊。自述暮热、盗汗减轻，夜得稍寐，余无明显变化。药已对症，续服 5 剂。

10 月 22 日三诊。患者面色潮红已明显消退，舌质正红，苔白微糙，脉来微数。热退之象，不可再用阴寒之剂续攻，改用丸剂缓治，续清余热，巩固疗效。上方取 5 剂，研末蜜丸，每服 9g，日服 3 次，温开水送服。2006 年 1 月初顺访：潮热已除，月经基本正常，亦无盗汗，饮食知味，精神如常。

治验 5　阴虚内热　刘某，女婴，1 岁。2005 年 3 月 1 日诊。患者母亲代诉：几乎每天下午低热，体温 37.5℃，后半夜汗出热退，五心热甚，易患感冒，干咳无痰，小便深黄，大便秘结，甚至 3 日一解，干燥如栗瓣。医院反复检查，都说无病。视患者面色黑里透红，精神略显烦躁，手足心甚热，几乎烫手，腹软，量体温正常，舌质深红无苔，津液不足，指纹青紫，推之不变其色，沉滞不散。辨证：肺肾阴虚。治法：滋阴清热。用本方加减，银柴胡、胡黄连、秦艽、醋制鳖甲、醋制龟甲、地骨皮各3g，青蒿1g，知母3g，黄柏2g，酒炒生地黄、沙参、麦冬各5g，甘草2g，大米15g，3剂。每日1剂，文火缓煎浓汁，多次少量喂服。四煎加陈醋50mL，待温泡足。注意勿感冒，勿食辛辣干燥食物。

3月6日二诊。其母告知：潮热盗汗消除，五心热烫亦轻，精神稍安。视患儿面色、舌质深红俱减，舌苔薄润色白，指纹色见微青，推之不滞，病势已去大半，上方剂量不变，改为3日服1剂，续服3剂，内服、泡足。9月底顺访：患儿共服汤药6剂，潮热、盗汗全除，二便正常，阴虚内热症痊愈。

按语：此方治疗阴虚盗汗、五心烦热，效果速于知柏地黄汤。而知柏地黄汤用于肾阴不足、阴虚盗汗，则稳于本方。此方原为"骨蒸痨热，阴虚潮热"而设，其功用比知柏地黄汤为窄、为专。今用于五心烦热，夜寐盗汗，以及非"痨"所致的阴虚盗汗、低热不退，效果亦佳。但不可久用、过用，以免损伤脾胃中和之气。

平喘汤化裁加外贴治疗久嗽哮喘

组成：人参12g，黄芪15g，茯苓12g，姜半夏9g，橘红、杏仁、紫苏子各12g，炙麻黄6g，鹿衔草15g，桔梗9g，甘草、白果仁各6g，核桃仁12g，蛤蚧粉2g（吞服）。

功用：宣肺化痰，止咳平喘。用于咳嗽气喘，遇冷即发，久治不愈，甚则肺肾两虚，肾不纳气，气息不接，吼哮抬肩等症。

方解：参、芪益气，苓、夏祛痰，杏、苏、橘、麻宣肺平喘，鹿衔草、二仁、蛤蚧温肾纳气，桔梗载药上行，甘草和诸药而化痰止咳。诸味配伍，以成祛痰止嗽、温肾平喘之功。若能随症加减，便可效若桴鼓。

治验1 肺肾两虚 袁某，女童，5岁半。2003年11月10日诊。患者外公代诉：患儿不足1岁时患感冒咳嗽日久，此后凡感冒便咳喘，虽经多处治疗，咳喘非但不愈，且日益加重。病发时住院，必用氨茶碱方可止喘。容易感冒，日夜多汗。视患者面色黄里透青，唇色淡紫，舌质淡红，舌尖红，苔白厚腻。待诊少时，便咳喘频作，两肩微抬，喉中如鸡鸣声。问及饮食尚可，精神正常。脉细滑，指纹淡青。辨证：肺肾两虚，湿痰上阻，以致易患外感，痰多喘嗽。治法：标本兼理，温养脾肺。用本方去鹿衔草、白果、核桃仁、蛤蚧温涩收敛之味，加白术 6g 以健脾燥湿,原方量减半,3 剂。1 剂三煎,早、中、晚各温服 1 次。忌生冷,防感冒,勿食油腻发病之物。

11 月 15 日二诊。患者外公代诉:效果甚佳。头剂药服下,咳喘明显减轻,夜能入睡。3 剂服后,咳喘明显减少。诊其脉舌,无明显变化,原方续服 5 剂。

11 月 21 日三诊。患儿病情续有好转,家长告知:咳喘基本未作,唯饮食稍减。原方加砂仁 6g 以和胃醒脾,续服 5 剂。

12 月 1 日四诊。患儿精神气色续有好转。患者外公告知:此次服药期间,患感冒 3 天,哮喘微作,只用口服感冒药便愈,饮食亦恢复正常。患儿病去过半,不再每天服汤药,改用成药续服。成药处方:用本方 5 倍量,另加紫河车 30g 以补益元气。共研细末,蜜丸,绿豆大,每服 12 丸,日服 3 次,温开水送服。续忌生冷油腻及一切发病之物,谨防感冒。若服药期间病有反复,须速来诊治。若病续有好转,便不必加服汤药。

2004 年 2 月 20 日五诊。患儿母亲代诉:自服中药至今,病无明显反复,偶尔感冒,症状很轻。因每年春季发病最甚,故来先作预防。复诊患儿舌脉,几无病象,精神气色正常。便将首诊时处方取 5 剂,每隔三五日服 1 剂。若有反复,及时煎服,丸药勿中断。另嘱:待夏秋之时,加用外治法 3 ~ 7 次,以图除根。

9 月 16 日六诊。患儿病情依然稳定,精神、饮食均可。给予预先配好的"药饼" 5 枚,嘱其使用方法,连用 3 ~ 5 日,不可间断。每次贴敷 2 小时以上,须忍疼痛,谨避风寒,继续忌口 2 年,以杜复发。

续访 3 年,病情未出现明显复发。若遇外感,偶有轻微咳嗽,哮喘未作。

外用贴饼方:家传百年以上,专治久嗽哮喘,反复发作不愈者。白芥子 180g,白芷 12g,白胡椒 3g,轻粉 12g,麝香 1g(后 2 味另用擂钵研极细粉,和于群药)。共研细粉,混匀,密储。用时以药粉适量,用熟蜜和拌极匀,法如和面状,做饼直径约 4cm、厚约 1cm,放无油净锅中加热至大温,贴于大椎穴处,用两饼轮换贴之,冷则随换,每次贴 2 小时以上。贴前先切生姜厚片,轻轻擦大椎穴处,擦至皮肤潮红觉热,即用药饼趁热贴之,须尽力忍耐疼痛,但勿烫伤起疱,否则影响续治。若不详大椎穴者,即贴颈后高骨微下处便可。

用以上方药治疗哮喘,效果毋庸置疑。但忌口万万不可大意!尤其是荤腥油腻、烟酒刺激、生冷发病之物,必须忌 3 年以上,方能病愈不发。

除我家上辈用此方治愈哮喘多数不复发外,我用以上方药亦四十余年,治愈病程最长者三十余年,短者数月,三五年者居多,大多愈而未复,关键取决于对证治疗、认真忌口、养护得当三方面，缺一都会影响疗效。

治验2 脾肺两虚 李某，女童，9岁。2000年10月10日诊。患童母亲代诉：女儿2岁时感冒咳嗽，医院诊断为"支气管肺炎"，经过十余天治愈后，从此每感冒必咳喘，病发时声音像拉大锯状，吼吼作响，张口抬肩，反复治疗，不能断根，遇寒冷天气，发作更甚。诊视患童面色㿠白，隐隐透青，唇舌色见淡灰，苔白微腻，指纹淡青，脉象濡缓。此类患者，临证见之最多。究其原因，多为反复感冒，失于及时、彻底治疗所致。小儿为清灵之体，状若嫩苗，虽生机盎然，但抵抗外邪伤害能力极差。娇弱之体，易虚易实，治法方药，不可杂乱。步步顾及正气，是始终之关键。本患者脾肺俱虚，痰湿壅盛，故喘哮之声如拉锯状。时日越久，治愈越难。暂用本方，去白果、蛤蚧涩敛之品，加白术9g，大米30g，大枣3枚，以燥湿健脾和胃，原方量减去1/2，5剂。

10月18日二诊。其母代诉：哮喘已减轻小半，想照原方多拿几剂。观患者气色脉象无明显变化，但咳喘已明显减轻。原方原量再取7剂，外贴药饼连用3次，1天1次，用法、禁忌同案例1。随访5年，患者共服汤药12剂，外贴药饼3次，每次贴2小时，喘嗽病愈。偶患感冒，虽亦咳嗽，但哮喘未作。

治验3 寒痰阻遏 宋某，男婴，9个月。2010年2月22日诊。患儿母亲告知：小儿从满月至今，反复感冒咳嗽，以后凡感冒必喘，半年多住院十余次，每月都去医院2次，总说"小儿支气管肺炎"，屡治不愈，而且越来越重，喘时憋气，面色苍白。视患儿面色㿠白，唇舌淡白，舌苔白厚微腻，指纹淡青。其哮喘之声，百步外即闻噜噜不止，张口抬肩，其状令人心痛！病因病机与上例李某相似。治法：温化寒痰，止咳平喘。用本方化裁，人参3g，茯苓3g，姜半夏2g，杏仁3g，紫苏子3g，橘红3g，白芥子2g，炙麻黄2g，桔梗3g，甘草2g，炙款冬花5g，炙紫菀5g，3剂。

2月28日二诊。患儿哮喘声全息，半小时仅闻轻咳一二声，声音清晰多矣。嘱原方续服3剂，2日1剂，3剂药共服6天。并再三叮嘱要谨防感冒，慎避风寒，忌一切生冷油腻。

按语：本年春节过后，每日接诊小儿哮喘，半天10人左右，其症状大多哮喘不止，可能与上年冬季过于寒冷有关。我皆用本方加减调治，俱得治愈。若3岁以上患儿加贴药饼，治愈后十之八九未再复发。偶因感冒风寒，或饮冷食寒，或夜寐受凉而见复发者，亦较以往为轻，治之易愈。

治验4 脾肾阳虚 于某，男，71岁。1980年11月5日诊。自述年轻时即患"慢支",冬季发作最重,喘息不止,夜难入睡,必半坐仰靠,方可休息片刻,喘甚时全身水肿,遇寒更甚,得暖稍缓。视患者体胖,气色暗灰,面似水肿,唇舌色淡紫,舌苔色白灰厚而腻,脉象细滑微迟。辨证:脾肺虚寒,湿痰壅盛。治法:温化寒痰,纳气平喘。本方加白芥子9g以温化寒痰,5剂。

11月12日二诊。自述喘嗽有好转,夜卧能眠,胸前稍觉轻松。原方蛤蚧粉加至3g,另加炮姜6g,续服7剂。外用贴饼7次,每日1次,1次贴3小时,不可间断。禁忌同上例,注意保暖,预防感冒。

11月20日三诊。自述病已减轻大半,嫌吃汤药麻烦,要求配丸药续服。思患者数十年哮喘,恐服汤药不少,今病已减轻过半,活动、休息已无大碍,可服丸药缓治。用上方取7剂,共研细末,蜜丸绿豆大,每服9g,日服2次,半个月后加至日服3次,温开水送服。翌年12月底询访:旧疾虽未完全治愈,但尚未明显发作;以前每到9、10月份便频繁喘促,今已过去2月余,依然平稳。连访3年,旧疾未明显复发。

治验5 脾肾虚寒 鲍某,女,47岁。2005年10月9日诊。自述每年到9月初便咳嗽,畏寒,咳吐清稀白痰,痰多胸闷,必须将痰吐出,胸前方觉宽松。食欲不佳,全身乏力。得病至今,已有10年以上。视患者面色虚浮,唇舌色淡,舌苔白厚微腻,脉象滑迟。此亦脾肺虚寒证也,治宜温肺燥湿、化痰平喘。用本方去蛤蚧,加白芥子9g,炮姜6g,5剂。

10月15日二诊。舌苔已去大半,脉转缓滑。原方续服7剂,加贴药饼5次,1日1次,1次贴2小时以上。谨避风寒,忌食生冷油腻及一切发病之物3年。询访3年,旧疾未见明显复发。

按语: 运用此方数十年,无论新久哮喘,对证加减调治,无不治愈,或基本治愈。若加用外敷药饼,大多都能愈后不发。尤其15岁以下患者,其效更稳。无论病程长短,凡能如法运用,遵守禁忌,护理得当,皆得愈而不复,即使复发,亦较以往为轻。偶有复发者,皆与治疗不当,护理不慎,过早破禁,饮食生冷油腻、酱醋腌泡之品,以致旧疾复发,但比治前为轻。

增益理中汤治疗脾虚久泻

组成: 人参12g、焦白术、茯苓、炒山药各15g,酒白芍、煨木香各9g,炮附子、炮姜各5g,肉豆蔻、诃子各9g,炙甘草6g,大枣5枚,糯米30g。水浓煎(冷水煎开后小火再煎1小时以上),温服。服药期间忌食绿豆、茶水、生冷油腻及一切难以消化之物，注意保暖。

功用：温肾健脾，涩肠止泻。用于脾肾两虚，命火不足，以致完谷不化，腹痛久泻，或本脾肾阳虚，复伤于生冷油腻，或脘腹直接受寒，腹痛泻下清稀，缠绵不止者。

方解：参、术、苓、草为四君子汤，以补脾益气；姜、附、山药温肾补火；木香、酒白芍、诃、蔻理气缓痛止泻，佐以大枣、糯米，以助脾和胃涩肠。诸药和合，以成温肾补脾、涩肠止泻之功。虚寒泻利不止者，此方主之。

加减：若泻利久不止者，加赤石脂、乌梅、石榴皮等味，以增强涩肠止泻之功。

体会：此方对于脾肾虚寒、完谷不化、久泻不止者，用之效果甚速。如泻痢初起，或夹湿热积滞者，此方禁用。婴幼儿患此症者，大多1剂药便可痊愈。1剂药不愈者，百患者不到三五人。成人无其他兼夹证的，即使泄泻数月，未超过3剂即愈。尚有简便方治久泻不止，可以参考使用。

治验1　脾肾阳虚　郭某，女，47岁。2005年7月10日诊。自述4年前夏末因吃不洁净食物而致腹痛吐泻，到医院诊断为食物中毒，治疗数日病愈；不久又腹痛腹泻，医院又诊断为急性肠炎，治疗7天泻止出院；以后每隔数日又腹泻，医院复诊断是慢性结肠炎，无论住院、吃药，总治不愈；体重已下降十余斤，经常腹痛，1日泻下4次左右，无力劳作。视患者面色萎黄，声音发颤，唇舌色淡，苔薄微腻，脉来细弱，按之则散，一派虚弱之象。此人反复腹泻数年，已见脾肾阳虚、命火不足之征。治法：温补脾肾，涩肠止泻。用本方3剂。

7月14日二诊。观患者面色稍有光泽，隐见微红，舌苔白薄津润，脉转小缓，沉取可得。患者自述：大便一日夜2次，腹痛亦不甚。药已中病，法当续治。原方加石榴皮9g，续服3剂。

7月18日三诊。患者面带悦色，自述大便一日夜1次，腹痛亦止，食欲稍振。病情续有好转，用二诊方加量5倍，研末，水丸。每服12g，日服2次，温开水送服，大枣、生姜煮粥和服更佳。

随访3年，腹泻未作。病愈后2年，体重恢复至病前，劳作如常。

治验2　脾肾阳虚　刘某，女童，2岁半。2001年8月3日诊。患儿母亲代诉：患儿腹泻已近1年，多处治疗，不见痊愈。近来病情加重，有时一日泻八九次，几乎百药无效，瘦弱不堪。视患儿形体消瘦，面色萎黄，唇舌色淡，苔白津润，指纹隐隐淡青，脉象细弱，沉取则无。小小孩童，岂耐泻利如此之久？"纯阳"之体，火衰孰来生土？脾胃虚羸矣！非培补脾肾，岂能奏效？当补命门真火，以助脾胃运化，方有立竿见影之效。本方加减，人参 5g，焦白术 6g，茯苓、炒山药各 5g，炮附子、炮姜各 3g，煨肉豆蔻、煨诃子、酒炒白芍各 5g，炙甘草 3g，大枣 3 枚，糯米 15g，2 剂。嘱患儿母亲：需先煎附子 1 小时，再入群药同煎 40 分钟，1 次煎取约 150mL，分多次喂服，1 剂三煎，1 天半尽剂。并反复嘱咐患儿母亲：此药 1 剂必愈，愈后不可再服，以免变生他症，因为药性大热。

第 3 日患儿母亲从深圳打来电话：1 剂服至一半泻止，1 剂尽剂，果然痊愈。后续询访 1 年余，患儿恢复健康，腹泻未再复作。

治验 3　寒邪直中　王某，男，36 岁。2007 年 6 月 29 日诊。自述因淋雨受凉而致腹痛腹泻已 12 天，打针吃药均不见效，体重骤减 7 斤，心慌气短，四肢无力，双腿发软，眼冒金花，一日夜泻下十余次。视患者面色萎黄，精神委靡，唇舌色淡灰，舌苔薄白乏津，声音细微，断续不接，脉象沉细迟弱，已成虚脱之象也。思患者平素体壮，仅因淋雨受凉泄泻十余日不止，而致虚寒气脱之象。当速温肾补脾，益气止脱。用本方 1 剂，速速浓煎，少量多次，一日夜尽剂。

翌日下午，患者面带笑容来告知：今日上午泻已止，走路腿已不软，病已无碍。嘱患者用生姜、大枣、莲子、山药，同大米煮粥，调理数日，并注意勿再受凉。顺访 3 年，身体无恙。

治验 4　脾肾不足　王某，男，57 岁。2001 年 5 月 10 日诊。自幼体弱多病，食量小，多食胃胀，大便经常溏稀，少有成形。身高 170cm，体重 103 斤。视患者消瘦，面色㿠白，失于润泽，唇舌色淡，苔薄津润，脉象细缓无力。辨证：脾肾两虚，气血不足。治法：温补脾肾，涩肠止泻。用本方加糯米 30g，7 剂。

5 月 12 日二诊。自述大便次数减少，略成形，胃胀也稍减轻。诊其脉色，无明显变化，乃病久体弱之故也。原方续服 7 剂，嘱其将每剂第四煎药渣加生姜 25g 切碎末同煮数滚，兑入陈醋 250mL，待温泡足半小时，以温和气血、调和阴阳（每晚泡）。

5 月 19 日三诊。自述大便 1 日 1 ~ 2 次，基本成形，精神稍振，食量增加，胃已不胀。诊其脉色，显见好转。可停服汤药，将原方取 10 剂，共研细末，水丸，绿豆大，每服 9g，渐加至 12g，日服 2 ~ 3 次，温开水送服，大枣粥更佳。忌生冷油腻、瓜果半年。询访 3 年，泻利未复，体质增强，体重逐渐增加。

按语：此例患者乃属先后天俱不足，加以大便溏稀近 40 年，不少中医说是"稀屎痨"，也有诊断为"慢性结肠炎"的，但治疗只能减轻一时，从未超过 3 个月不发。我用本方汤药14剂，方见明显效果，又10剂为丸服3个月，临床治愈，可谓服此方最久之人。

治验5　脾肾虚寒　朱某，女婴，9个月。2001年9月2日诊。其母告知：患儿早产，不足8个月即生，生下体重4斤半，患新生儿黄疸10余天方退，经常吐奶，总不长肉，大便"不积肚"，一日夜拉十余次，清水伴奶瓣。观患婴形体瘦小，面色萎黄，皮松乏肉，几乎是皮包骨头，唇舌色淡，舌体偏小，苔薄白津润，啼哭声小而微弱，指纹细如蛛丝，隐隐淡青。究其原因，显见先天不足，后天失养，而致脾肾虚寒，正气羸弱，生长迟缓。治当温补脾肾，和胃止泻。本方化裁，人参2g，焦白术3g，茯苓2g，乌附片0.3g，炮姜0.3g，煨肉豆蔻2g，煨诃子2g，炙甘草1g，加砂仁2g，大米10g，大枣1枚，3剂。加水适量，文火慢煎至1小时，1次煎取约60mL，多次少量喂服，1日服尽。1剂药煎2次，服2天，3剂药服6天。上药服后吐泻俱止，体重缓慢增加，泄泻未再复作。

按语：我用此方治疗脾肾虚寒泻利日久者无数，小儿大多1剂痊愈，至多不过3剂。其效之稳，关键在于辨证。若非脾肾虚寒久泻不止者，且勿轻用！初起夹滞、新感伤食、暑湿热泻及寒热虚实不明者，皆当禁用！以免助热滞邪，反生他患！

白头翁汤合参苓白术散加减治疗泄泻痢疾

组成：白头翁、秦皮各12g，茯苓、白术各15g，薏苡仁18g，砂仁、山药、白芍、乌梅、木香各12g，炙甘草6g(中等量)。煎前入大米10～30g以益脾胃，文火缓煎浓汁，多次少量温服。末煎泡足，证属寒者加生姜煮水泡足；属热者加陈醋泡足，以作辅助治疗。

功用：清热利湿，健脾止泻。用于各种泄泻、痢疾。简约之方也。

方解：白头翁味苦性凉，主治热毒血痢；秦皮苦涩性寒，治崩带、下痢；茯苓甘温淡渗，益脾止泻；白术甘温，燥湿健脾；薏苡仁甘淡微寒，渗湿益脾，治泻痢、热淋；砂仁辛温，和胃醒脾，亦治赤白泻痢；山药甘平，补脾肺，止泻痢而固肠胃；白芍微寒，以治泻痢后重，脾虚腹痛；乌梅酸涩而温，敛肺涩肠，以治久咳泻痢；木香辛苦性温，能升降诸气，以治泻痢后重，理气止痛；炙甘草甘温，以和诸药，而解百毒。诸味相合，以治诸泻、痢疾。此方乃白头翁汤、参苓白术散、香连丸等方加减而来，仅为临证便于运用而设，亦是多年经验之方，用以治疗多种泄泻、痢疾，对证加减，免去许多一时难辨之惑。

加减：因寒泄泻，利下清稀，完谷不化，口淡腹痛者，去白头翁、秦皮之苦寒，加干姜、大枣以温脾胃，祛寒邪，助主方以止泻。火泻，黄赤臭秽，原方用之，或加黄连、黄芩，去芍药、乌梅之酸敛，以免滞邪。夹暑邪，加藿香、厚朴、白扁豆；夹食积，加草果、山楂、麦芽、神曲；痢下脓血，加当归、地榆、金银花、车前子等味；气虚，加人参、炙黄芪；脾肾阳虚，用上方"增益理中汤"，余随症。

体会：此方运用得当，能够对证加减，痢疾、泄泻无论新久皆治，效果不凡。必须辨证施治，对证加减，方能应手奏效。

治验 1　先泻后痢　张某，男，25 岁。2006 年 8 月 5 日诊。自述因晚间食生冷食物及饮冷冻啤酒过多，夜半即觉脘腹不适，随即肠鸣腹痛下坠，至天明泻下十余次，服药打针治疗 5 天，泻下次数减少，腹痛下坠依旧，大便带有黏冻，饮食乏味，全身倦怠。视患者面色黄糙，舌质暗红，舌苔黄厚微腻，脉来细弦而滑，两关尤为明显。辨证：中焦湿热气滞，脾胃运化失常。治法：清热利湿和胃，理气缓痛止泻。用本方 3 剂，煎服法如前。

8 月 9 日二诊。自述头剂见效，腹痛减轻，3 剂尽剂，泻痢已止，腹痛消失，唯食欲依然不振，倦怠未减。复诊其脉舌，舌质暗红微退，苔黄厚腻未见明显消退，脉来两关弦象已减，细滑仍如首诊。泻痢虽止，脾胃尚需调理，健脾和胃，续清湿热。本方去乌梅之酸敛，加党参 15g，藿香、厚朴、黄芩各 9g，3 剂，煎服法同首诊。8 月 15 日患者告知：泻痢痊愈，饮食正常，已经上班。

治验 2　火泻　李某，男，19 岁。2001 年 9 月 3 日诊。自述昨日午睡未及 1 小时，脐腹即觉疼痛，肠鸣不止，接着小腹坠痛，泻下酸臭，色黄清稀，夹有未消化食物，小便黄赤，肛门辣痛。服止泻药二三次，几乎无效。视患者面色如蒙尘垢，舌质深红，苔薄黄乏津，脉来细弦微数，沉取有力。辨证：湿热火泻。治法：通因通用，清热利湿。用本方加黄连 9g，车前子 24g，去乌梅涩敛，以免滞邪。2 剂。

9 月 6 日二诊。自述泻下减少，腹痛亦轻，一日尚有二三次，余无明显不适。上方复加乌梅，再服 2 剂。9 月 10 日获悉，此例"火泻"临床治愈。因患者并无他病，身体素健，故其泄泻虽急，而其病去亦速。

治验 3　寒泻　刘某，男，50 岁。2004 年 8 月 30 日诊。自述腹中绵绵作痛，脐周微凉，口淡懒食，全身倦怠，大便清稀，腹痛一阵泻一次，一日夜泻下十余次，小便清长，如此已有七八天。视患者精神委靡，面色暗淡，舌质淡白，舌苔白腻，脉来沉细而迟。一派中阳不振、脾胃虚寒之象。治宜温中散寒，补脾止泻。用本方去白头翁、秦皮、白芍之苦寒、酸敛，加党参 18g，炮姜 6g，吴茱萸 3g，莲子 12g，3 剂，煎服法同方解。

9 月 3 日二诊。自述上药尽剂，腹痛泄泻已止，小便微黄，食欲亦振，饮食知味，效果甚佳。复诊其脉舌，舌质微红，苔见薄白，脉来缓至，已见有力。寒泻病去，此方不可再服，以免脾胃热起，又生他患。可将上方吴茱萸、炮姜减去，续服 3 剂，以调理脾胃因泻久所致虚损。半月后顺访，共服药 6 剂，泄泻痊愈，正气渐复，劳作无碍。

治验 4　痢下脓血　陈某，男，35 岁。2005 年 7 月 31 日诊。自述先是腹胀肠鸣，继则腹痛下坠，痛一阵拉一次，一日夜入厕五六次，3 天后一日夜痛十余次、拉十余次，至今已 9 天。食欲无，全身乏力，腰腿酸困。视患者面色黄垢，舌质暗红，舌苔黄厚而腻，脉来虚缓，沉取弦迟。辨证：肝脾失和，湿热伤营。治法：清热利湿，和营止痢。用本方加黄连 9g，苦参 6g，当归 12g，地榆 9g，3 剂。

8 月 4 日二诊。自述腹痛、痢下减轻过半，一日夜痛泻二三次，红白黏冻已经不见，饮食亦稍知味。复诊其脉舌，面色黄垢见退，舌苔微黄薄润，脉来缓滑，虚弦迟象已不明显，病势大减。上诊方去苦参、黄连，加党参 15g 以补脾益气，续服 3 剂。

8 月 8 日三诊。患者告知痢下脓血已止，唯剩精神精力欠佳，食欲仍不甚旺，脘腹偶感不适。再诊其脉舌，已与常人无别。思其因为久痢，正气受损，脾肾亦伤，故有患者所述遗患。法当续调脾肾，促其康复。仍用本方加减，党参 18g，白术、茯苓、薏苡仁、山药、补骨脂各 12g，藿香、白扁豆、陈皮、砂仁、当归、白芍、酒炒生地黄各 9g，炙甘草 6g，大枣 3 枚，大米 30g，3 剂。8 月 15 日患者来告知：痢疾病愈，身体复原。

治验 5　小儿泻痢　秦某，男，3 岁。2006 年 10 月 3 日诊。患儿母亲代诉：患儿从 7 月初患腹泻，起初泻下清水夹杂不消化食物，经治疗暂停一时，近半个月泻下红白，兼有黏冻，日夜啼哭不止，多处治疗，未能痊愈，病情加重已有 10 天。不吃东西，勉强食之，泻下更甚。视患儿面黄肌瘦，唇无血色，舌质淡白，舌苔花剥，指纹淡青，推之涩滞，脉来浮细而数。辨证：脾肾阳虚，夹滞泻痢。如此小儿，岂耐长达 3 个月泻痢？其症已见极虚羸象，治法不可不慎！当用补火生土法，兼以清利湿热之味，标本兼治，方能取得速效。此法看似悖理，其实因病而制。仍用本方加减，人参、焦白术、茯苓、炒山药、炒薏苡仁各 5g，炮姜、附子各 1g（先煎 1 小时），益智仁、补骨脂各 5g，白头翁、秦皮、乌梅、炙甘草各 3g，大枣 1 枚，大米 10g，3 剂。补骨脂以上 9 味补火生土，温肾补脾，以治久泻脾肾虚寒；秦皮、白头翁清热利湿止痢，以治其标；枣、米、甘草和诸药而养益脾胃，以成标本兼治之法，用以治疗久病正虚、邪恋不去之症。

10 月 9 日二诊。患儿母亲告知：患儿因为久病，服药亦较艰难，幸先生所用药物不苦，口味大异以往，患儿顺利将药服下，病情大有好转。见患儿精神已振，唇舌微见血色，舌苔微显白厚，脉来细数，指纹淡青亦退。病情已见好转，补火之附、桂当去之，以微温补脾肾之法，白头翁、秦皮清热燥湿止痢之味，量减至 2g，续服 3 剂，可 2 日服 1 剂，以缓治之。

12 月底顺访，患儿 3 月余泄泻、痢疾，6 剂汤药治愈，元气亦迅速恢复，可见此方运用得当，加减对症，其效可见一斑。先贤多有言及，"方不在多，贵在加减。"经验证明，乃至言也。

按语：泄泻有飧泻、洞泻、食泻、寒泻、火泻、暑泻、湿泻等名；痢疾有风痢、寒痢、热痢、水谷痢、噤口痢、休息痢、白痢、红痢、五色痢之别，临证之时，实难一时分清。今据多年经验，将治痢常用方白头翁汤，合泄泻常用方参苓白术散加减，泻痢同治，随症加减，亦收良好效果。自知此做法"悖经离道"，实则为繁忙临证之捷径。能治病无误，在于医者辨证活法，随症加减，以容易把握、便于运用、治病效速、病愈无害为大则。经验之谈，不足效仿。

香砂海牡安中汤治疗胃脘痛

组成：党参 18g，白术、茯苓、佛手各 15g，木香、砂仁、川楝子、延胡索各 9g，海螵蛸 12g，牡蛎 24g，甘草 6g，大枣 5 枚，大米 15g。

功用：健脾和中，理气止痛。用于因烟酒过度，辛辣刺激，饥饱无常，脾胃受损，以致胃炎溃疡，红肿积瘀，胀气吞酸，胃脘疼痛者。

方解：参、术、苓、草为四君子汤，补脾益气；佛、香、砂、楝、延胡索理气止痛；海、牡收敛止酸；枣、米安中养胃，以助诸药益脾和中之力。

加减：饮酒过度，湿热偏盛，耗伤津液，胃痛烦渴者，加甘葛 15～30g，芦根 18g，以生津止渴、解酒缓痛；胃脘刺痛如针扎，是为瘀肿所致，可加郁金、五灵脂各 15g，以散瘀活血止痛（五灵脂与党参同用可增其止痛之功，勿虑"十九畏"。依据来自李东垣《药性赋》。临证数十年证明，二药同用，效果甚

住 ）；中焦湿热，气滞便秘，加黄连、酒制大黄各 12g，以清热燥湿通便；气虚甚者，党参换人参，加黄芪 18g；胃有红肿胀痛者，加蒲公英 18g，以消肿散瘀。余随症。

体会：此方用于治疗胃脘痛胃酸过多或者气滞胀痛，无论哪种胃炎或者溃疡，用之皆效。我保守点说，已经治疗数万例胃脘痛者，明显无效的尚未见到。前提是：必须因证加减。不加减用之亦效，但无对证加减效果好。

治验 1　胃脘刺痛　柴某，男，41 岁。2001 年 10 月 9 日诊。自述得胃病近 10 年，初因反复醉酒，吐血数次，以后便经常胃痛。近 4 年疼痛愈甚，自咽喉以下至肚脐以上窜至两胁，胀气刺痛，嗝气不断，若吐酸水，胸脘痛如针刺刀割，十分痛苦。在多家医院检查，皆为食管炎、胃炎、十二指肠球部溃疡。可百治无效，花费数万，甚至说再无新药可用！视患者身高肌瘦，语出声微，面色萎黄，唇舌色淡，苔白微厚津润，脉象细缓兼弦。此病起因，患者已经阐明。此即《内经》"饮食自倍，肠胃乃伤"所致。况其醉酒吐血多次，脾胃岂有不伤之理？加之病逾 10 年，脾胃虚弱又明。故专治其病，恐难奏效。眼下当以补养为主，兼以和胃散瘀、理气止痛。用本方加柿蒂 12g 以止呃，5 剂。

10 月 15 日二诊。患者自述：上药服至 3 剂时，嗝气减少，胸脘刺痛略轻，5 剂尽剂，疼痛胀气均有明显好转。诊其脉色无明显变化，嘱原方续服 5 剂。

10 月 22 日三诊。病情续有好转。原方取 15 剂，5 剂作汤药续服；10 剂研细末，待汤药尽剂，接服末药，每日 3 次，每次服 9g，温开水送服。忌一切发病、伤胃之品，烟酒、辣椒、生冷、焦硬、腌泡、油炸等物，皆当禁食。饮食以一日三餐、定时定量，无刺激、易消化、有营养为要，勿过度劳累，保障睡眠，心情平和，以配合治疗，寄希早愈。

随访 3 年，自服中药以后，病情基本控制，未见明显复发，劳作无碍。

治验 2　泛酸胃痛　曹某，男，33 岁。2005 年 7 月 3 日诊。自述心口经常疼痛、胀气，呕吐酸水，经检查诊断为"反流性胃炎"，经输液、吃药治疗有好转，但总是反复无常，难以治愈。近数月咋治疗都无明显效果，泛酸胀气，甚至刺痛。视患者面色乏泽，精神欠佳，舌质无异常，舌苔不匀、乏津，脉来细弦。辨证：肝胃失和，中焦气滞。治法：疏肝理气，中和胃酸。用本方去参、苓，加柴胡、香附各 9g，3 剂。

7 月 7 日二诊。胀气泛酸略减，上方再加柿蒂 12g，丁香 3g，续服 3 剂。嘱患者忌口如上例，常用佛手 3g，柿蒂 2g，芦根 5g，煅牡蛎 6g，为 1 日量，开水泡服。询访多年，病情基本稳定，未见明显复发。

治验 3　脾胃虚寒　余某，男，29 岁。1995 年 9 月 10 日诊。自述因经常空腹劳动，熬晌忍饥，饥饿过度，又不想吃，未休息好又干活，日久便时常感到胃痛，饮食调理合适，稍加休息便可缓解。视患者肌瘦肤黄，唇舌色淡，苔薄白微腻，脉来细缓无力。乃饮食无规律，加之劳累过度，脾胃屡损，故时感胃脘疼痛，休息则缓解，典型的饮食劳倦伤脾之患。治法：补脾益气，和胃止痛。本方 3 剂。

9 月 15 日二诊。患者自述：3 剂药尽剂，胃痛减轻过半，吃汤药没时间，要求服末药。思其脉色亦趋好转，可用本方去大米、大枣，取 5 剂，共研细末，每服 9g，日服 2 ~ 3 次，大米、大枣煮稀粥和服。

随访 5 年以上，患者自服末药后，胃未再痛，身体逐渐健康。病前患者并不饮酒，40 岁后酒量中上，劳作如常，精力旺盛。

治验 4　虚损胃痛　陈某，女，39 岁。2002 年 4 月 2 日诊。自述从 21 岁时夏天，生头胎未满月怄气、劳累，吃饭又不及时，不久就心口痛，经常胀气，吐清水，饭后似觉胃未进食，脘腹空虚，嘈杂难受，精力下降，劳作无力。视患者面色乏泽，唇色暗淡，舌质淡灰，苔白厚乏津，脉来弦细微数。产期正虚，易受邪干，非但调养不善，反受精神刺激，再加劳累过度，脾胃岂有不伤之理？胃热善饥，故饭后脘腹似觉空虚。脾胃虚弱为本，善饥胀痛为标。治法：补脾益胃，理气止痛。用本方加甘葛 15g，石斛 18g，养阴生津，升发胃气，3 剂。

4 月 9 日二诊。自述胃痛胀气减轻，饿得快似无明显效果，但口干略轻。诊其脉色无明显变化，原方加生石膏 30g，先煎半小时，再入群药同煎。三煎药渣加入冷水煎数沸，兑入陈醋 250mL，待温泡足半小时，以调理气血、舒缓疲劳。5 剂。

4 月 16 日三诊。观患者面色微见润泽，精神亦显好转。唇舌暗红已退，舌苔薄白津润，脉见缓象。患者告知：胃痛胀气、饿得快已基本消除。复将二诊时方去米、枣，取 5 剂，共研细末，每服 9g，日服 3 次，米、枣煮稀粥送服，白开水亦可。询访 3 年，胃痛善饥病未再明显复发，劳作正常。

治验 5　虚寒胃痛　黄某，男，47 岁。1980 年 4 月 2 日诊。自述胃脘经常嘈杂难受，时泛清水，偶吐酸腐，似痛非痛，经检查诊断为"慢性萎缩性胃炎"，经过反复治疗，效果总不理想，精力日渐不佳。患者职业教师，家庭负担较重，操劳过度可知。复因饮食失常，饥饱无度，脾胃乃伤，故时感嘈杂，精力不佳，胃虚已明。观其面色萎黄，失于润泽，唇舌色淡，舌苔薄灰微腻，脉象细缓无力，脾肾俱虚亦显。中州脾胃虚弱，夹湿夹滞，故似痛非痛，胃脘不适。治法：健脾温胃，理气化湿。用本方去川楝子、延胡索、海螵蛸寒散收敛之味，加炙黄芪18g，山药15g，煨姜6g，以益气温胃，4剂。1剂三煎服3次，1日服2次，1天半服1剂，4剂服6天，饭后温服。缓服易于吸收，不可速服猛攻，以利于调治体虚胃弱之患。

4月9日二诊。药服2剂后，胃脘稍感舒适，嘈杂减轻，4剂尽剂，胃泛清水已减大半。复诊其脉舌，灰腻苔已化，脉来细缓无明显变化。原方党参换人参15g，炙黄芪加至24g，再加高良姜6g，以增强益气温胃之力，6剂。服法同首诊。

4月19日三诊。自述嘈杂、泛清水已完全消除，偶感酸腐也已3日未见，精神、饮食亦有明显好转。观患者面色已见润泽，舌质、舌苔与常人相近，脉缓微弱。可停服汤药，改用末药缓治。用二诊方除去大枣、大米，取7剂，共研细末，每服9g，日服3次，枣米饮、白开水送服均可，忌口同案例1柴某。

治验6　气滞胃痛　王某，男，51岁。2003年7月10日诊。自述胃痛胃胀，胸脘憋闷，大便燥稀无常，饮食乏味，口干口苦，甚至脐腹胀痛，全身困倦乏力，已有10年之久。在医院诊断为"慢性浅表性胃炎伴糜烂"，反复治疗，难有明显效果。观患者面色油黄，隐隐透见暗红，唇舌深红，舌苔黄厚而腻，脉来滑实有力。问及饮食习惯，曰：一日三餐，无酒不食，五味咸辣为先，清淡没有食欲。综上所见，患者中焦湿热偏盛，脾胃气滞明矣。治法：清热利湿，理气止痛。用本方去参、枣补益之品，加黄连9g，大黄6g，厚朴15g，3剂。

7月15日二诊。自述无明显效果。诊其脉舌，病象未损，湿热仍盛，舌苔黄厚、脉滑有力依然，复将大黄、黄连量各加至12g，再服3剂。嘱患者大黄后下，只煎5分钟即可。

7月19日三诊。自述二诊方药有效，大便一日解二三次，痛胀俱减，饮食已知香味。诊其脉转缓滑，舌苔已退至薄白津润。此时患者已不愿再服汤药，将原方加减，配制丸药缓服，寄望痊愈，以善其后。丸药方如下：白术、茯苓各60g，海螵蛸、牡蛎各45g，厚朴、枳壳、蒲公英、甘葛各90g，黄连、大黄、川楝子、延胡索、木香、砂仁、佛手各45g，甘草12g，共研细末，每服9g，日服3次，白开水送服。反复嘱咐患者：首先忌酒，凡一切辛辣刺激、上火发病之物皆当忌之，可减少病愈后复发，或者偶发，病亦很轻，不碍劳作。

询访多年，只要酒未犯戒，病就不发，连饮三五天酒，胃病即发。发时虽无治疗前严重，但依然口苦脘闷，全身倦怠。可见此病忌口之重要，患者切莫把医生的苦口婆心当儿戏。

按语：以上略举数例不同病因、不同症状之胃脘痛，经过对证治疗，均获得较好效果。我以此方加减，治疗胃脘痛近50年，只要辨证无误，加减得当，均取得良好效果。曾在1977年秋治疗一例胃穿孔不愿手术患者，5剂汤药、1料末药治愈，至今还感激不尽，身体健康，劳作如常。如此患者，并非个案，胃部溃疡出血，无明显穿孔者，大多都能治愈。关键在于把握病情，对证用药，调养得当，严格忌口。否则，反复治愈，反复发作，纵有仙丹妙药，也难以治愈不发。

胃脘痛一症，临床最为常见。此病多由饮食失常所致，故忌口慎食，至关重要。致病原因不能解除，累死医者，痛苦患者，纵然华佗再世，亦难治愈。再者，服汤药费时麻烦，多有症状减轻，便放弃治疗，亦是屡治不愈原因之一。故待病势减弱，续用末药缓调，一来适合慢性病治疗；二来服用方便；三则省却很多费用，1剂药研末，可服半个月。因而我用此法，很受欢迎，疗效亦佳。沈括曰："欲留膈胃中者莫如散……又欲速者用汤，稍缓者用散，甚缓者用丸。"可见剂型直接关乎疗效。临证根据病情，因人因病而定，关键在于适证。

补中益气汤治疗中气不足

组成：炙黄芪15g，人参9g，炙甘草3g，白术、陈皮、当归各9g，升麻、柴胡各6g，生姜3片，大枣3枚（本方为常用量，可因证增减）。

功用：补中益气，升陷举元。用于烦劳内伤，身热心烦，头痛恶寒，懒言恶食，脉洪大而虚，气短而渴，或阳虚自汗，或气虚不能举元，致疟痢脾虚，久不能愈，一切清阳下陷、中气不足之症。

方解：肺者气之本，黄芪补肺固表为君；脾者肺之母，人参、甘草补脾益气、和中泻火为臣；白术燥湿强脾，当归和血养阴为佐；升麻以升阳明清气，阳升则万物生，清阳升则浊阴降；加陈皮者以通利其气；生姜辛温，大枣甘温，用以调和营卫，开腠理，致津液。诸虚不足，先健其中，中者何？脾胃是也。

加减：加炒黄芩、神曲，名益胃升阳汤，治妇人经水不调，或脱血后食少水泻。去白术加草豆蔻、神曲、半夏、黄柏，名升阳顺气汤，治饮食劳倦所伤，满闷短气，不思食，不知味，时恶寒。加苍术倍分，半夏、黄芩、益智各三分，名参术益胃汤，治内伤劳倦，燥热短气，口渴无味，大便溏黄。除当归、白术，加木香、苍术，名调中益气汤，治脾胃不调，胸满肢倦，食少短气，口不知味，及食入反出。加白芍、五味子，亦名调中益气汤，治气虚多汗。余治同前（以上俱为李东垣方）。加羌活、防风、细辛、川芎，名调营养卫汤（节菴），治劳力伤寒，头痛身热，恶寒微渴，汗出身痛，脉浮无力。加白芍、细辛、川芎、蔓荆子，名顺气和中汤（《卫生宝鉴》），治清阳不升，头痛恶风，脉弦微细。加黄柏、生地黄，名补中益气加黄柏生地汤，治阴火乘阳，发热昼甚，自汗短气，口渴无味（以上引自《成方切用》）。

治验 1　脾肾两虚　邹某，男，30 岁。1974 年 5 月 20 日诊。自述 5 年前因三伏盛夏，长时间露天作业，中午不能休息，一个夏天过后，每年到 3 月底便心慌气短，容易出汗，肌肉发烫，吃饭不香，全身无力，人感到懒快快的，不到秋末冬初，症状一直缠身，多方治疗，效果不佳。视患者面黄肌瘦，声音似在喉间，语出气息不接，明显丹田之气难以上扬，唇舌色淡而暗，舌苔白厚微腻，脉来细若蛛丝，沉取似无。脾肺肾俱虚，中气下陷证也。治法：补脾益肺，升阳举陷。用本方加大米 30g，5 剂。

5 月 26 日二诊。自述心慌气短有好转，肌热稍退，饮食知味。观患者形色无明显变化，舌苔退至薄白，脉象细缓，沉取不绝。病有转机，原方加山药 12g，五味子 3g，以补肺肾而涩精气，续服 5 剂。

6 月 2 日三诊。患者面带悦色，声音稍畅，面色微润，脉缓而匀。病愈之象也。嘱其可停汤药，用二诊方取 7 剂，研末蜜丸，每服 9g，续服 3 个月，以巩固疗效。后随访多年，气陷肌热症痊愈，身体逐年向好，劳作无异常人。

治验 2　气阴两虚　杨某，女，31 岁。1980 年 6 月 3 日诊。自 21 岁夏天生孩子至今，每年初夏至秋末，少则住医院一二次，多则三四次，每次发病都是心慌气短，头晕眼黑，突然昏倒，微微汗出，肌热疲倦，恶食无味。视患者面色白，唇舌淡灰，舌苔白薄乏津，语出声微，声音发颤，脉来细缓无力，沉取似有似无。辨证：脾肺羸弱，气阴两虚。治法：补脾益肺，举阳升陷。用本方 3 剂。

6 月 6 日二诊。自述心慌减轻，饮食已知味，但精神疲倦与肌热尚无明显变化。脾肺气虚有转机，阴虚待审。思患者病起暑夏，复临生产，产后正虚，暑邪乘袭，是谓重伤；故每于气温高时，肌热气短便作，温热易伤元气，因而至盛暑病剧。今肌热未减，可酌加酒炒白芍 9g，盐制黄柏 6g，以滋阴清燥、养营退热。续服 3 剂。

6 月 10 日三诊。病情续有好转，肌热亦退，嘱将二诊方续服 3 剂，并嘱来年春末再诊，提前治疗，寄望再年不发。翌年 3 月底，提前预服原方 6 剂，后访再未复发，3 年后身体日渐康健。

治验 3　脾肺气虚　李某，女，39 岁。1989 年 6 月 5 日诊。自幼体弱，肠胃不好，时常便溏，复因产后失于调理，过早劳累，此后即偶见子宫、直肠脱出，起初仅脱出少许，后越脱越长，甚至用力稍大即脱。经治疗好转一段时间又发，近 5 年脱出更甚，治疗效果更差，有时往下一蹲便脱。视患者形体消瘦，气色微黄，精神不安，性情急躁，唇舌淡暗，舌苔薄白微腻，脉象细弱微数。审析其理，患者素本体弱，复因产后劳伤，元气再损，故见子宫、直肠下脱。治法：益气复元，升阳举陷。本方炙黄芪量加至 24g，大枣 5 枚，加糯米 30g，5 剂。嘱其每剂浓煎 3 次，分 3 次服，日服 2 次，饭后 1 小时温服，1 日半 1 剂，缓服适于虚人、慢性病治疗，有利吸收药效。药渣宽水再煎，加陈醋 150mL，待温泡足。

5 月 14 日二诊。3 剂尽剂，子宫、直肠外脱基本止住，5 剂服后未再脱出，精神精力略有好转。观其脉色，病象微减，面色见泽，唇舌微红，脉来缓匀，精神亦显略振。嘱原方续服 3 剂，另取 10 剂研末蜜丸接服，每服 9g，日服 2 次，半个月后服 3 次，大枣粥和服，白开水亦可。须配合饮食营养调理，勿饥饱劳役复伤。询访 3 年，自此次服药后，子宫、直肠未再脱出，身体逐渐康复。

治验 4　脾肾虚寒　张某，男，57 岁。2010 年 2 月 10 日诊。自述近 3 年脱肛越来越严重，尤其是最近半年，走路都脱，有时脱出三四寸，精力很差，心情烦躁，不能劳作。视患者面色萎黄，精神不宁，唇舌淡暗，舌质暗灰，舌苔白厚而腻，脉象虚大，沉取则散。患者曾在 30 年前经常与人打赌：1 人吃 9 个人的饭，或喝 9 个人的酒，暴饮暴食，以致胃穿孔出血而不愿手术，我用中药治愈至今。后知其依然饮酒，饮食无常，加之操劳过度，以致脾肺气虚，中阳不振，气陷脱肛。治法：补中益气，举陷止脱。本方加量、加米，重剂 5 剂。并嘱其戒烟戒酒，饮食要有规律，适当休息，以配合治疗。

2 月 18 日二诊。自述服药前走路不到 30 米直肠即脱出，5 剂药服后可走600 米不脱。问是否可以停药？我曰："不可！"力嘱患者再服汤药 6 剂，接服补中益气丸 1 个月，以作巩固。后电话询访，脱肛已愈，劳作正常。

治验 5　心脾两虚　刘某，女，39 岁。2010 年 6 月 5 日诊。自述 5 年来月经淋沥不尽，1 个月难有 10 天干净，身体越来越差，心慌气短，精神不振，睡眠不实，多梦眩晕，手足心发热，容易出汗，终日感觉疲倦。视患者形体消瘦，面色乏泽，唇、甲、舌色显见淡紫，苔少乏津，语出声颤，脉来细数，沉取似无。由上所见，气血两虚证明矣。气不足则难以摄血，血失多则气随血脱，故见心慌气短，唇甲色淡，脉细无力，终日倦怠。治之大法，非补气养血、举阳升陷难以奏效。用本方加酒炒白芍9g，酒制黄柏6g，糯米30g，以养阴清热、补益脾肺，5剂。每剂前三煎内服，四煎加陈醋泡足20分钟，以调其气血、和其阴阳。

6月12日二诊。自述心慌气短、精神、食欲、手足心热都有好转，唯月经淋沥无明显变化。思其出血日久，不加调经止血之味，恐难速见其效。上方再加仙鹤草15g，泽兰12g，以调经止血，3剂。

6月16日三诊。上3剂尽剂，淋沥出血已止，比服药前早结束5天，其他症状也续有好转。嘱其将二诊方加阿胶12g，取7剂，共研细末，熟蜜为丸，绿豆大，每服9g，日服3次，大枣稀粥和服。再用龙眼肉3g，炙黄芪5g，每日泡水当茶饮，不适再诊。电话询访：自服上药后，每月经水5天左右结束，精神精力续有好转。

治验6 气血虚寒 阮某，女，29岁。2008年4月2日诊。自述月经量极少，每个月见红即无，甚至三五个月不来，经常心慌气短，动则汗出，容易感冒，畏寒怕风，倦怠乏力，食欲不振，记忆力下降，大便时秘时溏，脸上时有斑点、黑气。视患者偏瘦，气色不佳，面色萎黄，唇甲色淡，舌质淡红，舌苔薄白津润，脉象浮中沉俱细弱无力。辨证：气虚血亏，清阳不振。治法：补气升阳，养血调经。用本方，改炙黄芪24g以补气阳，加桂枝6g、酒炒白芍9g以和营，加糯米30g以补脾止汗，5剂。一至三煎内服，四煎泡足。

4月10日二诊。自述：上药服至第5剂月经来，2天结束，量稍加，精神稍感好转。药已对症，上方再加龙眼肉12g，鹿角胶9g（烊冲），以温补精血，7剂。嘱其1剂药服2天，待下次月经来后，酌情再议。

5月17日三诊。自述这次月经与上个月比，推后3天，4天结束，血色、血量都较以往好转，饮食、睡眠、精神续有改善。观患者唇甲已有血色，虽较常人色淡，但与自身相比，较以往明显有生机，舌质微红，舌苔薄白津润，面色微见隐红，是为色现于外、气含于内、阳振血和之征兆。续当补气养营，用二诊方取10剂，3剂作汤药煎服，6天尽剂；7剂研细末，熟蜜为丸，每服9g，日服3次，大枣粥和服。询访：半年后月经正常，量适中，5天结束，精神、饮食等均可。

治验7 气虚气滞 吕某，男，54岁。2009年11月12日诊。自述动则气下不上，呼吸气息不畅，先是胃胀下坠，继则小腹坠痛鼓包，腹股两侧坠痛，仰卧休息 2 小时坠胀疼痛自行消失。若稍用力，或走路上百米，又坠胀疼痛，容易出汗，疲劳困乏。在多家医院检查都说一切正常，可又痛又胀，不能劳作。视患者面色萎黄、憔悴，唇舌微显灰暗，舌苔灰厚微腻，脉来弦迟兼弦。辨证：气阳不足，肝脾失和。治法：补脾振阳，疏肝理气。用本方加小茴香 9g，橘核、乌药各 12g，以疏肝理气，3 剂。每剂前三煎内服，四煎宽水，煮数滚，加入陈醋250mL，适温泡足半小时，以疏肝缓痛。

11 月 16 日二诊。自述 3 剂药服后，坠胀疼痛明显减轻，走路一二里无妨，久行又痛，依然不能用力太过。药已对症，续服 5 剂，服用法同首诊。

11 月 24 日三诊。自述疼痛坠胀、气下不上及容易出汗消失，但仍不可用猛力，用则似又气下坠胀。病有向愈之象，上方再加荔枝核、橘核各 12g，以疏肝理气，再取 5 剂，研细末，每服 9g，日服 3 次，温开水送服。忌生冷油腻及一切难以消化之物，勿过度劳累。询访半年，症状消除，劳作无碍。

治验 8 血随气脱 李某，女，27 岁。1980 年 3 月 2 日诊。自述经常心慌气短，倦怠乏力，月经淋沥不净，1 个月 10 天不止。近因暴怒动气，突然出血不止，已经西医治疗 3 天，出血未能止住。观其面色白，唇舌几无血色。脉来虚大无力，按之中空，此乃芤脉，失血之象。素本气虚，复因暴怒，气逆而上，血随下脱，气不摄血之候也。急则治标，用本方加阿胶 12g（烊冲），仙鹤草 18g，血余炭 6g，棕榈炭 9g，2 剂，速煎频服。本方益气升提，加药养血止血。

3 月 5 日二诊。自述头剂服后血止，近两日未再出血。头晕头痛，全身乏力，食不知味，精神倦怠依旧。标证已除，续调气虚。复用原方加酒炒白芍、黄芩各 9g，蔓荆子 6g，神曲 9g，续服 5 剂。

3 月 11 日三诊。自述未再出血，头晕头痛明显减轻，饮食知味，疲劳稍减。嘱将二诊方取 7 剂，研末蜜丸，每服 9g，日服 3 次，大枣龙眼糯米粥和服，以补脾肺、益气摄血，寄望巩固疗效，恢复健康。如有不适，及时来诊。顺访多年，丸药共服 3 月余，月经正常，气旺血和，身体逐年健康。

按语：治疗吕某同时，尚有李某、陈某、顾某等数人，其病情相似，用药大致相同，皆得治愈。按症而论，应属"疝气"，但其病又非疝，因其均有心慌气短、容易汗出、全身倦怠之中气下陷、气阳不振症状，故仍用补中益气汤为主方，略加疏肝治疝药为使，治之皆愈。故"知标本者，万举万当，不知标本，是谓妄行。"（《素问》）先其所因为本，后之夹症为标。数位小腹坠胀、头痛患者，皆先有气陷汗出、全身倦怠之脾肺气虚证,后有胃脘至小腹坠胀疼痛,所以补中益气汤为君,疏肝理气药为使,治之皆愈。案例8"血随气脱"案,亦是益气升提治本为主,和血止血为辅,亦迅速治愈,虽然看似治标,实则治本为主。此方所治广矣,我不过略举验案数例,以证其用,远未及此方主症一二之用。

归脾汤加减治疗惊悸怔忡

组成:炙黄芪、当归(酒洗)、龙眼肉各12g,酸枣仁(微炒)、焦白术、人参、茯神、远志(去心)各9g,木香、炙甘草各3g,生姜3片,大枣3枚。

功用:引血归脾,益气安神。用于思虑过度,劳伤心脾,怔忡健忘,惊悸盗汗,发热体倦,食少不眠,或脾虚不能摄血,致血妄行,妇人经带,或心脾伤痛,嗜卧体痛,或大便不调等症。

方解:《医贯》曰:"心生血,脾统血,肝藏血,凡治血证用药,须按三经用药。"远志、酸枣仁补肝以生心火;茯神补心以生脾土;参、芪、甘草补脾以固肺气;木香香先入脾,总以使血归脾。

加减:去白术、木香、龙眼,加茯苓、陈皮、莲子,名酸枣仁汤。治虚烦不眠。以上内容引自《成方切用》。

治验1 心脾两虚 李某,女,40岁。2000年3月10日诊。自述连续5年月经不调,或1个月2次,或两三个月1次,经血量少,淋沥不净,心烦不宁,睡眠不实,难寐易醒,多梦倦怠,食欲不佳,腰酸背痛,记忆力明显下降。视患者面色失于润泽,两颧隐隐透见暗红,舌质暗红,苔薄白乏津,脉来细弦微数。思患者性情比较急躁,似乎精神压力过大,故见月经紊乱,睡眠不实,心烦体倦。辨证:劳伤心脾,营血不足。治法:补脾养血,调经安神。用本方5剂。

3月15日二诊。服药后睡眠、精神稍好,饮食知味,月经尚无潮讯,已40余日未来。原方加红花、桃仁各9g,泽兰、益母草各15g以活血调经,3剂。

3月17日患者电话咨询:月经已来,还剩1剂药能吃否?嘱其暂停,待月经结束再诊。

3月23日三诊。患者自述此次月经5天结束,量比以往稍多,色正,无明显不适反应。观患者面色已见微润,暗红亦退,舌苔薄白津润,脉来细缓,病已减轻,心脾续调。原方归脾汤加丹参15g,莲子12g,续服7剂。前三煎内服,四煎宽水,加陈醋250mL泡足。另嘱:汤药服后,每日用龙眼肉5g,西洋参2g,泡水饮,小方续调气血。询访1年余,经水每月如期而至,前后相错不超过

5 天，精神、睡眠均趋正常。

治验 2　气血虚寒　代某，女，47 岁。2002 年 5 月 10 日诊。自述因精神受刺激，长期失眠，月经奇少 3 年，1 年最多来潮 5 次，量少，有小血块，色淡微黑，经期腰酸腹痛，情绪低落，睡眠不实，健忘倦怠，食不知味，突生白发。视患者面色萎黄，失于光泽，唇、甲、舌质几无血色，舌苔几无，近似镜面，脉来细弱无力，沉取似无。因其精神受创，继之情志抑郁，心脾屡伤，故见经血渐枯、须发突白、失眠健忘等症亦接踵而来，唇、甲、舌质无华，皆劳伤心脾、精血耗损所致。治法：心脾同调，养血安神。用本方加丹参 15g，合欢皮、夜交藤（首乌藤）各 12g，以助养血安神之力，5 剂。

5 月 18 日二诊。自述睡眠明显改善，精神似觉舒缓，月经尚无动静。原方炙黄芪量加至 18g，以鼓舞气阳、促生心血，再服 5 剂。

5 月 26 日三诊。自述经水似潮，而未见红。诊其脉色，续有好转。问及食欲、睡眠，亦有明显改善。上方再加肉桂 3g，以助归、芪补气生血，血旺则经自来潮。5 剂。每剂药煎前入黑米 30g，大枣加至 6 枚，以增强补脾生血之功，浓煎温服。四煎宽水，待温泡足。三诊药服至 2 剂经水至，4 日结束，量色均可，失眠、健忘等症续有改善。

治验 3　淋沥不净　陈某，女，49 岁。2001 年 9 月 1 日诊。自述年轻时月经基本正常，从 43 岁起开始紊乱，1 个月来两三次，量少淋沥，七八天结束，10 天左右又潮。此次经来 7 天不止，红白相间。心烦难寐，全身酸痛，劳作无力。视患者面色憔悴，舌质淡红，苔薄白乏津，脉象细数，沉取则无。审析病机，乃思虑过度，劳倦伤脾，脾不摄血，以致月经紊乱，淋沥不净，全身酸痛。辨证：心脾两虚，经血妄行。治法：补脾摄血，调经止带。用本方去姜之温散，加丹参 15g，泽兰、茜草各 12g，山药 15g，以凉血活血、调经止带。标而本之，加药调经治标，本方摄血治本，待血止经水正常，再视病情调理，3 剂。前三煎内服，四煎宽水，加醋泡足。

9 月 6 日二诊。自述经血已止，夜寐得眠，余无明显改变。标证月经淋沥已除，本证续调。上方去泽兰、茜草调经之味，加糯米 30g，以补脾益气，而助药力。5 剂，服用法同上诊。

9 月 14 日三诊。患者自述全身酸痛已除，睡眠、饮食均可，劳作无碍，不想再服汤药，因为实在太忙。将二诊方取 7 剂，共研细末，熟蜜为丸，每服 9g，日服 2～3 次，温开水送服。勿过度劳累，饮食要有规律。

询访 3 年，患者于 51 岁自然绝经，身体无不适症状，劳作正常。

治验 4　脾肾两虚　王某，男，39 岁。2002 年 3 月 2 日诊。自述 1 年多来动则汗出，先是头胸，继则后背，甚则全身。近半年夜寐也出汗，会阴部尤甚，内裤下部全湿。精神日见不佳，记忆力下降，头脑昏沉，食不知味，肢体酸软乏力，性欲淡漠，工作效率低下，突生白发。视面色微见憔悴，舌质淡红而暗，舌苔几无，乏津，脉来沉细微数。患者职业教师，脑劳不言而喻，加之家庭负担偏重，不惑之年，劳累过度，心脾俱伤，故自汗盗汗并见，性欲淡漠，须发早白。此皆脾肾两虚、气血不足所致。治法：补脾摄血。汗为血之化，血充归经，汗当自止，疲乏自除，体亦自健。用本方去姜之辛温发散，黄芪生用，量加至 18g，以实表止汗，加糯米以助脾胃，且可益气止汗，5 剂。前三煎内服，四煎加醋泡足。

3 月 9 日二诊。自诉出汗已止大半，无力稍有好转。气色微见润泽，舌上津液微回，上方再加枸杞子、山药各 12g 以补肾涩精，续服 5 剂，服法同上。

3 月 15 日三诊。自述汗已全止，肢体酸痛明显减轻，精神、精力稍有好转，其余尚待治疗。将二诊方取 7 剂，共研细末，熟蜜为丸，每服 9～12g，日服 3 次，温开水送服，缓调续治，寄希痊愈。随访 3 年，丸药共服近 3 个月，尚未尽剂，诸症悉除，精力恢复，工作正常。

治验 5　惊悸怔忡　古某，男，27 岁。2004 年 6 月 5 日诊。自述因失恋两次，精神抑郁，心里空空然，如有所失，惊悸不安，动则汗出，甚则夜寐遗精，身体日虚，记忆力下降，健忘恍惚，自感像个废人。视患者面色憔悴，情绪低落，头倾沉默，言语羞涩，声音低颤，舌质淡，舌尖红，苔薄白微燥，脉来细数，按之则散。失恋打击，精神乃伤，抑郁日久，心脾复损，故见心悸怔忡；久则心肾不交，继又夜寐遗精；汗出脾虚，遗精肾虚，皆心主君火，心火衰则不能生脾土，统摄自然无力，而见其所云"像个废人"，实即怔忡倦怠是也。治当舒缓情志，助心火以生脾土，佐以涩精敛汗之味，以止其脱（盗汗、遗精）。用本方加莲须、牡蛎各 12g，五味子 6g，糯米 30g，5 剂。前三煎内服，四煎宽水，煮数沸加陈醋 150mL，待温泡足。并嘱其忘记以往，憧憬未来。男人就应大度，不可一失俱失，而废前程。情绪关乎治病效果，乐则效速，愁则效迟。

6 月 15 日二诊。自诉遗精、自汗已止，精神、精力似感好转。见患者精神似已稍振，憔悴状亦减，面色微润，舌尖红退，津润，苔薄白，脉来细缓，数象已减，一息四五至。药已中病，医嘱起效。上方续服 5 剂，服用法同上。

1年后顺访，汤药10剂服后病已愈，身体、精力尚未完全恢复，患者照方又取5剂为丸，续服2个月，身体恢复健康。

按语：归脾汤一方，主思虑过度，劳伤心脾，以致怔忡健忘、倦怠不眠、妇女经血不调等症，似为今人而创。喻今人精神压力过大，不甘人后者多，故多有患本方所主之症。我聊举5例，远不能达创方者之意，不过略谈经验而已。

逍遥散化裁治疗肝气抑郁

组成：当归、白芍各12g，白术、柴胡、茯苓各9g，甘草3g，煨姜3片，薄荷6g（参考量）。

功用：理气解郁，疏肝调经。用于血虚肝燥，骨蒸劳热，潮热咳嗽，往来寒热，口干便燥，月经不调。凡肝胆两经郁火，以致胁痛头眩，或胃脘当心而痛，或肩胛绊痛，或火眼赤痛，连及太阳，妇人郁怒伤肝，致血妄行，赤白淫闭，砂淋崩浊等症，均宜此方加减治之。

方解：肝虚则血病，当归、芍药养血而敛阴，木盛则土郁，甘草、白术和中而补土；柴胡升阳散热，合芍药以平肝，而使木得条达；茯苓清热利湿，助甘、术以益土，而令心气安宁；煨姜暖胃祛寒，调中解郁；薄荷搜肝泻肺，理血消风，疏逆和中，诸症自已。所以有逍遥之名。

加减：加牡丹皮、山栀子名八味逍遥散，亦名丹栀逍遥散，治怒气伤肝，血少目暗。牡丹皮能泻血中伏火，栀子能泻三焦郁火，故薛氏加之，以利肝气，兼以调经也。加熟地黄名黑逍遥散，以益阴补血而养肝（引自《成方切用》）。

治验1　肝经湿热　李某，女，38岁。2003年7月5日诊。自述5年来月经超前7～10天，量不多，血色暗红，时有小块状，腰腹坠胀，伴发热如感冒状，时轻时重，咽干口苦，心烦易怒，两胁隐痛，小便时黄而短，大便秘溏兼见，头目不清，偶感眩晕，食欲不佳，甚至全身酸痛。此次行经已9天，仍未结束。视患者形体偏瘦，肤色乏润，唇舌暗红，舌尖鲜红，苔厚微黄乏津，脉来弦数。辨证：肝经血热，三焦湿郁。治法：疏肝解郁，凉血调经。用本方加山栀子、牡丹皮、泽兰、黄芩各12g，以清热泻火、凉血调经，3剂。嘱患者前二煎内服，三煎宽水煎数沸，加陈醋250mL，待温泡足至水微冷（约20分钟）。

7月10日二诊。自述上药尽剂，月经已停，潮热亦退，全身稍感轻松。患者面色无变化，舌苔退至薄黄，仍乏津润，脉来细缓。热退之象，经水已停，上方去丹、栀、芩、兰寒凉之味，原方加酒炒生地黄、女贞子、醋制香附各9g，丹参 18g，以凉血养阴、舒郁调经，5 剂，服用法同上诊。

7 月 18 日三诊。自诉体酸胁痛、潮热心烦诸症已基本消除，不想再服汤药。观其气色，已见润泽，脉来细缓，弦数之病象亦衰。劝患者将二诊方再取 5 剂，研末为丸，每服 6g，日服 3 次，温开水送服，巩固疗效。

询访 1 年，经水每月超前 3 天，5 天左右结束，已无经期发热、胁痛等症。

治验 2 血热妄行 孙某，女，28 岁。2003 年 8 月 5 日诊。自述近两年每次行经流鼻血，起始可止，以后用尽办法也难止住，兼有行经前 3 天头痛，口干，心烦易怒，全身不适。视患者面色隐红，舌质暗红，苔薄黄而燥，脉来弦数，沉取有力。辨证：肝气上逆，血热妄行。治法：平肝降逆，凉血调经。用本方减去白术、茯苓，以去其温燥、淡渗之性，加山栀子、牡丹皮、大蓟 3 味，以清肝经郁热、利三焦实火、泻血中伏火、凉血止血，而止其衄。3 剂。此方亦前二煎内服，三煎宽水，加醋泡足。忌食辛辣、荤腥油腻，饮食以清淡为要，切勿生气动怒。

8 月 9 日二诊。自诉鼻血已止，经行依然，头痛减轻，烦躁已息，唯全身乏力仍在。肝经血热势减，凉血之味大蓟减去，复用白术、茯苓，以补脾去湿，而缓肢体之困，皆脾主肌肉四肢，脾不健则肢体必倦怠也。丹、栀、薄荷仍存者，风火郁热待续清耳。再 3 剂，用法同上诊。

8 月 14 日三诊。自述经行已止，共来 6 天，全身不适等症状消除。嘱患者暂不服药，待下次行经前 7 天，再服二诊方三五剂。

半年后顺访，自行经前服 5 剂药后，月经再未鼻衄，亦无其他不适症状。

治验 3 血虚气滞 王某，女，41 岁。2001 年 2 月 28 日诊。自述每次行经肝区痛，痛必 10 日左右方停；行经前 3 天隐隐胀痛，经行三四天后疼痛加重，经止后仍要痛两三天，现正行经第四天，痛甚时心情烦躁，口微干苦，夜寐不实，饮食乏味，全身无力，如此亦有 5 年之久。视患者面色萎黄，似蒙垢尘，失于润泽，两颧下隐隐透见淡青紫色，舌质灰暗淡紫，舌苔微黄厚腻，脉来中取弦迟兼滑，沉按无力。辨证：血虚气滞，肝脾失和。治法：健脾疏肝，益气活血。用本方加党参 18g 以补脾益气，加醋制香附 12g、煨木香 9g 以疏肝理气止痛，3 剂。服法同上二例。

3 月 5 日二诊。自述药服至 2 剂疼痛已明显减轻，3 剂服尽疼痛消失。复诊其脉，弦迟之象已退，转为细缓。舌质灰暗、舌苔厚腻亦见退化。经行初停，血虚可知，故每个月经行 4 天后疼痛渐剧。上方去薄荷之凉散，加炙黄芪 15g 以补脾益气，去木香、香附之香燥耗散之性，用丹参18g，熟地黄12g，补血活血之味代之。续服5剂。煎前每剂药加大米30g，浓煎温服，前三煎内服，四煎加陈醋150mL泡足。经期前后10日，勿食生冷油腻，少近凉水，尤其是冰冻饮料、食品，切勿纳之。询访1年余，以后行经未再疼痛。

治验4　肝气不舒　王某，女，34岁。2000年4月5日诊。自述近3年来，每个月行经前四五天乳房胀痛，胸胁不舒，烦闷欲呕，口微干苦，睡眠多梦，食减体困。非月经结束数日，胀痛难以消失。现已行经3天，血色暗红，时夹块状。视患者面色暗青，两颧尤为明显，唇舌暗红，舌苔灰厚微腻，脉弦微迟，沉取弦滑有力。辨证：肝气不舒，脉络瘀阻。治法：疏肝解郁，活血调经。用本方加红花9g，桃仁6g，川芎9g，以活血行气散瘀，3剂。水煎，加益母草红糖15g，老黄酒50mL，前二煎温服，三煎加陈醋250mL泡足。

4月9日二诊。自诉胀痛已去大半，月经即将结束，其他症状也有减轻。患者面、唇、舌质暗青之色微退，灰腻苔亦明显化淡，脉来弦迟转为细缓，实邪瘀阻已退，理气养血当续。上方去桃、红活血散瘀之品，加熟地黄15g以补血养血，加醋制香附9g以疏肝理气，气血活则经水调，经水调则自无瘀阻胀痛之苦。续服5剂，服法同上诊。并嘱另取3剂，共研细末，每服6g，日服3次，加少量黄酒、益母草红糖，同温开水调服。

随访近2年，自上药服后，1年余经期乳房未再胀痛。

治验5　肝气郁滞　刘某，男，47岁。1999年3月6日诊。自述几乎每次生气饮酒，右胁部都胀气疼痛，痛甚时似刀刺状，疼痛难忍，心情不好时亦痛。如疼痛数日不止，兼有忽冷忽热，全身酸痛，食欲减退，肢体乏力。视患者面色暗红，唇色乏泽，舌苔黄厚而腻，舌质深红而暗，脉来弦实有力，时见滑数。思此人嗜酒过度，湿热偏盛，肝气郁滞，肝血失和，加之患者性情暴躁，故每饮酒时便胁腹刺痛，胀满气逆。治之大法，非疏肝理气、活血散瘀难以奏效。用本方加丹参18g，醋制香附12g，红花、延胡索、郁金各9g，以活血理气、散瘀止痛。并嘱其每日用葛粉90g，分3次温开水冲服，与汤药3剂同服，末煎加醋泡足。

3月10日二诊。自述服3剂后，胀痛消去过半，仍感胁腹饱满，大便干结难解，食欲不香，全身困倦。诊其脉色，均无明显变化，虽胀痛减轻，是气顺血活，但其湿热阻滞尚未化解。复于上方再加生大黄9g（后下），必待大便通利方可，3剂。

4月13日三诊。见患者精神已振，面色润泽，舌苔薄白津润，暗红色退，脉来缓滑，皆病去之象也。嘱其控制酒量，减少恚怒，保持情绪舒缓，此病自可少发或不发。

随访：患者病愈未及1年，复暴饮大怒无常，未至三载，猝致中风（脑出血），不到3日而亡。此患者不遵医嘱，仍大怒暴饮伤肝，肝经血热妄行，夹肝风上扰清空，而致血管爆裂，猝然毙命。作为医者，既感无奈，又很痛心！

治验6　经血紊乱　陈某，女，49岁。1980年3月3日诊。自述近1年多月经错前错后，有时1个月2次，有时2个月1次，量也不正常，时多时少，淋沥七八天方净。来时肚子不痛，唯感腰酸腿痛，到医院检查无明显疾病，皆说"功血"。但头痛、心烦日重，手足心发热，全身酸痛，食欲减退，睡眠多梦。视患者面色憔悴，唇甲干糙，缺乏血色之润，舌质淡红而暗，舌苔薄黄乏津，脉来细数无力，沉取则散。思患者已到绝经之时，因而月经紊乱，故见所述症状，病属漏症。理当疏肝理气，养血调经，用本方加酒炒生地黄15g，丹参18g，泽兰12g，龟甲9g，以益阴血、调经止漏。3剂，煎前入大米30g，头、二煎加益母草红糖25g、黄酒100mL合服，三煎加陈醋250mL，泡足半小时。3剂药尽剂经停，不适症状渐失，从此绝经，身体亦健。

治验7　肝脾失和　张某，男，41岁。2002年11月10日诊。自述头脑总觉不清醒，睡眠不实，容易出汗，饮食无味，时感心烦不宁，胁肋隐痛，全身酸软，记忆力下降。视患者精神委靡，肤色乏泽，舌苔花剥，色微黄乏津，舌质暗红，脉来细弦微数，沉取似散。素知患者工作压力大，力不从心，又不甘居人下，加之经常饮酒失控，大醉时有；复因情绪不稳，恚怒伤肝，思虑伤脾，肝脾失和，故见胁痛体倦、头昏失眠等症。治宜疏肝健脾，养血安神。用本方加丹参18g，灵芝12g，醋制香附12g，5剂。末煎加醋泡足。同时用甘葛10g，杭菊花6g，泡水当茶饮。劝其戒烟酒，精神减压，保障睡眠。

11月20日二诊。自述近10日未饮酒，饮食清淡，服药后身体轻松许多，胁肋基本不痛，睡眠稍有好转。复诊其脉，小见缓匀，肤色亦见微润，药已对症，上方加酸枣仁9g，龙眼肉12g，以养血安神。续服5剂，服用法同上诊。

12月1日三诊。自述睡眠、精神续有好转，饮食亦渐增加。二诊方续服汤剂5剂，另取5剂研末蜜丸，续服。

询访3年，患者虽未戒酒，但已节酒，身体亦较以往健康多矣。

治验8　肝血不活　赵某，女，41岁。1976年9月5日诊。3年以来，每次行经 3 ~ 5 天，胸前隐隐胀痛，停经即消。近 1 年多胀痛渐重，乳头上外侧内有硬块数枚，大者如荔枝核，小者似枣核，经净仍隐痛不退。中医说是"乳癖"，西医断为"乳腺增生"。多处治疗，总不能消。月经也前后错至，经期全身酸困，心烦难寐，懒食乏力。视患者面失光华，皮肤干糙，颧骨内侧隐隐透青，唇舌乏泽，暗红微燥，苔薄黄乏津，脉来细弦微数。辨证：肝气不舒，经血失调。用本方加川芎、红花各 9g，5 剂。煎服法同上例。

9 月 12 日二诊。自述胸前胀痛已轻，经行较以往顺畅，肢体酸困亦觉好转。药已对症，病已减轻，乳癖待治。上方再加生黄芪 15g，土贝母 6g，陈皮 9g，以消其癖结。7 剂。头二煎少加黄酒温服，药渣加白酒 25mL、陈醋 25mL 拌匀加温，先以薄布包之，温敷乳房包块处，冷则加温再敷，1 次敷半小时，1 日敷 2 次。敷后将药渣加水 5000mL 许，煮数滚，加陈醋 250mL，温泡双足半小时。敷时切勿烫伤，敷泡后注意保暖。

9 月 20 日三诊。自述包块已消，仅右侧一枚大如莲子者尚在，胀痛已除，全身无明显不适。病已去大半，可停汤药。嘱患者将二诊方加白芥子 6g，鹿角霜 12g，蒲公英 15g，取 7 剂。共研细末，每服 9g，日服 3 次，饭后半小时用温黄酒或白开水送服。忌生冷油腻及发病之物，情绪要稳定，勿忧思恚怒，劳逸适度。半年后询访：包块消尽，乳癖痊愈，其余不适症状亦完全消除。

按语：逍遥散一方，所治甚广。凡属肝气不舒、肝经火旺而致的胁满郁闷、心烦易怒等症，俱可用此加减治之，以清肝泻火、舒郁缓急，给人以轻快之感，因而有"逍遥"之名。

六味地黄汤加减治疗肾虚诸病

组成：熟地黄 24g，山茱萸、山药、茯苓、牡丹皮、泽泻各 15g（参考量）。

功用：滋阴补肾，涵养精血。用于肝肾不足，真阴亏损，精血枯竭，憔悴羸弱，腰痛足酸，自汗盗汗，水泛为痰，发热咳嗽，头晕目眩，耳鸣耳响，遗精便血，消渴淋沥，失血失音，舌燥咽痛，虚火牙痛，足跟作痛，下部疮疡等症。肾中水虚不能制火者，此方主之。

方解：今人足心热，阴股热，腰脊痛，率是此症，乃咯血之渐也。熟地黄滋阴补肾，生血生精；山茱萸温肝逐风，涩精密气；牡丹皮泻君相之伏火，凉血退蒸；山药清虚热于肺脾，补脾固肾；茯苓渗脾中湿热，而通肾交心；泽泻泻膀胱水邪，而聪耳明目。壮水之主，以制阳光，即此方也（《成方切用》）。

加减：①加黄柏、知母，名知柏地黄汤，治阴虚火动，骨蒸髓枯，壮水之主，以制阳光，尺脉旺者宜之。②加附子、肉桂，名附桂地黄汤，治命门火衰，阳痿精寒，脐腹冷痛，食少泻痢，夜尿频多，腰膝酸软，益火之源，以消阴翳，尺脉弱者宜之。③加五味子、麦冬，名八仙长寿丸，治虚损劳热、遗精滑泄、腰膝酸软等症。④加柴胡、芍药，名疏肝益肾汤，治胃脘痛而大便燥结者，此肝血虚也，逍遥散所不愈者，此方妙。⑤加当归、芍药、柴胡、酸枣仁、山栀子，名滋水清肝饮，治胃脘燥痛、气逆左胁上、呕吐酸水、忽热忽止等症。⑥加五味子，名都气丸，治肾气虚散、喘嗽气逆等症。⑦加枸杞子、杭菊花，名杞菊地黄汤，滋肾明目，治肝肾亏虚、精血不足、视物昏花等症。⑧加当归、芍药，名归芍地黄汤，滋养肝肾阴血，主治女人经血虚少、肢体酸软乏力等症。⑨加人参、麦冬，名参麦地黄汤，治肺肾气阴俱虚、气短喘促等症。⑩加玄参、麦冬，名玄脉地黄汤，治肺肾阴虚、上焦火旺、咽喉肿痛等症。⑪加锁阳、肉苁蓉、鹿茸、当归、杜仲、菟丝子，名归茸地黄汤，温补肝肾精血，治肝肾精血不足、阳痿早泄、腰膝酸软无力、不能孕育等症。⑫加杜仲、续断、巴戟天、金毛狗脊、当归、牛膝，名杜续地黄汤，治肾虚腰痛、骨刺、椎间盘突出等症。⑬加独活、细辛、桑寄生、当归、穿山龙、威灵仙，名归龙地黄汤，治肾虚湿痹、腰腿疼痛、麻木不仁等症。

体会：六味地黄汤一方，始创于医圣仲景，钱乙去桂、附而为六味地黄汤，始用于小儿先天不足诸症（《小儿药证直诀》），而后变化于历代诸家。其加减方名之多，难以胜数。今所辑者，乃其常用变化之方。临证凡属肾虚精乏、腰膝酸软、精神委靡、阳痿早泄、不孕不育等症，俱可用此方增损治之。我用此方加味，即如方下所述，无论肾虚腰痛，还是阳痿早泄，以及须发早白、脱落、夜寐盗汗、虚阳外越、命垂一线等危急症，或是慢性病，用之皆效。今人多用于滋肾保健，亦妙。如果运用得当，乃为治大病之方。

我用本方加麦冬、石斛，煎成冷服，激流挽舟，治疗一例 5 日不进水米的危重老年患者，2 剂痊愈，后又活十余年。一青年因服壮阳药过久，而致双手尺脉虚浮无根，其余四部无脉，睾丸内缩，小便淋涩，肾气将绝，本方加生脉饮 10 剂，六脉恢复，肾气归位（微沉），一切接近正常。由此可见，此方并非只用于保健，而是可以治大病的。

治验 1 肾阴虚羸 李某，男，29 岁。2001 年 10 月 11 日诊。自述因性功能不济，已失去 3 个恋人。8 年来未间断治疗，总无效果。自感身体日益虚弱，失眠头晕，手足心发热出汗，夜寐腰以下溅溅汗出，眼冒金花，咽干口燥，食欲减退，劳作无力。视患者形体消瘦，精神倦怠，面色失润，舌质尖红，舌苔薄白乏津，脉来唯有尺部浮泛虚大，余部浮、中、沉，反复寻之，皆无应指脉来。问之得悉，患者十七八岁时即有手淫行为，继之早泄，接之阳痿，以后痿而不起，故连失 3 个恋人。复因求愈心切，又频服壮阳之药，以致肝肾精血屡损，肾水欲枯，故见尺脉泛泛浮散，余部无脉。患者身体至此，亦属危象。若再用壮阳之味，其命休矣！治当滋养肝肾，补益精血。用本方加知母、黄柏各 12g，枸杞子 15g，龟甲 9g，以滋其欲亡之阴，补其精血欲枯之险；再以生脉饮适量，合而为复方加味，徐徐服之，以复其沉匿之脉，此亦"虚则补其母"之意。肺气旺，津液回，可望肾水归位，而解尺部泛泛浮散、余部无脉之危。7 剂，煎前入糯米 30g，以补脾益肺、生津涩精。每剂前三煎内服，四煎加陈醋 150mL，待温泡足。

10 月 20 日二诊。观患者精神稍振，面色微润，舌质尖红略退，苔白微润，脉来寸、关部微见细如蛛丝，沉取仍无，尺脉浮散明显收敛，尚显虚大。病有转机，原方续服。再取 7 剂。

10 月 30 日三诊。自述精神、饮食明显好转，近数日天明时阴茎自然勃起，但时间不久。复诊其脉，六部脉回，尺脉微沉，病愈之象也。一诊方加当归 12g，五味子 6g，以增其补血涩精之功，续服 7 剂，服用法同上诊。另取 7 剂，加莲须、芡实、枸杞子、续断、当归、杜仲各 90g，以补益精血、涩精固肾，巩固疗效。研末蜜丸，待汤药服尽剂，接服丸药，每服 9g，日服 2～3 次，温开水或淡盐开水送服。嘱其戒掉所有不良习惯，保障睡眠，勿过度劳累。

询访 3 年，2004 年结婚，2005 年生育，劳作如常。

治验2　肾阳不足　李某，男，29 岁。1990 年 3 月 2 日诊。自述 24 岁结婚，至今未育。先是阳痿早泄，以后但痿不起，腰膝无力，口淡食减，穿着比他人厚，依然觉冷。视患者面色淡白，唇舌色淡，苔薄白津润，脉来细迟无力。辨证：脾肾虚寒，精血亏乏。治法：补火生土，脾肾同调。本方加炮附子、紫肉桂各 5g，以补右肾命门真火，火旺自可生土，脾强气旺，畏冷自除。此即"补火之源，以消阴翳"之理。复加当归、杜仲、淫羊藿各 12g，以温肾壮阳、补益精血，5 剂。

3 月 9 日二诊。自述畏冷略轻，黎明时分似欲勃起，瞬间又痿，精神、精力稍有好转，脉转小缓之象，余无明显变化。上方再加鹿茸片 6g，以温肾助阳、补益精血。5剂。糯米照加，前三煎内服，四煎泡足。

3月15日三诊。患者精神续有振作，面色微见红润，舌苔略见微黄津润，舌质微红，脉来缓滑，沉取不散，细迟之象已无。此为虚寒势退、肾阳恢复之征。复将二诊时方取10剂，5剂仍作汤剂，5剂研末蜜丸。二药间服，丸药服5～7天，每服9g，日服3次，温黄酒送服，或淡盐开水、白开水送服均可；再服汤药一二剂，二药尽剂，病当向愈。随访3年，病愈生育，心身健康。

治验3　精虚不孕　梁某，男，37岁。2000年3月1日诊。自述结婚12年，妻子未孕。精液检查，精子活率不到30%，其余各项也都偏低。自感身体无碍，生活、工作正常，也无疾病。诊视脉色几无病象，细寻唯两手尺部脉微感虚而不实，余无异常。细询得知，患者熬夜饮酒，大醉常有，饮食无规律，饥饱无度。思其虽然素体无病，恐其不良生活习惯有碍脾血、肾精之生成。精血不足，岂能孕育？治当先戒烟酒，保障睡眠，饮食一日三餐，营养温和，用药方能起效。治法：温肾助阳，补益精血。用本方加附子、肉桂各3g，以温肾助阳；加鹿茸6g，肉苁蓉、锁阳、当归各12g，以补益精血。7剂。煎前每剂药入糯米30g，以补脾益气。前三煎内服，四煎待温泡足半小时，水不凉多泡更佳。并嘱其连服21剂，再做精液检查。

3月30日二诊。患者再次精液检查，精子活率达71%，余项也都正常。嘱其将上方再取14剂，7剂仍作汤药续服，7剂研末蜜丸，待汤药尽剂，接服丸药，每服9g，日服3次，服法同上例肾阳虚证。

询访得知，二诊药尚未尽剂，其妻已孕，足月顺生，母子平安。

治验4　肾虚腰痛　宁某，女，39岁。1980年4月2日诊。自述月经滞后六七天，血色淡，5天结束，经期小腹坠痛，腰膝酸痛，经期完后仍腰痛持续七八天，怕冷，食欲不旺，口淡，全身无力。视患者面色㿠白，唇甲、舌质色淡，舌苔薄白津润，脉来细缓无力，尺部微浮。辨证：脾肾虚寒，精血不足。治法：温肾助阳，补益精血。用本方加当归12g补血养血，鹿角胶12g温肾益精，炙黄芪15g补脾益气，附子、肉桂、炮姜各3g，糯米30g，温肾补火，益脾祛寒。3剂，服法同肾阳虚例。

4月7日二诊。自述小腹已不痛，腰膝酸痛明显减轻，食欲稍旺。药已对症，上方续服3剂，另取5剂研末蜜丸，每服6g，日服3次，温黄酒送服。共服汤药6剂、丸药1料，畏寒腰痛痊愈，月经正常，食量增加，身体日健。

治验5　肾虚阳痿　刘某，男，37岁。1995年6月5日诊。自述5年来腰酸腿乏力，性欲日渐减退，近年余性生活淡漠，阳痿早泄，甚至不举，精神倦怠，似乎衰老得很快。视患者身高体胖，腹大腰圆，看似有余，实则不足。脾肾两虚，已知大概。观其面色灰暗，如蒙垢尘，舌质暗灰淡紫，舌苔白厚而腻，脉来细濡，浮沉似无，此脾肾阳虚明矣。治之大法，非温补脾肾，难以取效。用本方加附子、肉桂各5g，以温肾补火，淫羊藿、当归、仙茅、续断、杜仲各12g，以补肾助阳。5剂。服法同肾阴虚案。

6月12日二诊。自述未见明显效果，吃汤药不方便，能否配药酒常饮？复将上方再加鹿茸、锁阳、肉苁蓉、巴戟天、金毛狗脊、白术、砂仁、怀牛膝各15g，取7剂。用纯粮白酒10L，核桃仁200g，冰糖1000g，同泡1个月，每饮50mL，日饮2～3次。药酒饮至一半，阳痿、腰痛痊愈，患者满意。并以此酒送于友人，皆获良效。

治验6　肾虚椎突　钱某，男，39岁。2002年4月10日诊。自述平时常感腰痛腰酸，下肢无力，经治疗可暂时减轻，稍劳累又痛。昨因手提重物，不慎扭伤腰部，当时即感腰痛如折，疼痛难忍，自腰胯以下麻木至足趾，站立不能，坐卧掣痛，经检查腰椎4～5膨出，须立即手术治疗，但有一定风险。患者未允手术，特求中医治疗。视患者面色黧黑，唇舌色淡，苔薄白微腻，脉来细涩，沉取欲散。知其平素体质较弱，经常腰酸腿软，肾虚可知。复因用力过度，损伤腰椎，故致腰椎间盘膨出，而见腰痛如折，甚至痛如刀割。治当温肾助阳，活血通络。用本方加当归、续断、杜仲、牛膝、金毛狗脊各12g，温肾助阳，强壮筋骨；红花、三七（为末，吞服，黄酒送服）各9g，舒筋活血止痛。5剂。水煎加黄酒温服，药渣加少量白酒、陈醋，布包热敷腰髋处，凉则加热再敷，1次敷1小时以上，敷时勿灼伤皮肤，注意感冒。

4月16日二诊。自述腰痛减轻，已能站立行走数十步，睡硬板床稍得眠，腿酸趾麻尚无明显好转。上方续服7剂，服用法同首诊。

4月22日三诊。患者已能行走百米以外，身能挺直，疼痛麻木明显减轻。自云："热敷效果比内服还好。"上方再加巴戟天15g，以增强补肾之功，续服7剂。另取5剂，加红糖500g，核桃仁200g微炒，煨姜30g，用纯粮白酒7500mL，同泡1个月，每饮50mL，日饮2～3次。注意保暖，勿过度劳累。

随访3年，腰腿疼痛麻木基本未犯，工作、生活正常。

治验7　阴虚盗汗　秦某，男，35岁。2010年10月6日诊。自述全身酸困乏力2年多，近年余夜寐、汗出日甚，严重时湿透内衣，汗湿被子，腰酸背痛，偶尔梦遗失精，小便黄短，大便时秘，精神倦怠，头脑眩晕。视患者面色黑里隐红，舌质红绛，舌苔薄黄乏津，脉来细数。辨证：肺肾阴虚。治法：滋阴清热，涩精止遗。用本方加生脉饮（西洋参或党参、麦冬各12g，五味子6g）益肺养阴，补虚止汗；加莲须、芡实各12g，以涩敛固精止遗；知母12g，黄柏9g，滋肾水以泻相火。5剂，煎服法同"肾阴虚羸"案。

　　10月15日二诊。自述盗汗已减少过半，精神亦觉稍爽，二便趋于正常。上方续服汤药5剂，另取5剂研末为丸，每服9g，日服2～3次，温开水送服。忌辛辣燥热类食物，勿饮酒熬夜，保障睡眠，劳逸适度。询访：2年盗汗，共服10剂汤药、1料丸剂，其病痊愈，精力恢复，劳作如常。

　　治验8　虚烦自汗　黎某，女，57岁。2000年8月3日诊。自述畏风自汗已12年，近6年日渐加重，心烦不宁，怕冷怕热，三伏须穿厚衣，穿厚则觉烦热，穿薄则复感寒冷，出汗不分昼夜。找多家医院、多个中医治疗，都没有明显效果，病情越来越重。无论何地中医，都说是"阳虚"，大多都用生姜15～60g，越吃越出汗、越心烦、越烦躁不宁。视患者身着数层夹衣，全身除脸在外，其余都裹得严严实实，密不透风，可又汗出不止，焦躁不安，面色潮红，舌质微红绛，舌苔薄白乏津，脉来虚细，两尺沉取微数。析其病状，确似阳虚，但前医已用大量温阳止汗之方药，却病情反而增剧，畏冷畏热，汗出不止，焦躁不宁。再论脉象，虽主脉为虚细，但两尺却沉数。

　　若按仲景"病人身大热，反欲得近衣者，热在皮肤，寒在骨髓也；身大寒，反不欲近衣者，寒在皮肤，热在骨髓也"之训，似都不贴切。因患者畏冷欲着衣，衣厚又烦躁，而且汗总是不分寒热，昼夜都出，一直烦躁不宁。疑难之症，颇费辨析。我据其久病正虚，加之过用温阳之味，屡屡耗伤肺肾之阴，而致畏寒畏热，汗出不止，虚烦不宁，尺脉沉取微数，亦为其一证。故不可再用温阳散寒之味，以免续伤肺肾之阴。治当滋阴济虚，宁神敛汗。用本方加酒制黄柏、盐制知母各12g，醋制龟甲9g，以滋肾阴；黄芪生脉饮（生黄芪18g，西洋参12g，麦冬15g，五味子6g），以补肺益气止汗。5剂。煎前入糯米30g，大枣5枚，以助群药之力，补脾益气和营，同浓煎温服。四煎宽水，煮数滚，加陈醋150mL，待温泡足20分钟。忌食辛辣温燥类食物。

　　8月10日二诊。自述汗出减少，心烦亦轻。怕风怕热尚无明显改变。观患者比首诊时烦躁状略轻，手可露出，衣服略减，余无明显变化。方已对症，续服7剂，服用法同上诊。

8 月 18 日三诊。病情明显好转，比首诊时已明显安宁，衣着亦接近常人。治老年慢性病，方药对症，不可随意更易。原方续服 7 剂。

按语：此患者共诊治 9 次，服药近 60 剂，时间 3 个月，12 年顽疾基本治愈，其关键在于辨证。10 年畏风自汗，病属阳虚无误；汗出日久，加之过服温阳之味，汗出益甚，阴岂不伤？故见面色潮红，尺脉细数，此皆理也。理明则法明，法明则方药亦明，故曰对证者即是好方。方无好坏之别，关键在于医者运用。对证则效，悖证非但无效，反会增疾。故有"医者，意也"之说，喻医者临证，首先四诊合参，其次辨析病机，而后对证选方，随症加减，方可取效，即所谓"以意消息"是也。

治验 9　阴盛格阳　姬某，男，41 岁。1998 年 4 月 30 日诊。患者家属代述：平素身体无病，仅容易上火，小方小药，治之即愈。自去年冬天患感冒，全身拘紧疼痛，服葱姜汤发汗以后，便动则汗出。某中医以阳虚治，汗出更甚，五心烦热，口渴引饮，小便黄短，大便时秘，咽干舌燥。更一医作三焦实火治，热随退。未及 3 日，又口干舌燥，医复用三黄、羚羊角、玄、麦等大寒药，大剂频服，热非但不退，且增烦渴引饮，大便溏稀，小便短涩，耳鸣头胀，不思饮食，入口即吐。惊惕不安，心神恍惚，今已数日米饮未进，性命垂危。视患者面色潮红，两颧尤甚，唇干舌燥，苔黑而腻，双手乱舞，撮空理线，神情不宁，脉来虚大，泛泛而散，沉取似无，浮寻数疾而乱。

思患者初感风寒，温散无咎，但温散发汗过度则伤阴，脾肺阴虚，表卫不固，故动则汗出。医以阳虚治，复用温阳之剂，以致火上添薪，燔灼气阴，故见头胀耳鸣。更一医以实火治，频用苦寒重剂，复伤其阳，而助阴翳，以致逼阳外越，症见撮空理线，躁动不安，饮食拒进。看似热盛，实则苦寒所逼，气阳外越，阳气将亡象也。两颧潮红，舌苔黑腻，脉来虚大而散，浮疾而乱，即是其证。此即阴盛格阳证也。治当激流挽舟，悬崖勒马，速救其阳，而安其阴。用本方加附子（先煎半小时）、肉桂各 3g，以引火归原；石斛、麦冬各 12g，以养阴生津。2 剂。1 剂二煎，合为一处，放冷透，平分 8 等份，每 3 小时饮 1 份，一日夜尽剂。此亦热因寒用之法也。5 月 3 日往视：患者服头剂后，诸症渐平，2 剂尽剂，病瘥而安。仅身体较弱，续以饮食调理之，使其康复。

按语：此例患者阴盛格阳证，与我 26 年前所治一郑姓七旬老妇人病情极其相似。所用方药及服法亦同，收效丝毫不差，可见辨证是关键，选方加减，决定成败。"古方逾远，不切今用"之说，谬也。是否切合今用？非方药之久远，乃医者之变通也。其要在于辨证，其用在于审慎。数十年逢此二例，时隔近 30 载，辨证相同，选方加减，服法无异，效果丝毫不差，岂是巧合？晚年亦将此整理，或对后人小有裨益。

治验 10 阳盛格阴 刘某，女，40 岁。2000 年 11 月 10 日诊。自述近 3 年总感五心烦热，小便黄短，时觉淋涩，大便时秘，渴喜冷饮，总觉内火太旺，可又非常怕冷，容易感冒。多处治疗，皆说虚寒。所服中药如玉屏风散、人参败毒散、金匮肾气丸等，越吃越心烦，反而容易出汗，越发怕冷，微见风寒便出汗，汗出更怕冷，甚至遇寒即四肢发颤，饮食稍凉，入口便欲呕哕。视患者形体偏瘦，面色乏泽，隐隐暗红，舌根舌尖暗红，苔薄黄乏津，脉来沉数有力。思其素体内热偏旺，故见形体偏瘦，五心烦热，复加频服温补之剂，愈助其阳，而增其热，故又汗出畏冷，四肢发颤，热盛似寒之候也。治当抑阳育阴，使其阴阳和合，即"阴平阳秘，精神乃治"之义。用本方加知母、黄柏各 12g，以泻阴火；龟甲 9g，地骨皮、白芍各 12g，以育阴潜阳。3 剂，每剂三煎，日 2 次，夜 1 次，热服。此亦寒因热用之义。

11 月 14 日二诊。自述药服尽剂，五心烦热明显减轻，呕哕亦止，四肢已不发颤，汗出亦少。观其舌质暗红稍退，津稍回，脉象沉数势缓。药已对症，续服 3 剂。另取 5 剂，研细末，每服 9g，日服 3 次，温开水送服。忌食辛辣燥热之物，以免耗伤阴津。共服汤药 6 剂、散剂 1 料后，五心烦热、汗出畏寒、四肢颤动痊愈，身体日渐恢复健康。

按语：此例阳盛格阴证，病情虽不危重，但不可再模棱两可用药。不然，倘若阴亡，阳岂独存？险象不过迟早而已。能见微知著，防范于预，其亦治未病之义，唯在医者之审慎也。

治验 11 儿童遗尿 吴某，男童，11 岁。2001 年 4 月 22 日诊。患者母亲代诉：患儿从小尿床，近来更甚，隔三差五必遗尿，夏天无妨，冬季麻烦。视患者形体色脉几无病象，用本方加桑螵蛸、芡实、金樱子、乌药、砂仁各 9g，以涩精缩尿，3 剂。并嘱其父母：晚饭少吃流质，夜间呼其上厕。上药共服 9 剂，以后再未遗尿。

我用此方治愈多人遗尿，皆不超过 10 剂而愈。若肾阳虚加附子、肉桂；大脑不够清醒者加石菖蒲、远志；脾虚加白术、陈皮；肾阴虚加知母、黄柏、车前子、莲须。

治验 12 遗精白浊 刘某，男，40 岁。2001 年 11 月 1 日诊。自述先是下裆潮湿，手足心热，继有小便混浊，随之偶尔梦遗失精，腰部酸痛，下肢无力，精神不佳，食欲减退。视患者精神不振，面色微黑，失于润泽，舌质暗红，乏苔津少，脉来沉细微滑而数。辨证：肾阴不足，精血失固。治法：滋阴清热，缩精固肾。用本方加知母、黄柏各 9g，滋阴清热，泻肾中邪火；芡实 18g，桑螵蛸、金樱子各 12g，龙骨 24g，以缩精固摄。5 剂。前三煎内服，四煎加陈醋 250mL，待温泡足。忌饮酒及辛辣燥热食物，保障睡眠，勿过度劳累。

11 月 17 日二诊。自述手足心热及会阴部潮湿减轻，遗精未再出现，尿变黄清，精神亦稍好转。上方续服 5 剂，另取 5 剂研末为丸，每服 9g，日服 3 次，淡盐开水送服。询访：丸药服至过半病愈，尽剂身体恢复健康。

治验 13　肾虚耳鸣　陈某，男，55 岁。2008 年 10 月 6 日诊。自述近因饮酒过多，醉后耳鸣，左侧较为明显。牙齿嚼动时，半边脑袋咚咚作响，甚感不适，听力亦觉下降。视面色暗红，舌质深红，舌苔黄厚而腻，脉来滑实有力。我熟知此人素体健康，精神压力偏大，饮酒常醉，肝肾湿热偏旺无疑。故见舌苔黄厚而腻，脉滑实有力，耳鸣躁响。治宜清热利湿，养阴开窍。用本方加黄柏、知母各 12g，以清热燥湿养阴；蝉蜕、菖蒲、磁石各 9g，以通窍镇鸣；甘葛 18g，以生津解酒，3 剂。前三煎内服，四煎加陈醋 150mL 泡足半小时。忌烟酒及一切辛辣燥热食物 1 个月，保障睡眠。

12 月 5 日二诊。自述 3 剂药尽剂，耳鸣头响全止，近因饮酒大醉数次，耳又响鸣，虽无以前严重，但亦感不舒。复用上方 5 剂，服用法同首诊。

询访 1 年余，若不饮酒频醉，耳鸣基本未复，即使复发，症状很轻。

治验 14　肾虚目昏　吴某，男，49 岁。1982 年 4 月 5 日诊。自述常感腰酸乏力，目昏耳鸣，视物不清，睡眠多梦，偶有夜寐盗汗，小便时清时浊，大便正常。视舌质淡红，舌苔薄白津润，脉来细匀，沉取欲绝。辨证：肝肾两虚，精血不足。治法当以补肝肾精血为要，加以清肝明目为辅。用本方加当归、枸杞子各 12g，以补肝肾精血；石斛、杭菊花、青葙子、刺蒺藜各 9g，以清肝明目。5 剂，煎服法同肾虚耳鸣案。

4 月 8 日二诊。自述上药尽剂，视力有提高，但不明显，精神有好转，夜寐已不盗汗。病有好转，上方续服 7 剂；再取 7 剂研末蜜丸，每服 9g，日服 3 次，温开水送服。并嘱其用羊肝加枸杞子炖汤作食疗，以助药力。询访 3 年，自服汤、丸药后，又用食疗续调，目昏耳鸣、盗汗消除，精神、视力逐步好转。

治验 15　肾虚带浊　陈某，女，41 岁。1978 年 7 月 2 日诊。自诉经常腰酸背痛，小腹坠胀隐痛，月经基本正常，但带下绵绵不绝，内裤天天需换，甚至一日两换，气味淡腥，全身无力，口淡食减，夜寐多梦。视患者面色白，唇舌色淡，舌苔白腻，脉象细濡，浮寻虚散。辨证：脾肾阳虚，带脉失约。治法：温肾助阳，涩精止带。用本方加附子、肉桂、鹿角霜各6g，以温肾助阳；当归、续断、杜仲各12g，以补肝肾；龙骨、芡实各15g，以涩精止带。肾阳旺则脾阳振，脾肾得健，湿自去矣。5剂。煎前入糯米30g、煨姜5g同煎，以助脾阳而涩精止带。前三煎内服，四煎宽水，煮数滚，待适温泡足。

7月10日二诊。自述白带明显减少，腰腹不适亦轻。面唇舌色无大变化，脉转缓匀，浮取不散。药已对症，上方续服3剂，服用法同上诊。另取5剂加焦白术75g，炮姜15g，以燥湿散寒。共研细末，每服9g，日服3次，枣米粥和服。随访3年，带浊痊愈，身体复健。

治验16 老年欲旺 杨某，男，71岁。2002年10月5日诊。望其形色精神无病，诊其脉象两尺独旺，且愈按愈有力。我笑曰："您年过七旬，尚有生育能力，实在罕见。"其老伴在旁道："真烦人！天天不能叫人安寝。"杨某言："非但性欲旺，有时还梦遗。"思此人素体康健，从未染病，心胸亦很开朗，加之退休后生活调理适宜，故有此肾气旺盛、精力充沛之不老旺象。但不能过度持久，因其有悖常理。用本方加知母、黄柏各12g，以泻欲火；五味子9g，莲须、车前子各15g，以益阴清热涩精。5剂。前三煎内服，四煎加陈醋250mL泡足。少饮酒，饮食勿过肥腻，以清淡为佳。随访：上药服后欲火得降，性生活2周不超过2次，心身依然健康。

治验17 消渴淋沥 余某，女，43岁。1980年8月7日诊。患糖尿病已3年，血糖最高时13.5mmol/L，平时多在8.6mmol/L左右，常感疲乏，视力下降，口干咽燥，渴而不思饮，时感足跟酸痛。视患者形体偏瘦，精神不佳，面色失于润泽，舌质淡红，舌苔微白而厚，乏津，脉来沉细微数，按之无力。辨证：肾阴不足，津液亏乏。治法：滋养肝肾，生津润肺。用本方加沙参、麦冬各15g，五味子6g，甘葛18g，酒炒白芍、制首乌各12g，7剂。前三煎内服，四煎泡足。

8月16日二诊。自述上药服后咽干口渴已不明显，足跟酸痛亦轻，唯疲倦依旧。思消渴一病，非短时间内可愈，加之患者服汤药不便，将上方再加天花粉12g，枸杞子15g，覆盆子12g，取10剂，研末水丸，每服9g，日服3次，温开水送服。忌酒及一切辛辣油腻燥伤津液之品，注意休息，保障睡眠，心态平和，勿忧思恚怒，治养并重。

询访 2 年，血糖基本控制在 6.5mmol/L 左右，病情无明显反弹，不影响劳作。

治验 18 肾虚咳嗽 李某，女，47 岁。2001 年 11 月 2 日诊。自述经常口干咽痛，夜寐微汗出，五心微烦，腰腿酸困，足跟隐痛，干咳少痰，缠绵难愈。视患者形体偏瘦，肤色干燥，面色微红，失于润泽，舌质暗红，舌苔薄黄乏津，脉来细数，浮取虚散。辨证：肺肾阴虚，津液不足。治法：滋阴生津，润肺滋肾。用本方加沙参、麦冬、百合、桔梗各 12g，养阴生津润肺；地骨皮 12g，以清虚热；五味子 6g，敛肺纳气止咳。3 剂。前三煎内服，四煎加醋泡足。

11 月 6 日二诊。自述咽痛干咳减轻，五心微烦亦止。方已对症，续服 3 剂。询访得知：共服 9 剂病愈，患者又照原方取 3 剂，自云"多服巩固"。以后已 2 年未再咳嗽，余症亦除。

治验 19 肾虚喘嗽 包某，女，42 岁。1965 年 9 月 5 日诊。自述咳嗽多年，虽不严重，但很缠绵。近两年咳时微喘，走路上坡，出汗稍多，负重劳累，都觉气息不畅，气不够用，胸前微闷，咳痰很少。视患者体气薄弱，面色萎黄失润，唇色淡，舌质淡红，苔少津润，语出声在喉间，音颤，脉来细弱，沉取欲散。患者脉症之见，肺肾气虚已明。治法：补肾纳气，润肺止咳。用本方加五味子 6g，以收敛肺肾虚散之气；糯米 30g，大枣 5 枚，以补脾益气和营。5 剂。前三煎内服，四煎加陈醋 150mL 泡足。

9 月 13 日二诊。喘咳已减轻，语出声音稍畅，上方续服 7 剂。另取 7 剂研细末，待汤药尽剂，接服末药，每服 9g，日服 3 次，温开水送服，大枣糯米稀粥和服更佳。注意保暖，勿食生冷、油腻、腌泡酱菜，劳逸适度。

随访多年，服药后旧病未复，劳作如常。

治验 20 虚火牙痛 张某，男，33 岁。1990 年 3 月 24 日诊。自述春节前牙痛，起初疼痛不甚，除夕到正月初七，疼痛日甚，伴咽喉红肿疼痛，半边脸发热肿胀，火焦火燎，右边牙痛，右侧头也痛，几乎水米难进。在小诊所打针 5 天，红肿略轻，疼痛依然。视患者右边腮颊微肿微红，面容苦楚，舌质暗淡，舌苔薄白微腻，脉象虚数。素知患者嗜酒过度，肺胃湿热必旺；加之工作、家庭负担较重，过劳伤肾，肾虚亦明。肾虚为本，湿热为标。病延已有时日，当以治本为要。辨证：肾阴不足，虚火上炎。治法：滋肾养阴，清热解毒。用本方加知母、黄柏各 12g，以滋肾阴、泻相火；石膏 21g，薄荷 12g，金银花、葛根各 15g，以清热解毒、消肿止痛。3 剂，头、二煎内服，三煎加醋 250mL，待温泡足。3 月 28 日，张某来家告知：服头剂见效痛减；3 剂尽剂，牙痛已止，余症消除。

治验 21 经少体酸 姜某，女，31 岁。2001 年 5 月 5 日诊。自述近两年月经逐渐减少，精力也有下降，时感腰酸体困，小腹隐痛，好似更年期反应，可年龄远远未到。视患者面失华泽，略见憔悴，舌质暗淡，舌苔微黄乏津，脉来细数微弦。辨证：肝肾阴虚，精血不足。治法：滋养肝肾，补益阴血。方用归芍地黄汤，即六味地黄汤加当归、白芍各 12g，以补肝肾阴血。5 剂。亦加糯米 30g，大枣 5 枚，补脾和营，以助药力。

5 月 13 日二诊。自述月经将至，体酸腹痛已除，精神略振。药已对症，首诊方续服，5 剂，服用法同首诊。

5 月 22 日三诊。自述此次经量略加，经期症状明显减轻。见患者似有厌服汤药之意，复将上方再加炙黄芪 18g，龙眼肉 15g，以助其补气养血之功。气为血帅，气旺血自生。取 7 剂，共研细末，熟蜜为丸，每服 9g，日服 2～3 次，大枣糯米粥和服。询访 3 年，丸药尚未尽剂病愈，月经量适中，5 天结束，身体亦逐渐恢复健康。

治验 22 下部疮疡 孙某，女，40 岁。1981 年 7 月 5 日诊。自述近 3 年来阴部连生疮毒小疖，溃破流浊水，痒痛交加，时有带下色黄而黏，气味腥臭。睡眠多梦，口苦胸闷，食欲减退，腰部酸胀，小腹坠痛，全身倦怠不舒。曾在多家医院就诊，化验检查都说正常，可是患者却十分烦恼。视舌质暗红，舌苔黄腻，脉来沉滑微数。辨证：肝肾阴虚，湿热下注。治法：养阴活血，清热利湿。用本方加黄柏、苦参、土茯苓各 12g，以清热燥湿解毒；薏苡仁 18g，金银花 15g，以利湿解毒；生黄芪 12g，益气和营，以鼓舞群药利湿排毒。黄芪乃疮家圣药，非其不可和营益气，化毒愈疮。5 剂。煎前入大米 30g，以养胃护胃和脾，可减少苦寒燥湿之药对脾胃的刺激，脾胃气旺，湿毒易化。头、二煎内服，三煎宽水，药渣中加千里光（到处都有，旷地多生）不拘多少，臭椿树皮 30～60g，苦矾 6g，雄黄 3g，同煎煮 10 分钟，再加陈醋 250mL，先熏后洗，每天如此。忌饮一切酒，勿食辛辣荤腥油腻等发病之物。

7 月 12 日二诊。患者自述：经内服外洗，5 剂后疮毒明显好转，痛痒大减，带下亦少，其余症状都有减轻。药已对症，续服 5 剂。仍照上诊时服用法，忌口不可忽略。

7 月 20 日三诊。自述疮、带均已消除，不知以后是否还会复发？续嘱患者忌口，并经常用千里光、臭椿树皮、金银花（或藤、叶），不拘多少，煎水熏洗下部，保持清洁，争取不发。询访 1 年余，疮毒未复，带下亦愈。

治验 23　精虚脱发　刘某，男，39 岁。2001 年 4 月 2 日诊。自述 3 年前开始脱发，多方治疗，效果不佳，脱发越来越甚。患者头发所剩无几，只有稀疏黄焦毛发少许，头顶大部光秃。观其面色黑里透红，舌质深红，几乎无苔，津液不足，脉来沉细微数。辨证：肾阴不足，精血亏乏。治法：滋肾养阴，补益精血。用本方加枸杞子、何首乌、当归、桑椹各 15g，以补养精血。每日 1 剂，连煎 3 次，混合一处，分 3 次温服。渣再煎，少加陈醋，趁热先熏头部，待温洗头约 10 分钟，勿用清水冲洗；再加热水及陈醋泡足半小时。

4 月 20 日二诊。患者已服药 15 剂，细绒毛发均匀生出约半寸许，效果明显。嘱其续服 15 剂，服用法同上诊。另嘱患者戒酒半年，忌食辛辣油腻 3 个月，保障睡眠，勿过度劳累，情绪稳定，以促进毛发生长。

5 月 8 日患者来告知：毛发完全长出，发质比以往还好。见患者满头黑发生出，我亦甚感欣慰。嘱患者常用枸杞子、何首乌、当归、桑椹泡水当茶饮，晚间加水轻煎，加醋少许，待温洗头，勿用洗发剂，以养护头发。

询访 3 年，头发未再脱落，发质较以往乌黑。

治验 24　失眠脱发　马某，女，37 岁。2005 年 7 月 5 日诊。自述因精神压力过大，加上失眠严重，头发持续脱落，未及 2 年，几乎脱尽，用多种名药名方治疗，效果均不好。无奈，只有戴假发遮丑。视患者面色白，皮肤乏润，情绪微显抑郁，舌质深红，苔少乏津，脉来沉细微数。辨证：肝肾阴虚，精血不足。治法：滋肾养阴，舒郁安神。用本方加枸杞子、何首乌、墨旱莲、桑椹各 15g，以滋肾养阴；加柏子仁、酸枣仁、灵芝、龙眼肉各 12g，以养血安神。因路途遥远，一次取 15 剂，煎服法同上例。勿食辛辣油腻，尽量减轻精神压力，保障睡眠，勿过度劳累，药渣每日洗头、泡足，禁用一切洗发剂。

7 月 28 日二诊。患者头发均匀生出，虽细而黑，长短不等。上方再加当归 12g，续服 20 剂。另用黑芝麻、黑大豆、黑大米煮粥常服，以作食疗辅助。

12 月 3 日患者特来告知：满头乌发密布，睡眠、精神均较病前为好，深表谢意。为巩固疗效，嘱咐将二诊方取 10 剂，为末，蜜丸，每服 9g，日服 2～3 次，黑米粥送服，食疗勿间断。洗发最好用纯中药制品。其余同上诊嘱。

治验 25　头发早白　张某，女，39 岁。1990 年 3 月 1 日诊。自述 3 年前头发基本全白，诸药无效，只能靠染发遮掩。视患者气色精神、舌质、舌苔及脉象均无病象，只能断为头发早白。治法沿用养血乌发法，以六味地黄汤加枸杞子、何首乌、当归、墨旱莲、女贞子等味，量适中。每日1剂，内服外洗加泡足。另用鲜侧柏叶120g，高度白酒浸泡半个月，用酒涂擦头皮，1日2次。食疗亦用三黑一红（黑芝麻、黑大豆、黑大米、红小豆）粥常服，以作辅助治疗，注意同脱发例。

3月23日二诊。上方已服20剂，发根有少量发质变浅黑色，服药已初见效果，原方剂量稍增，续服1个月。

4月25日三诊。自述精神精力明显增加，黑发续有生出，乌发效果缓慢。此症比脱发难治多矣。为增加药效，上方汤药续服，另取10剂为末蜜丸，每服9g，日服3次，食疗粥送服，洗、泡、擦继续。

10月5日顺访，原白发有1/3变黑，患者已有厌倦治疗之意，断续服药，信心不足。为医者岂能强迫让人治疗？无奈放弃。

按语：六味地黄汤一方，临床应用十分广泛。肾为先天之根，精气神之主，肾虚根衰，精气败矣。肾又主骨，如肾虚骨弱，则骨刺、椎突等病生矣。因肾而致病者，岂止案中所举！加减得当，所治多矣。钱乙本为小儿而设，用以平补肾阴，滋养先天，小儿先天不足者多用此方加减治之。今举25例，不过是"跑马观花"而已，其用之大，非专题叙述，字不达数万，难以述其大概。

加减河车当归补血汤治疗虚损羸弱

组成：炙黄芪15～60g，当归6～15g，紫河车6～12g，山药6～15g，枸杞子、龙眼肉、鹿角胶各6～15g，肉桂1～6g，大枣3～6枚，糯米6～30g，饴糖（或冰糖、红糖)6～15g。宽水，文火缓煎浓汁，多次少量缓服。四煎泡足。

功用：益气养血，补虚起羸。主治素体虚弱，气血两虚，动则气息不接，易患外感，畏冷畏热，形体消瘦，羸弱不堪；或大病之后，身体虚弱，气羸血亏，白细胞减少等症。

方解：当归补血，黄芪益气，何以数倍于当归而云补血汤乎？盖有形之血生于无形之气，又有当归为引，则从之而生血矣。经曰："阳生阴长"，此其义尔。紫河车大补气血，治一切虚劳损极；山药补脾肺，涩肾精，治虚损劳伤；枸杞子滋肾生精，补虚劳，强筋骨；龙眼肉益脾长智，养心补血；鹿角胶生精补髓，养血助阳，治一切虚劳损伤、命火衰者宜之；肉桂益阳消阴，能疏通血脉，宣导百药，补命门真火；大枣润心肺，调营卫，生津液，悦颜色，和百药，补脾养血；

糯米补脾肺，止虚汗，坚大便，缩小便；饴糖补中益气缓痛，滋养脾肺。诸味相合，以大补气血，滋虚起羸，"升白"强身，屡用皆验。

加减：脾胃虚弱，食欲不振者，加焦白术、砂仁、陈皮；脾胃虚寒，时或作呕者，加炮姜；脾肾俱虚，脘胀腰痛者，加益智仁、续断、杜仲；气滞疼痛者，加佛手、乌药。余随症。

治验 1　身体虚羸　刘某，男，29 岁。2001 年 9 月 3 日诊。自述饮食基本正常，睡眠时好时坏，身体经常疲劳，容易感冒，医院检查白细胞计数很低，从未超过 $2×10^9$/L。打针吃药，效果不佳。从上班至今，已有 6 年之余。视患者肤色白嫩，精神一般，精力不佳，似觉疲倦之状，语言动作迟缓，舌质淡，苔薄白津润，脉来细迟无力。辨证：气阳不足，阴血亏乏。治法：益气助阳，补益精血。用本方加鹿茸、炮姜各 6g，以温肾助阳、补益精血。10 剂，1 剂三煎三服，1 日半服 1 剂，文火浓煎。四煎适温泡足，以调和阴阳、温通血脉。

9 月 20 日二诊。患者告知：昨日查血，白细胞数升至 $5.5×10^9$/L，精神、精力都有明显好转。为巩固疗效，上方再取 5 剂，共为细末，蜂蜜为丸，每服 6g，日服 2～3 次，温开水送服。随访 3 年，患者反复血常规检查，白细胞计数都在（5～6）$×10^9$/L，感冒很少，体质明显增强。

治验 2　病久体弱　冯某，女，53 岁。1995 年 3 月 1 日诊。自述患慢性肝炎近 20 年，前 5 年已出现"肝纹理增粗，早期肝硬化"。每月有 20 天以上，有感冒症状，低热畏寒，食欲减退，睡眠不实，精神极差，查血、肝功基本正常，白细胞计数最高不到 $3×10^9$/L，$2×10^9$/L 以下居多。视患者面色㿠白，精神委靡，言语气息不畅，已显虚羸之象，舌质淡暗，苔薄白津润，脉来细弦无力。辨证：气阴两虚，精血不足。治法：益气养血，疏肝活瘀。用本方加柴胡 9g，醋制鳖甲、红花、桃仁各 6g，丹参 18g，糯米改为一般大米，以免黏滞难消，伤及脾胃。所加之药，意在治本病，疏肝活血散结。每日 1 剂，服至 1 个月复查。

4 月 5 日二诊。自述：抽血复检，白细胞数升至 $4×10^9$/L，肝功正常。精神稍好，感冒减少，食欲略旺，睡眠改善。嘱将上方取 10 剂，研末为蜜丸，每服 9g，日服 3 次，稀粥或温开水送服。忌食辛辣油腻及一切刺激肠胃、难以消化之物，保持情绪稳定，防止感冒，勿过度劳累。治疗肝病之药亦勿间断，常到医院检查。询访 10 年，患者身体一般，劳作基本正常。反复检查，白细胞数均在（3～5）$×10^9$/L，肝功亦未出现异常。

治验 3　正气衰败　李某，男，14 岁。2010 年 4 月 1 日诊。患儿母亲告知：2 年前因低热不退检查出"淋巴癌"，经数家大医院治疗，尤其是放化疗以后，患儿性情变异，抑郁、烦躁交替出现，身体停止生长，体重下降，白细胞计数在 $1.5×10^9/L$ 以下，中西药"升白"，效果不佳，有时微升，很快又降。视患者形体消瘦，面色淡灰，眼袋明显，情绪不安，10 分钟内即有浮躁不宁、沉默不语、呼之不理两种反应，显见正气衰败、虚烦不宁之象。舌体薄小，舌质淡白，舌苔薄白津润，六脉细弱，参差不齐。辨证：气阳衰败，精血亏乏。治法：益气助阳，大补精血。用本方 7 剂，文火浓煎，1 日半 1 剂，缓服易于吸收。四煎待温泡足，加以饮食营养调理。

4 月 20 日二诊。其母代诉：7 剂药尽剂复查，白细胞数升至 $5.2×10^9/L$，效果非常理想。患儿精神、饮食亦有好转，继续治疗很有信心。药已对症，续服 7 剂。观患儿极不愿意服汤药，嘱其母另取 10 剂，配制蜜丸，每服 6g，日服 3 次，用大枣山药粥送服。待汤药 7 剂尽剂，接服丸药。谨防感冒，加强饮食营养。询访半年，白细胞未再下降，身体逐步恢复，精神、情绪亦有改善。

治验 4 失血血虚 汪某，女，39 岁。2000 年 3 月 5 日诊。自述每月经血量多，经期时间过长，不到 10 天以上，难以结束。畏冷怕寒，心慌气短，眩晕乏力，饮食无味，睡眠多梦。近 10 年未间断治疗，效果不佳。视患者面色萎黄，形体消瘦，唇甲色淡，舌质淡白，苔白浸润，脉来虚散。辨证：脾肾两虚，气血亏乏。治法：健脾益肾，大补精血。审其所以气血大亏，当与经血量多有关。若单用补益之法，经血岂不更多？失血再补，补后再失，何时得愈？除非治至绝经，非良法也。据我临证经验，必先调经，经血正常，病愈一半。加以补益气血之方间治，多可治愈巩固，反复者甚少。月经前 7 天服用四物汤加凉血活血调经之味，当归、川芎、酒炒白芍、酒炒生地黄各 12g，泽兰、茜草各 15g，栀子、地骨皮各 12g，丹参 30g，阿胶 12g（另烊化冲服），服 3～5 剂。经净后服用本方（河车当归补血汤），每月服 7～10 剂，连续治疗 3 个月。

8 月 10 日二诊。遵嘱连续治疗 3 个月，自述月经基本正常，每次 5～7 天结束，量少了许多，精神、饮食亦可。患者气色较首诊明显好转，唇甲微见血色，舌质微红，苔白津润，脉来细缓不散，疗效理想。为巩固疗效，将本方取 7 剂，为末蜜丸，每服 9g，日服 3 次，用龙眼肉、枸杞子、大枣煮粥和服。经前 7 天停服，仍用调经汤服 3～5 剂，以防经血再多。随访 3 年，月经正常，血虚治愈，身体恢复健康。

治验 5 气血亏虚 张某，男，31 岁。2005 年 5 月 5 日诊。自述从小身体虚弱，经常感冒，体检无病，只有营养不良贫血。上班精力不济，头昏健忘，腰酸背痛。视患者身高肌瘦，精神委靡，说话声音在咽喉之间，丹田之气难以升扬，面色萎黄，失于润泽，唇色淡白，舌质淡，苔薄白津润，脉来细缓无力。辨证：脾肾两虚，气血亏乏。治法：补脾温肾，大补气血。本方加炮姜6g，7剂，服用法同原方。

5月15日二诊。自述精神、食欲稍振，腰酸背痛减轻，头昏健忘依旧。嘱上方续服10剂再诊。

5月30日三诊。患者精神气色续有好转，脉来缓滑，稍见有力。虚损之疾，非短期内可以痊愈。思患者服汤药不便，将上方取10剂，为末蜜丸，每服9g，日服3次，稀粥或温开水送服；服至半个月，再服汤药二三剂，可以减少煎药时间，不碍上班。12月底询访：上药共服半年，诸虚症状消除，身体逐步恢复健康。虽然不算强壮，但不影响正常上班，能和异性交友。

治验6 身体虚赢 李某，男，7岁。2006年7月30日诊。家长代诉：约在1岁以后，经常消化不良，腹胀腹泻几乎未断。爱吃零食，吃饭艰难。从学前班到1年级，学习成绩很差。身高、体重都低，西医检查无病，总说缺这缺那，营养药物、滋补食品没少吃，几乎无效。视患儿形体瘦小，精神不佳，面色白，唇甲色淡，舌体薄小，质淡，苔白津润，脉来细如蛛丝，沉取难寻。辨证：脾肾两虚，气血亏乏。治法：健脾益肾，补养气血。用本方加减：炙黄芪12g，人参、焦白术、山药各9g，陈皮、砂仁各6g，枸杞子、龙眼肉各9g，紫河车5g，炮姜、肉桂各2g，炙甘草3g，大枣3枚，大米15g，饴糖6g（分2次化服），5剂。

8月10日二诊。小患者精神稍振，唇色微红，脉来细缓，病有转机，可用上方续服1个月再诊。

9月10日三诊。患儿母亲代诉：服药1月余，食欲增加，精神亦振，腹泻未见再犯，体重增加1公斤。嘱原方续服1个月。如有不适，及时来诊。

10月10日四诊。患儿未来，其母告知：孩子已经上学，治疗效果理想。是否能配成药缓服？以免影响大人上班、小孩上学。嘱用上方加鹿角胶6g，取10剂，共研细末，炼蜜为丸，每服5g，日服2次，大枣粥送服，以续调缓治，巩固疗效。翌年顺访：患儿身体逐渐健康，体重、身高接近同龄儿童，学习成绩亦有提高。

治验7 病后体虚 肖某，男，71岁。2005年3月10日诊。患者家属告知：

为食管癌晚期，手术后疑癌细胞有转移。饮食少思，吞咽仍感不顺，身体十分虚弱，不敢化疗，决定用中药调理。视患者形体消瘦，精神不佳，走路需要人扶，舌质淡，苔白，厚薄不匀，浸润，脉来细弱，沉取欲断。辨证：脾肾虚羸，气血大亏。治法：温补脾肾，滋养气血。用本方5剂，浓煎缓服，四煎待温泡足。饮食慎用大补及难以消化之物，保障睡眠，适度运动，防止感冒，保持情绪稳定。

3月20日二诊。患者能自己走路，气色精神小有好转。原方续服10剂，服用法及注意事项同首诊。

4月10日三诊。自述已知道自己所患何病，这样反而心情好多了。人活七十古来稀，辛苦一辈子，现在可以全部放松，配合治疗，活得愉快就好。见患者如此开朗，似乎病情也好转许多。气色脉象均有向好之征，嘱原方续服1个月。如有不适，及时沟通。

5月10日四诊。患者自己乘车数十里来诊，言谈举止与常人无异，气色脉象续有好转，食欲明显增强，自感无不适。嘱原方每月只服10剂，3日1剂，缓服调理。年底顺访：患者身体恢复较快，无明显不适症状，饮食、睡眠均可。

治验8 未老先衰 孙某，女，37岁。2005年4月5日诊。自述5年来月经量少，甚至数月不来，即使来潮，亦一二日即净。精神精力下降，面部皱纹增多，身体日见消瘦。视患者面色微黄，肌肉瘦削，精神状态不佳，鱼尾纹明显，外观形似50岁左右。唇甲淡白，舌质不见血色，舌苔薄白津润，脉来虚细而散。辨证：心脾两虚，气血衰败。治法：滋虚扶羸，大补气血。用本方加人参15g，阿胶12g（烊化分次兑服），以助原方补益气血。10剂。1剂三煎，文火慢炖，将三煎药液混合一处，分3次温服，1日半1剂。渣加水约6L再煎，适温泡足。

4月20日二诊。自述精神稍振，食欲、睡眠有改善，月经尚未来潮。上方再加炮附子5g（先煎半小时）以益命门真火，激活群药热补，续服10剂。

5月6日三诊。自述服药期间腰部及小腹微微发热，食欲增旺，睡眠踏实。中间行经1次，量有明显增加，3天结束。患者面色隐约透红，精神明显见振，唇甲微见红色，舌质淡红，舌苔色白微厚，脉来缓滑，沉取不散。气血始旺，有待续补。上方续服10剂，半个月尽剂；另取10剂，研末蜜丸续服，每服9g，日服3次，大枣龙眼粥送服。

2006年6月顺访。患者告知：体重增加4.5公斤，食欲、精神俱佳，月经每月一行，4～5天结束，上班、做家务正常。见患者脸上皱纹亦少却许多，面色红润，临床治愈"先衰"。另嘱常用龙眼肉、大枣、炙黄芪（纱布包）、当归（纱布包）、莲子（去芯）煮粥服，作为食疗，以巩固疗效。

治验9 子宫过小 柳某，女，19岁。2006年6月3日诊。患者母亲代诉：女儿弱智，14岁行经，量少，每隔三五个月一行，经期腹痛较甚，经医院检查，子宫发育不良，只有正常人1/5大小。视患者不能正常应答，身高约155cm，精神状态尚可，气色一般，舌质、舌苔与常人无异，脉来细涩，沉取无力。辨证：先天不足，冲任虚寒，属于"五迟"之类，胞宫发育不良。治法：调养冲任，补益精血。用本方加续断、杜仲、人参各12g，小茴香、炙甘草各6g，附子3g。20剂，文火缓煎浓汁，空腹温服，1剂三煎，1日服2次，1日半服1剂，四煎泡足半小时。20剂共服1个月，尽剂复查。

7月10日二诊。其母代诉：经B超复查，子宫大小已与同龄人相近，发育基本正常，服药期间行经1次，量有明显增加，腹痛明显减轻。复诊其脉，细缓不绝，沉取不散。病象已去，冲任待固。嘱上方再取7剂，研末蜜丸，每服9g，日服2次，益母草红糖水送服，以巩固疗效。询访2年，月经正常，痛经消除。又复查2次，生殖系统无异常，体质较以往明显增强。

按语： 此方用于气血大亏、身体羸弱属于虚寒者，屡用屡验，效果甚佳。而用于先天不足、后天失养之身体虚弱，或胞宫虚寒、发育不良、难以孕育者，效果亦佳。用本方随症加减，曾治愈多例因子宫偏小难以受孕者，亦收良好效果。凡极虚羸弱之人，非用大补、峻补，难以奏效。若为虚寒证气血大亏者，又当大补、热补，更需血肉灵性之物，方能起死回生。极虚之人，不可用药杂乱，瞻前顾后，畏热畏补，优柔寡断。更不可用无章法，一补二消，或一热数寒，或搜罗四五十味毫无章法之味，非补非泻，非寒非热，而施之于危重患者，似乎自己"安全"，无异见死不救！如此医者，不可与言"大医精诚"。

独活寄生汤加减治疗肾虚腰腿痛

组成：独活12g，桑寄生15g，当归、熟地黄、续断、杜仲、金毛狗脊、巴戟天、牛膝各12g，生黄芪15g，川芎、红花、甘草各6g。水煎服。煎前加大米15～30g同煎，用意在于护胃养胃，以减少群药对胃的刺激。药渣切勿弃之，1剂量药渣加陈醋约50mL、高度白酒约50mL，拌匀、加热，装入预先准备好的布袋（切勿用塑料袋），趁热敷痛处，冷则加热再敷，1次敷一二个小时，1日敷1～2次。据我自用与患者反映，热敷效果甚至比内服还好、还速，当即见效。

敷时须注意勿烫伤起泡，勿着凉感冒。现今药价趋高，药渣弃之可惜，况其外用效果不凡，患者切勿嫌烦。药渣热敷数次后，还可加水煎数沸，适温泡足，仍可起到调理阴阳气血、舒展经脉、缓解疲劳等功效，用过自知其妙。

功用：补益肝肾，舒络止痛。主治肝肾两虚，腰腿酸痛。肝主筋，肾主骨，两脏亏虚，筋骨失养，故见腰腿酸痛，冷痹无力，屈伸不利。今用原方加减，用于治疗肾虚腰痛，风湿痹痛，骨刺椎突，腰及坐骨神经疼痛麻木，甚则站立不能，行走艰难等症。

方解：独活祛湿；桑寄生益肾；当归、熟地黄补血；续断、杜仲、狗脊、巴戟天、牛膝补益肝肾，强壮腰膝，而利关节；黄芪补气和营；川芎、红花活血行气行瘀；甘草调和诸药。诸味和合，以成补肝肾、益气血、利关节之功，用以治疗肝肾亏虚、筋骨不利之腰腿疼痛。气血充则风湿除，肝肾强则筋骨利，经络舒则痛自止。数十年用此方加减治疗风湿痹痛，陈伤作痛，骨刺椎突腰腿疼痛麻木等症，皆以此方主之，其效甚稳。

加减：头项强痛加天麻、羌活各12g，以平肝息风，而治头痛眩晕；肩臂疼痛麻木加桂枝、姜黄各9g，以活血散寒止痛；肝阳上亢，血热头痛者，去黄芪，熟地黄易生地黄，加地龙、水蛭各6g，丹参18g；脾肾虚寒者，加附子、肉桂各3g，以温肾助阳；湿寒重者，加制川乌、制草乌各5g，以散寒止痛；痛甚加鸡矢藤，量可用至30～60g，此药止痛效果甚佳，且无任何毒副作用；或加制乳香、制没药各9g，止痛亦佳；气滞血瘀，经脉不通者，加苏木、三七、穿山甲各3～9g，以活血通络止痛；风湿痹痛加穿山龙，此药用于治疗大骨关节病，价廉效良，量可用至15～60g，亦甚安全。余随症增减。

治验1 头晕指麻 李某，女，37岁。1990年10月6日诊。自述眩晕头痛项强近10年，在医院检查为颈椎间盘突出，治疗好转，随即又发，症状越来越重，甚则自感天旋地转，目不敢睁，肩臂酸痛，手指麻木。视患者精神气色并无异常，舌质微淡，苔薄白浸润，脉来细缓乏力。辨证：肝肾不足，气血虚寒。治法：补肝肾，益气血，兼以温通舒络。用本方去牛膝，加黄芪18g补气，天麻12g息风，桂枝9g散寒，5剂，内服外敷泡足。

10月12日二诊。自述项强指麻略轻，肩臂酸痛好转。上方续服7剂。

10月22日三诊。病情续有明显好转，上方续服7剂，另取5剂，入大枣90g，红糖500g，生姜120g，用50度纯粮白酒10L，浸泡30日，每服25～50mL，日服2次，饭后温服。亦可用药酒加热外擦颈项肩臂手指，1日

2 ~ 3 次。

询访：自服汤药 19 剂，内服外敷 20 余日，又接服药酒加外擦，病情基本控制，眩晕项强、肩痛指麻症状已不明显，作息无碍。

治验 2 腰痛如折 祝某，男，61 岁。2006 年 9 月 10 日诊。患腰椎骨刺近30 年，经常右侧坐骨神经痛，但不碍劳作。前 7 天因过度用力劳累，遂感腰腿酸胀疼痛，行走半里即觉酸痛难忍，至晚突然痛不可耐，坐卧站睡均不能，右侧腰部至足趾，疼痛麻木，腰痛如折，痛如刀割，其痛苦之状难以形容。医院检查腰椎 1 ~ 5 突出，需手术治疗，未允。视患者素来勤劳，本有骨刺宿疾，复因过于劳累用力，重伤腰脊，使其突出，以致挤压血脉神经，故见突然痛不可忍，痛如刀割。诊其脉舌，几无异常。综合分析，应属肝肾亏虚，气血不充，故素有骨刺、腰腿疼痛之患。今复被外力损伤，而见突然疼痛如折如割。治当补益肝肾、强壮筋骨理本，舒筋活络、速止疼痛治标。用本方加三七粉 6g（分次吞服，黄酒送下），3 剂。三煎内服，药渣加酒、醋各约 50mL，加热布包或装入布袋中，热敷腰臀处，冷则加热再敷，病重者不计时敷。亦可加牵引、按摩、针灸等疗法同治，以提高疗效。

9 月 14 日二诊。患者已能站立行走，疼痛明显减轻，亦可坐着坚持上班。上方再取 7 剂煎服、外敷，另取 7 剂，加三七 120g，核桃仁 200g，红糖 500g，生姜 100g，纯粮白酒 10L，将上药同泡 30 天，每饮 25 ~ 50mL，日饮 2 ~ 3 次。还可将酒加热揉擦痛处，日 3 ~ 5 次。注意保暖，勿过度劳累。

9 月 23 日三诊。患者症状续有减轻，不用力疼痛已不明显，汤药续服 7 剂。服用法同上诊。汤药尽剂接饮药酒。随访 2 年余，药酒断续饮用，病症未明显反复，劳作无异常人。

治验 3 腰痛难伸 方某，男，41 岁。2005 年 11 月 20 日诊。自述患腰椎间盘突出 3 年余，多家医院均要求手术，且须 2 次手术以上，有一定危险，偏瘫不能排除。因其妹亦患此症经我治愈，特来求诊。见患者弯腰俯身，面带愁容，其痛苦已知大概。视患者形体偏瘦，面色萎明黄，舌质淡红，舌苔薄白津润，脉来细缓，沉取则散。其脾肾不足、气血亏虚明显。治宜补脾益肾，舒筋活络。用本方加焦白术 15g，肉桂 5g，以补火生土，健脾温肾，助补肝肾，通利关节，恢复屈伸。7 剂，服用法同上例。

11 月 30 日二诊。见患者身体已能伸直，愁容消除许多，知其疼痛已轻。复诊其脉，略显有力。患者要求多开几剂，因路遥不便（相距近 250 公里）。方已对症，身体也无他病，可取汤药 15 剂，再取 7 剂，加三七 120g，穿山甲 30g，穿山龙 180g，泡酒续服，以巩固疗效。服用法同祝某案。

方某病愈相传，来治腰腿疼痛者（均为腰椎间盘突出症），几乎天天都有。此法花钱不多，安全稳妥，广受患者欢迎。

治验 4　寒湿阻遏　王某，男，33 岁。1990 年 3 月 20 日诊。自述天天钓鱼，无论任何天气。前天夜里突感左侧腰腿麻木，接着不能屈伸，继觉疼痛如触电感，痛若刀刺，不能站立睡坐。到医院检查诊断为"腰椎突出"，要立即手术治疗，未接受。见患者来时由两人搀扶，面带苦容，每挪一步，十分艰难，便知其久呆湿地，雨晴不避，被寒湿所侵无疑。况且久坐损伤脾肾，肾主骨，脾主肌肉，湿寒脾受之，久坐筋骨伤，故先有麻木，继见不能屈伸，再添痛若触电，皆肝肾筋骨损伤，复被寒湿阻遏所致。观其舌苔厚腻，诊其脉象细濡，一派寒湿凝滞之象。治当温燥寒湿，强筋壮骨。用本方加制川乌、制草乌各 9g，苍术 12g，薏苡仁 30g，炮姜 6g，以燥湿散寒、通经止痛。3 剂，煎服法同祝某案。

3 月 24 日二诊。经过 3 天内服外敷不间断治疗，疼痛麻木已减轻很多，可以自己行走，但屈伸尚觉不利。药已对症，续服 3 剂。另取 5 剂泡酒接服，以巩固疗效。随访 3 年，病愈未复，钓鱼照常。

治验 5　陈伤作痛　刘某，男，50 岁。2000 年 3 月 2 日诊。自述 10 年前因从高处坠下，臀部先着地，当时疼痛不甚，在医院检查腰椎尾骶轻微楔型压缩，臀部软组织损伤，医生说可不予治疗，睡硬板床休息 3 个月即无事。3 年来天气变化，或劳累过度，或负重，都感腰部酸痛，先是休息数日缓解，以后越来越重，休息也不减轻。视患者身体尚健，形色无病，脉来沉取缓中兼弦，重按不实。辨证：肝肾两虚，气血不足。关节失于润养，以致过劳便痛，气候变化即感不适等症，此皆陈伤表现。治宜补益肝肾、强壮筋骨为要，兼以活血通络止痛为辅。用本方加三七粉 9g（分次温黄酒送服），苏木 9g，以活血通络止痛；骨碎补 15g，自然铜 9g，以续筋接骨。5 剂。煎服法同祝某案。

3 月 10 日二诊。自述疼痛已消失，怕以后再发。嘱上方去 5 剂，加核桃仁 200g，红糖 500g，纯粮白酒 10L，同泡 1 个月，每服 50mL，日服 3 次，以巩固疗效。随访多年，旧疾未复。

治验 6　肾虚痹痛　黄某，男，39 岁。1970 年 3 月 16 日诊。自述腰酸背痛、活动不便已 6 年。若遇天阴下雨或劳累过度，疼痛更甚。近两年经常疼痛，腰以下重着无力，似肿未肿，腰膝关节强滞，怠惰懒动。视患者精神欠佳，面色乏泽，舌质淡暗，舌苔灰白微腻，脉来细迟，沉取似散。辨证：脾肾两虚，肝血不足。治宜补肝肾，健脾胃，以壮其筋骨、祛其湿着为要。脾胃健则湿自化，肝肾滋养筋骨壮，肾虚痹痛可获痊愈。用本方加酒炒白芍 12g，以滋养肝经阴血；苍术 12g，薏苡仁 18g，以燥渗脾之湿。5 剂。煎服法同祝某案。

3 月 22 日二诊。经过内服外敷治疗 5 天，腰膝已感轻松许多，下肢稍觉有力。但患病时间太长，痊愈尚须时日。方即对症，续服 5 剂汤药，内服外敷。再取 5 剂，加穿山龙 210g，制川乌、制草乌各 15g，以祛湿散寒、通痹止痛；苍术、木瓜各 60g，以燥湿除痹、舒筋活络；核桃仁 120g，以补肾涩精；生姜60g，大枣 120g，红糖 500g，以温养脾胃、益气和血，亦可制二乌之毒（川、草乌已经制过，用量亦很小，服用本已安全）；纯粮白酒 10L，同泡 1 个月，每服25 ~ 50mL，日饮 2 次。忌生冷（包括饮食、洗浴），勿过度劳累。药酒亦可加热外擦痛处。随访：汤药尽剂，病已减轻九成，药酒饮未至半，病已痊愈。患者将药酒送与他人饮之，病轻者亦愈。

治验7 腿膝酸痛 李某，女，40 岁。2000 年 10 月 6 日诊。自述双膝酸痛、腿脚无力 3 年余。月经色淡，每来七八天结束，经期小腹冷痛，腿膝酸痛更甚。食欲不旺，口淡纳差，全身疲乏。视患者精神倦怠，面色白，唇、甲、舌质色淡，苔薄白津润，脉来细迟无力。辨证：脾肾两虚，气血不足。患者肝脾肾三脏俱虚，精血不足，尤其下元虚冷明显。故经水清稀，唇、甲、舌质色淡，小腹冷痛。膝酸足软，更与肝脾肾有关，肝主筋，肾主骨，脾主肌肉四肢，皆因主弱，故见酸软。治法：温补脾肾，养肝舒筋。用本方加酒制白芍 12g，以养阴益肝；焦白术 12g，大枣 5 枚，炮姜 6g，糯米 30g，以温胃健脾、益气和营。5 剂。每剂前三煎内服，药渣加白酒、陈醋各 25mL 拌匀，加热，装布袋内热敷膝踝，冷则加热再敷，1 日敷 2 小时以上。敷毕，药渣再加水 5000mL，煎煮数沸，再加醋 250mL，适温泡足，凉即去之。

10 月 12 日二诊。见患者精神稍振，面色隐现红润，舌质亦有血色，脉来细缓，小见有力。方药对症，续服 7 剂。服用法同上诊。随后询访：服汤药 12 剂，加外敷泡足，膝酸足软基本消除，劳作无碍。嘱其常用大枣、煨姜、龙眼肉煮粥服食，以温养气血。并注意保暖，勿过度劳累，便可减少复发。

治验8 痹痛日久 朱某，男，55 岁。1990 年 4 月 13 日诊。自述风湿腰腿痛已十余年，起初治之可管一年半载不痛，近 5 年治疗效果越来越差，疼痛几乎未断，俯身用力都很艰难，逢天阴下雨疼痛更甚。视患者微显老态，行走腿脚不利。诊其舌质、舌苔，与常人无明显差异，脉来弦迟之象。辨证：肝肾亏虚，湿邪留恋。治法：补益肝肾，除湿通痹。用本方加穿山龙18g，苍术12g，以活血通络、燥湿除痹，助主方标本兼治，首治肝肾亏虚，次疗湿邪留恋。5剂。煎服法同祝某案，内服外敷。

4月20日二诊。自述药已尽剂，无明显效果。复诊其脉，确仍弦迟。思其病久之故，恐非力雄之味，难以奏效。上方去穿山龙、苍术，换制川、草乌各6g，再加苏木9g，以温经祛寒、活血通络。5剂，先煎川、草乌半小时，再入群药同煎，内服外敷。另用通痹止痛膏药，贴膝、踝、足背等处，一日一易。此膏药用于辅助治疗寒湿痹痛、椎突、陈伤、疼痛麻木等症，效果亦佳。

4月27日三诊。自述腿膝酸痛明显减轻，全身关节亦觉灵活，似感轻松许多。上方续服5剂，服法同上方。另用原方加苍术、白术、薏苡仁、石楠藤、鹿筋（鹿茸亦可）、木瓜、淫羊藿各15g，以增强祛湿通络、强筋壮骨、利关节之功，5剂，红糖500g，生姜60g，纯粮白酒10L，同泡1个月，每饮25～50mL，日饮2次。避风寒，适劳逸。

附：通痹止痛膏药方

当归、川芎各60g，红花120g，生黄芪、防风、桂枝、千年健各60g，独活120g，生川乌、生草乌、马钱子各60g，羌活120g，川牛膝、续断、金毛狗脊、乌药、细辛、麻黄、伸筋草、防己、白芷、苏木各60g，鸡矢藤120g，赤芍60g，穿山甲30g，乳香、没药各90g，小茴香、全蝎、乌梢蛇、姜黄各60g，芝麻油6000mL。将上药味浸泡于油中，春夏五日夜，秋冬七日夜，用铁锅文火慢熬，待药煎至焦枯，离火待温，用纱布滤去药渣，复煎油至滴水不散，称净油重量，每油500mL，加炒透黄丹，春夏195g，秋冬210g，边下丹边用桑枝或槐枝搅动，令丹充分融化于油中，慢火缓熬至油乌黑或深褐色为度，离火待微温收膏。放半个月去火毒，即可摊于纸或布上，贴于患处。

此膏温经散寒、活血通络，用于风湿痹痛，跌打伤痛，颈腰椎突，肩臂腰脊髋膝等处疼痛麻木，活动不便。

按语：独活寄生汤加减用于风湿痹痛日久或颈腰椎突出等症，内服外敷加泡酒缓饮，其效甚稳。若加贴通痹止痛膏药，其效更佳。我几乎每天都接诊此类患者，费用不多，效果不俗，患者乐于接受。此方以补肝肾、养气血为君，活血通络为臣，随症加药为佐使，标本兼治，故对年久患者，肝肾脾胃俱虚，精血不足，关节不利，疼痛麻木等症，运用得当，均能获得良好效果。但对风寒湿热诸痹初起、实邪未去者，应审证求因，对证用药，不可概用此方统治，以免滞邪。

天麻钩藤汤合血府逐瘀汤加减治疗肝阳上亢头痛眩晕

组成：天麻、钩藤各 18g，蝉蜕、僵蚕、白芍、生牡蛎、赭石各 15g，生地黄 24g，桃仁、红花各 12g，丹参 30g，水蛭、地龙各 9g，黄芩 15g，甘草 3g。

功用：平肝潜阳，活血通络。主治肝阳上亢，头脑胀痛，目赤耳鸣，面赤如醉，头重脚轻，眩晕昏仆，口眼㖞斜，心烦易怒，口苦胁满，或四肢震颤，以及妇女经血瘀阻，行经不畅，胸胁刺痛，脉弦实有力，舌质暗红，舌苔黄腻等症。

方解：天麻、钩藤、蝉蜕、僵蚕平肝息风为君；白芍、牡蛎、地龙、赭石潜阳为臣；生地黄凉血，黄芩清热，桃仁、红花、丹参活血，水蛭化瘀通络，俱为佐、使；甘草和诸药而清热。共成平肝潜阳、清热凉血、化瘀通络之功。用以治疗肝阳上亢、肝经血热而致头痛脑胀、眩晕烦闷、胁满口苦，或中风先兆之脑梗死、脑栓塞等症。

加减：脉不盛实，血压不甚高者，减去赭石、地龙、水蛭之重镇潜阳、活血化瘀太过之品，用余药调之。肝气盛实者不可减。阳亢血热甚者，酌加水牛角、生龟甲、羚羊角、生石膏等味适量。

体会：本方为我数十年用于肝气盛实、肝经血热之经验方。临证加减，对于高血压、脑梗死、脑栓塞初起较轻者，屡获良效。若神志不清、痰涎壅盛者，可用安宫牛黄丸或万氏牛黄清心丸，鲜竹沥和服。

治验 1　头痛欲爆　甄某，男，39 岁。2005 年 12 月 20 日上午 10 时许，数人搀扶来诊。自述近 20 日频频会客，饮酒过量，初感头痛眩晕加重，7 日前傍晚突觉耳鸣脑胀，烦闷欲呕，几乎处于半昏迷状态。到某大医院磁共振检查为"脑梗死"，血压陡升至 240/120mmHg，急欲手术，未允，住院 6 日，症状有增无减。视患者面色红赤，情绪不安，甚至抱头呻吟。观其舌质暗红，舌苔黄厚微腻，脉来洪实而弦，鼓指有力。辨证：肝气盛实，血热上壅。治法：平肝潜阳，凉血降逆。用本方加羚羊角 6g（另煎兑服），生石膏 60g，以清热降火、凉血息风。2 剂。嘱其速煎频服，若头煎服下不能明显减轻耳鸣头痛、眩晕恶心，仍需急到医院治疗，万万不可迟缓！并令其保持通讯联系。12 月 21 日上午 9 时患者电话告知：头痛耳鸣减轻过半，眩晕烦呕平息。

12 月 23 日患者来诊，见其精神状况与 20 日相比判若两人。面色红退，脉来势缓。上方生石膏、羚羊角量减半，不可过于寒凉，丹参量加至 120g，续服 5

剂。随访 3 年，肝阳亢盛、耳鸣头痛未再复作。

按语：此例患者与我交往 30 年，对我信任有加，故强行离开医院，执意要我诊治。平素体健，性格开朗。如不频繁饮酒，并无明显阳亢症状。此次因年终应酬过多，故致血压突升，血热上壅，而致此状。若不用重剂平肝潜阳、凉血降逆、活血化瘀之味，恐难速见其效。

治验 2　阳亢血热　李某，女，40 岁。1979 年 3 月 1 日诊。自述每月经水提前 7 天以上，血色暗红有块，经期头痛脑胀，心烦易怒，口苦胁满，情绪烦躁，容易动怒。平时睡眠不好亦头痛，饮酒头更痛。视患者形体偏瘦，面色失润，隐隐暗红，舌质深红，苔少乏津，脉来沉数。辨证：肝气过旺，肝经血热。治法：平肝潜阳，凉血调经。用本方去桃仁、红花、水蛭活血化瘀猛药，加泽兰、牡丹皮、当归各 12g，以凉血活血调经，以治阳亢血热头痛、月经超前。5 剂。前三煎内服，四煎加陈醋 250mL，待温泡足半小时。忌饮酒，勿食辛辣燥热上火之物，尽量保持情绪稳定，少生气动怒。

3 月 9 日二诊。自诉上药 5 剂服后，头痛心烦、胁满、口苦减轻，其余无明显变化。上方再加酸枣仁 12g，灵芝 15g，以改善睡眠，再服 5 剂，继续调调。5 剂尽剂，下月再诊。

4 月 11 日三诊。自诉此次月经超前 3 天，色正红，无血块，近 5 天结束。经期头痛烦热等症明显减轻，精神、睡眠也基本正常。病已向愈，可停服汤药，将二诊方取 5 剂，研末蜜丸，每服 9g，日服 3 次，温开水送服。

询访 1 年余，头痛未再明显复作，月经期亦无不适症状。

治验 3　阳亢头痛　陈某，男，45 岁。2001 年 9 月 20 日诊。自述头痛十余年，吃过很多药，有效无效都有，总难治愈。凡遇心情不好，或饮酒，或失眠，都能引起头痛。经常心烦口苦，两胁胀闷，容易动怒。视患者面色暗青，舌质暗红，舌苔黄厚微燥，脉象弦实有力。辨证：肝阳上亢，湿热瘀阻。治法：清热利湿，平肝潜阳。用本方去僵蚕之息风、水蛭之化瘀、赭石之重镇，加龙胆草协黄芩清利肝胆湿热，合众药以平肝潜阳、活瘀止痛。5 剂，煎服法同治验 2。

9 月 28 日二诊。自述头痛胁满、口苦烦闷减轻，心情稍好。上方续 7 剂汤药，另取 7 剂为丸，每服 9g，日服 3 次，温开水送服。忌酒半年，勿食辛辣上火之物，保障睡眠，情绪稳定。经常用野芹菜煎水，加陈醋泡足。

询访：自服汤药 12 剂、丸药 1 料后，不饮酒过多致醉，或失眠动怒，头即不痛，或痛亦明显很轻，稍加休息自愈。

治验 4　眩晕头痛　孙某，女，35 岁。1977 年 8 月 3 日诊。自诉眩晕头痛近 10 年，血压偏高，心烦易怒，经血紫黑，有块状，血行不畅，小腹刺痛，胁满口苦，乳房胀痛，睡眠多梦惊恐，精神不爽。视患者面色暗红乏泽，唇甲淡紫，舌质紫暗，舌苔薄黄乏津，脉来沉弦而涩，重按不散。辨证：肝阳偏亢，肝血瘀滞。治法：平肝潜阳，活血化瘀。用本方 5 剂，每剂煎服 3 次，1 日服 2 次，1 天半服 1 剂，缓服有利吸收。四煎宽水煎数沸，加陈醋 250mL，泡足半小时，以调理气血、舒通经脉。

8 月 12 日二诊。此次月经提前 3 天而至，现正在经期。血块减少，紫黑色稍浅，乳胀腹痛亦轻。此为药已对症，可停服汤药扫荡急攻，改用丸散缓调。原方取 7 剂，共研细末，每服 9g，日服 3 次，温开水送服。忌生冷及过食辛辣油腻之物，生冷则寒凝，辣腻则生热，俱当避之。

询访：散剂共服 2 月余，此后月经基本正常，头痛未复。

治验 5　瘀积头痛　张某，男，46 岁。1999 年 7 月 20 日诊。自述经常头痛脑胀，全身困倦重着，人处于懒惰状态，甚则胸胁刺痛，脘闷口苦。经检查血脂过高，有中度脂肪肝，别无他病。7 年前头、胸、背有过外伤，当时头胸背胁疼痛 1 月余，经治疗 3 年未痛，近又复痛如初。视患者形体偏胖，肤色淡紫暗灰，动作迟缓，唇舌亦紫暗之泽，舌质暗红，舌苔厚灰而腻，脉来沉迟弦革，全无缓和之象。患者体胖脂厚，色暗行缓，脉来迟弦，皆形有余而气不足之征。加之宿疾外伤头胸及背，故见以上诸症。气虚血瘀，倦惰生矣。治宜活血化瘀，疏通内外。用本方去赭、牡、蝉、蚕 4 味息风潜阳之药，加生黄芪、当归、乌药以益气活血而行周身之气。5 剂。前三煎内服，四煎加醋泡足。

7 月 27 日二诊。上药服后，头脑及全身已觉轻松。方已对症，续服 5 剂。

8 月 5 日三诊。症状续有减轻，患者要求配制丸药，服用方便。即将上方加山楂 15g 以消脂，加苍术 12g 以燥湿，取 10 剂，共研细末，水丸，每服 9g，日服 3 次，温开水送服。忌酒及荤腥油腻食物，加强体育运动。

询访多年，患者谨遵医嘱，首先限制"口福"，经常运动。丸药服近 3 个月，化验检查一切正常。不适症状逐渐消失，恢复健康。

治验 6　胸胁刺痛　李某，男，48 岁。1990 年 7 月 3 日诊。自述经常怄闷气，饮闷酒，久则胸前隐隐闷痛，偶感刺痛，以后经常胸胁痛如针扎，绵绵不绝，时轻时重。若遇心情不好或阴雨天、闷热天，闷痛更甚。经医院反复检查，一切正常。视患者面色微见隐隐紫暗，肤色失润，舌质暗红，舌苔灰腻，花剥不匀，脉来沉涩，兼见弦革，按之不散。辨证：气郁血瘀，胸阳不振。治法：活血散瘀，宽胸理气。方用瓜蒌薤白半夏白酒方合本方加减，瓜蒌皮、薤白各12g，半夏9g，生黄芪15g，川芎、当归、红花、桃仁各9g，丹参30g，水蛭6g，桔梗9g，乌药12g，甘草6g，生姜3片，5剂。水煎服，温黄酒适量为引。四煎加陈醋泡足。前5味温阳益气宽胸，中6味养血活血祛瘀，桔梗为舟楫载药上行，乌药行周身之气、散寒止痛，甘草和药，生姜温胃。合而助阳散寒、活血通络，用以治疗胸阳不振、血瘀刺痛。

7月10日二诊。自述胸胁刺痛减轻，精神亦感爽快，睡眠、饮食也有改善。上方续服3剂，煎服泡足。另取5剂共研细末，每服9g，日服3次，温黄酒或白开水送服。

随访：上诊末药尚未尽剂，症状完全消除，至今已20年，旧疾未复。

治验7　胃痛头痛　宋某，男，成人。2005年11月20日诊。自述每次胃先胀气刺痛，痛甚时难忍，继之痛连头颅，痛甚欲呕，吐出酸水稍缓，如此已有15年之久。胃镜检查为"反流型胃炎伴黏膜脱落充血"。门诊、住院治疗很多次，从未痊愈，且越痛越甚，几乎不知如何是好。视患者面色憔悴，舌质暗红，舌苔花剥，厚而微腻，脉来沉迟，微见弦革。询问得知，患者嗜酒有瘾，宁不吃饭，不可无酒。故屡治难愈，屡治屡发，愈发愈甚，无药可治。"病人不忌嘴，跑断大夫腿"之说，不无道理。今欲治愈此病，首要就是戒酒，一日三餐，按时定量，不可饥饱无度，凡一切刺激肠胃的食物俱当禁忌。再辨证用药，方可治愈。辨证：气滞血瘀。治法：理气活血。胃为多气多血之腑，外合足阳明经上循行至头两侧至太阳穴，故胃痛头亦痛，皆气郁血瘀所致。用本方加减，天麻、川芎、白芷各9g，葛根、白芍、生地黄、丹参各15g，红花、桃仁各6g，牡蛎、海螵蛸各12g，陈皮、木香各9g，甘草3g，大米30g。天麻、川芎、白芷、葛根疏风活血，升发胃阳，内至胃腑，外循经络，以治胃痛头痛；白芍、生地黄、丹参养阴凉血活血，以治充血、糜烂；红花、桃仁以活胃腑积瘀；牡蛎、海螵蛸用以制胃酸而愈其溃疡，以止胃痛；陈皮、木香、甘草、大米理气和胃养胃。合而升发胃气，平和阴阳，兼以祛瘀活血，理气安胃，用以治疗气郁血瘀之胃痛头痛。5剂，前三煎内服，四煎加醋泡足。

11月29日二诊。自诉滴酒未沾，药已尽剂，病轻多矣。上方续服5剂。

12月7日三诊。自述胃已基本不痛，头痛症状消失。上方再取5剂煎服，另取7剂，共研细末。待汤剂服尽剂，末药每服9g，日服3次，温开水或稀粥和服。嘱患者忌口3年，适寒温，保睡眠，适劳逸，寄希病愈不发。

3年后顺访：上药服后，头痛胃痛未见明显复发，劳作无碍。

治验8　痛经头痛　俞某，女，39岁。1997年5月5日诊。自述连续5年，每欲行经前3天即头痛，必待经净5天后头痛缓解。经血暗红有块，见红前一天小腹胀痛，时有刺痛如刀割状，令人心烦郁怒，茶饭不思，全身不适。视患者精神不宁，显见不悦，面色暗紫而灰，舌质深红，边有瘀斑暗紫，舌苔灰腻不匀，脉来迟涩，沉取不散。辨证：寒凝下焦，经行不畅。治法：温经活血，通络止痛。用本方加减，内服、泡足。天麻、钩藤、蝉蜕各12g，地龙9g，川芎、当归、赤芍各12g，丹参18g，红花、桃仁各9g，肉桂、附子、炙甘草各6g。天麻、钩藤、蝉蜕、地龙平肝潜阳，以治经期头痛；川芎、当归、赤芍、丹参、桃仁、红花活血祛瘀，而调血海冲任；附、桂、甘草温经散寒缓急，引火归原，而暖下焦，以助群药之力，而平经行腹痛、头痛。5剂，内服、泡足照上例。

5月11日二诊。此次月经已停，服药第3剂头痛、腹痛减轻，5剂尽剂，经停疼痛亦停，唯觉精神仍然欠佳。上方去附、桂之辛热，易以香附12g，疏肝理气调经；加大枣3枚，协甘草以和营卫。5剂，煎服法同上诊。待下次行经前7天，此方再服5剂。询访：经行前又服5剂，提前调理，经期头、腹基本未痛；复于下月行经前7天又服5剂，头、腹未再疼痛，精神、饮食正常。

治验9　头痛肢强　刘某，男，27岁。2010年4月10日诊。家属代诉：因斗气偷服农药加白酒，发现时即见全身僵硬，目瞪神滞，口出涎沫，急送医院诊断为"有机磷农药中毒"。通过灌肠洗胃等法治疗，7日后脱险，又住院十余日，唯剩肢体强硬、头痛、腿软不见明显好转而出院。现在弯腰及四肢屈伸都不便，指趾僵硬，难以屈伸，时呼头痛，神情呆滞，食欲减退，委靡不振。视患者沉默不语，神情迟钝，面无光泽，舌质暗红，舌苔灰腻，脉来迟涩不齐。辨证：情志抑郁，血脉失和。治法：疏肝解郁，活血通络。用本方平肝潜阳重剂，减为轻剂，天麻、钩藤、蝉蜕、僵蚕、白芍、生地黄、黄芩各15g，石菖蒲、远志、胆南星各12g，丹参18g，红花、桃仁各9g，乌药12g，甘草6g，绿豆15g，大米30g，5剂。前三煎内服，四煎宽水，煮数沸，加陈醋250mL泡手、足半小时。忌酒及辛辣油腻燥热食物。勿受精神刺激，适当肢体运动。

4月17日二诊。自述上药服后头痛减轻，肢体活动稍觉灵活，服药前手指弯曲僵硬，他人用手掰，屈伸亦难，现可勉强屈伸，食欲稍振，饮食知味，精神依然不振。患者此次自来，亦能自主表述，神情微爽，服药已经见效。复诊其脉，原迟涩不齐今转为细缓无力，病有转机，上方续服 5 剂。

4 月 24 日三诊。患者病情续有好转，手指亦能基本伸直，走路较前稳健，思维语言基本正常。上方加续断、狗脊各 15g，以健筋骨。7 剂，内服外泡。另取 7 剂，共研细末，每服 9g，日服 3 次，温开水送服。嘱患者适当锻炼，切勿久坐久睡，要与人交流，不可一人独思。若适当劳作，有利早日康复。

询访：以上汤剂、末药尽剂，已能外出打工。

治验 10　阳亢血瘀　刘某，男，59 岁。1990 年 1 月 2 日诊。自述经常头顶胀痛，时感眩晕，血压无明显异常，双下肢静脉曲张，双腿重着无力，肤色大块紫暗，时退时现。近 3 年膝下漫肿，行走更加乏力。在医院检查为"脉管炎"，治疗效果不明显。观患者双膝下大面积瘀肿，按之软硬不匀，肤色淡紫，重按呼痛，舌质暗红，有明显瘀斑，舌苔微厚灰腻，脉来弦迟有力。辨证：肝阳上亢，肝血瘀阻。治法：平肝潜阳，活血通络。用本方 5 剂，前三煎内服，四煎加陈醋泡洗。

1 月 8 日二诊。自述头痛减轻，肿消一半。仍觉头重脚轻，全身乏力。上方减去重镇潜阳药赭石、牡蛎，加养血舒筋药当归 12g，续断 15g，续服 5 剂。

1 月 14 日三诊。患者头已不痛，瘀肿基本消尽。见其有厌服汤药之意，将二诊方取 7 剂，研末蜜丸，每服 9g，日服 3 次，温开水送服。

询访：服药后病情偶有反复，但较服药前为轻，不碍劳作。

治验 11　颈痛指麻　李某，女，37 岁。2000 年 9 月 1 日诊。患颈椎病已 9 年，眩晕颈强，低头便晕，甚至眼前发黑，脑后高骨处如重物挤压，沉重胀痛，肩臂手指麻强，深感不适。视患者脉舌无明显异常，唯左手脉来微见弦象，情绪不安，面带愁容。辨证：肝风上扰，故见眩晕；血脉失活，因而肢麻。病为颈椎"椎突"无疑。治法：平肝息风，活血通络。用本方去赭、牡、黄芩潜阳清热药，加桂枝 9g，当归 12g，姜黄 9g，以活血温阳，去肩臂死血，而治臂痛指麻。5 剂，前三煎内服，药渣加陈醋、白酒适量，加热布包热敷颈、肩、臂、指，冷则加热再敷不计时。勿灼伤皮肤，注意保暖。

9 月 7 日二诊。患者告知头痛眩晕指麻减轻。此为方药已经对症，当连续治疗。再取 7 剂，服用法同上诊。

9 月 15 日三诊。自述肩臂痛、手指麻木明显减轻，颈胀头晕稍微好转。上方续服 7 剂，另取 7 剂为丸缓服。询访：颈椎病虽未完全治愈，但症状已去大半，肩臂手指疼痛麻木明显减轻，劳作无碍。

治验 12 四肢抖颤 梁某，女，71 岁。2005 年 9 月 5 日诊。自述双手发抖，肘臂无力，握物不遂，穿衣艰难，端碗握筷吃力，患病至今，已有 15 年之久。多家医院检查，都说是"帕金森病"，治疗无明显好转。视患者精神尚可，形体偏瘦，面色微黑隐隐透红，舌质正红，苔白浸润，诊脉不便，因其双手抖颤，难以切诊。辨证：肝虚风燥，经脉拘挛。治法：平肝息风，舒筋润燥。用本方去牡蛎、赭石、水蛭潜阳化瘀之味，加全蝎 6g 以息风镇痉；当归、续断、伸筋草各 12g，以养血舒筋，5 剂。前三煎内服，药渣加陈醋、白酒各 25mL，拌匀加热，布包温敷四肢肘、膝、腕、手、足踝，冷则加热再敷不计时。注意保暖，敷时勿烫伤皮肤。亦可将药渣加水 10L 左右，煎开后加陈醋、白酒各100 ~ 150mL，趁热先熏，待温泡手足半小时，1 日泡 2 ~ 3 次。

9 月 12 日二诊。自述上药尽剂，手亦能端碗握筷，穿衣亦可自理，抖颤减轻过半。患者可配合切诊，脉来弦涩，沉取欲散。肝血不足，经脉失养，以致四肢抖颤。息风润燥、养血舒筋仍为正法。上方归、断、伸筋草量各加 3g，续服 5剂，服用法同上诊。

9 月 18 日三诊。自述生活完全可以自理，亦可做简单家务，抖颤消除。为巩固疗效，嘱将二诊方取 5 剂，研末蜜丸，每服 6g，日服 3 次，温开水送服。常用木瓜、伸筋草各 60g，煎水加陈醋 150mL，温泡手足，继续注意保暖，保障睡眠，勿过度劳累。

随访 3 年，旧疾未复，生活完全自理，做饭洗衣自如。在与梁某治疗同时，尚有李某、史某等数人，亦用本方略加化裁，几乎与梁某药物相同，皆临床治愈，劳作恢复正常，询访 3 年病愈未复。

按语：此方平肝潜阳、活血化瘀之功甚良。用于肝阳上亢、血脉瘀阻之头痛眩晕、脑梗死、颈椎肥大突出，以及脉管炎、静脉曲张、帕金森病等病，而致疼痛瘀肿，肢体困倦，或麻木不仁，或心血瘀阻，胸闷刺痛，四肢抖颤等症，加减得当，每获满意效果。以上举例，可见一斑。但所举案例，远未能完全反映本方之实有功效。因为篇幅所限，治验暂举以上 12 例。

茵陈蒿汤合血府逐瘀汤加减治疗肝病胰腺病

组成：茵陈蒿 30g，山栀子 15g，酒制大黄 9g，当归、赤芍、生地黄各 15g，丹参 30g，柴胡、醋制香附、桃仁、红花各 15g，白花蛇舌草、半枝莲各 18g，甘草 3g。

功用：清热利湿，活血化瘀。用于黄疸湿热偏盛，气郁血瘀，烦渴脘闷，溺赤便秘，以及慢性肝炎时日延久，反复肝功能异常，而致肝硬化早期，肝区隐隐刺痛，或慢性胰腺炎反复发病，以及慢性坏死性胰腺炎、胰腺癌等症。

方解：前3味为茵陈蒿汤，清热利湿退黄，用于湿热阳黄；当归、赤芍、生地黄、丹参凉血活血；柴胡、香附疏肝理气；桃仁、红花、白花蛇舌草、半枝莲、甘草清热解毒，消肿散结。用以治疗湿热偏盛、肝气郁结、肝血不活之湿热黄疸、早期肝硬化、慢性胰腺炎、胰腺癌等症，有一定效果。临证加减，不可泥守。

加减：脾胃虚弱者，选用党参、白术、陈皮、砂仁、鸡内金、炒山楂等味；气滞脘胀、脘腹疼痛者，选用木香、延胡索、郁金、乌药、沉香、枳实、厚朴等；热盛烦渴、便秘溺赤者，选加天花粉、芦根、麦冬、水牛角、玄参、车前子、郁李仁等；肝功能异常，反复偏高，食欲不振，肝区胀闷隐痛者，选加红木香（五味子根）、矮地茶、叶下珠、石见穿（紫参）、藤梨根、藿香、苍术、薏苡仁、陈皮、砂仁等；肝硬化较重者，审慎加用醋制鳖甲、穿山甲、三棱、莪术、急性子、水蛭、醋制大戟、甘遂等（后2味禁止与甘草同用！此8味药性猛烈，非肝硬化腹水及癌肿不可轻用。用量亦不可大）。余随症。

治验1　坏死性胰腺炎危症　王某，女，62岁。2005年10月9日诊。患者丈夫代诉：2个月前脘腹疼痛伴呕吐，当地以胃病治疗无效，送某大医院诊断为"坏死性胰腺炎"，急需手术，继之又查出冠心病、糖尿病、脑梗死（曾3次中风偏瘫），又不能手术，勉强住院3天，耗资2万，无奈出院，并言最多能活7天。视患者面色灰暗，精神委靡，头倾不语，行坐不稳，一派羸弱之象，舌质灰暗，舌苔灰燥，脉来细弦，按之不散。辨证：脾虚湿盛，肝血不活。治法：清热利湿，活血散结。用本方加减，茵陈18g，栀子12g，酒大黄6g，丹参24g，桃仁、红花各9g，当归、赤芍各12g，白术、陈皮各9g，木香、香附各6g，党参15g，甘草3g，大米30g，3剂。

10月13日二诊。自述上药服至2剂，饮食知味，夜能入睡，脘腹胀痛减轻，唯觉矢气增多。见患者行走可不用人扶，精神稍振，面色、舌苔灰暗微退，脉转小缓，病有转机也。嘱上方续服3剂。

10月18日三诊。病情续向好转，脘腹已不胀痛，睡眠、饮食恢复，精神气色亦可。二诊方再服3剂。

10月22日四诊。自述脘腹胀痛消尽，饮食恢复到病前水平，唯感头晕微痛，右侧肢体沉重乏力，行走不稳，似欲再次"中风"。思患者已经 3 次中风，其症状颇似中风先兆，不能不防。将本方药味减量，另加天麻、钩藤、僵蚕、蝉蜕各 12g，防风、黄芪各 15g，续服 5 剂。前三煎内服，四煎加醋泡足。

随访 2 年，诸病未复，能做日常家务。

治验 2　坏死性胰腺炎术后反复　张某，女，71 岁。2006 年 12 月 3 日诊。自述 3 年前春天，始觉腹胀疼痛，进食则甚，继则胀痛不止，在某大医院诊断为"坏死性胰腺炎"，住院手术治疗共 2 月余，回家不到半年复发，又住院 2 月余。出院后未间断吃药打针，腹痛仍然持续不止，饮食只限稀粥，身体难以支撑。视患者面色萎黄，舌质暗淡，舌苔白厚微腻，脉来细弦，沉取不散。辨证：脾虚气滞，肝血失和。治法：疏肝活血，健脾理气。用本方加减、柴胡、香附各 12g，酒大黄 6g，丹参 15g，当归、赤芍各 12g，桃仁、红花各 6g，党参、白术各 15g，陈皮、木香各 9g，甘草 6g，大米 30g，3 剂。前三煎内服，四煎加醋泡足。

12 月 7 日二诊。自述腹胀疼痛消失，饮食知味，精神稍振。病已好转，上方续服 3 剂。嘱其不可暴饮暴食，辛辣油腻及一切发病之物皆当禁忌，否则病发难治。

12 月 16 日三诊。患者精神气色续有好转，六脉缓匀，病趋稳定，上方续服 5 剂，2 日 1 剂缓服。禁忌不可疏忽。

翌年 5 月随访：患者身体已恢复八成。续访半年，旧疾未复。

治验 3　慢性胰腺炎反复发作　彭某，男，39 岁。2007 年 2 月 20 日诊。自诉腹胀腹痛数月，某大医院诊断为"慢性胰腺炎"。住院治疗 1 月余，症状减轻，出院不久，又反复发作，腹痛胀气，以右下腹为甚，进饮食更剧，无力劳作。视患者面色萎黄晦暗，舌质暗紫，舌苔黄厚微燥，脉来沉弦而滑。辨证：湿热偏盛，气郁血瘀。治法：清热利湿，活血散瘀。用本方去白花蛇舌草、半枝莲清热解毒之味，加理气和胃之品，木香 6g，陈皮 6g，大米 30g。3 剂。

2 月 25 日二诊。自述腹痛胀气大减，饮食知味，稍有精神，能干轻活。病有好转，续服 3 剂。

3 月 1 日三诊。病情续有明显好转，症状基本消除，饮食、劳作已无大碍。嘱原方续服数剂，冀希巩固。6 月末随访，患者饮食、劳作正常，旧疾未见明显复发。因患者经济拮据，嘱其可暂不服药，但要饮食注意，千万勿食难以消化及发病之物，勿过度劳累，注意勿感冒。

治验4 胰头癌拒绝手术 洪某，男，35岁。2009年4月15日初诊。起初胃痛胃胀，继觉厌食欲呕，全身困倦，奇痒，到某大医院做磁共振检查，专家会诊，诊断为"胰头癌"，癌肿直径5.5cm，胆管挤压，黄疸指数很高，故全身奇痒，厌食欲呕。欲5天内手术，否则寿命不超过3个月。因知手术有风险，家人坚决拒绝，出院保守治疗。视患者全身肤色发黄，精神不佳，舌质暗红，舌苔黄厚微腻，脉来滑实有力。辨证：湿热盛实，血瘀毒滞。治法：清热利湿，解毒散结。用本方加大米30g，护胃养胃，5剂。1日1剂，前三煎内服，务使大便通畅，小便量多；四煎加陈醋泡足。忌食一切辛辣油腻及发病之物，保障睡眠，勿过度活动。

4月21日二诊。自述药服至第4剂，全身奇痒消失，唯剩手足心依然奇痒，胃胀胃痛减轻。药已对症，上方续服。嘱患者服至20剂后，仍到原诊断医院复查。

5月7日三诊。自述遵嘱复查，医院感到吃惊，专家、主任都问我用何方法治疗？患者如实告知，他们不信，只说奇怪。嘱原方续服20日再复查。

5月30日四诊。自述全身症状早已完全消失，身体与病前无异。二次复查，医院更为惊讶，说其病完全治愈，追问到底用啥药治疗？仍以实话告知，他们依然不信。并问患者花多少费用，实话告知，花费两千余元，他们不信。病治至此，可不再煎服汤药，用原方加党参、白术、薏苡仁各15g，木香6g，陈皮、砂仁各9g，以健脾和胃。取7剂，共研细末，每服9g，日服3次，温开水送服。随访：患者半年后又复查1次，一切正常。追访2年，病未复发，工作无误。

治验5 胰腺尾癌晚期 黎某，男，72岁。2009年11月20日初诊。患者妻告知：自10月上旬做结肠息肉手术后，体质逐渐下降，右腹部隐痛日甚，检查诊断为"胰腺尾癌"，癌肿直径4.8cm，疑癌细胞转移肝脏，不能手术。专家会诊说："难活过年底。"现不能吃东西，稍进食便腹胀腹痛，患者尚不知实情。视患者形体消瘦，面色憔悴，言语断续，声音低微，舌质淡暗，苔微黄腻，脉来细弦，沉取微数，按之不散。辨证：肝实脾虚，气滞血瘀。治法：健脾益气，活血散结。本方加人参9g，白术12g，陈皮、木香各6g，大米30g，大枣3枚，以健脾理气。5剂。

11月27日二诊。自述上药服后腹痛稍减，大便变稀，1日2～3次，知饥思食。药已中病，续服7剂。嘱每剂药四煎加醋泡足，勿食辛辣油腻及难消化之物，注意保暖，保障睡眠。药服至20剂复查。

12 月 28 日三诊。患者妻告知：癌肿消去 1.2cm，专家说效果很好，继续治疗。精神气色有好转，原方汤药续服，另加服鳖甲煎丸，1 次 3g，1 日 2 次。

2010 年 1 月 28 日四诊。患者病情续有好转，春节将临，节后再诊。上方汤药与鳖甲煎丸续服，忌口不可稍懈。

3 月 6 日五诊。观患者精神状况，与初诊时无异，甚至还差。问及原因，家属告知：患者春节忌口松懈，贪玩过累，节后身体渐差，食欲不佳，多食腹部胀痛，或 2～3 日大便 1 次，或 1 日 2～3 次，日见消瘦，医院不予收治。诊其脉象细弱无力，正气虚羸，病反复矣。复用本方加减，先扶助正气为主，治疗本病为辅。人参、白术、茯苓各 12g，陈皮、砂仁、木香各 6g，当归、赤芍各 9g，丹参 18g，红花 6g，白花蛇舌草 12g，甘草 3g，大枣 3 枚，大米 30g，续服。

5 月 5 日六诊。患者家属告知：上药服至 10 剂后，病情基本稳定，精神等方面亦可。"五一"过节，孩子们回来，玩得高兴，饮食、休息无规律，病情又见反复。见患者病情再度反复，精神气色俱差，形体继续消瘦，此时即如大堤崩溃，大势去矣！无奈之下，勉强嘱其将五诊方浓煎缓服，以延缓时日，唯待"油干灯灭"。非为医者心不仁慈，实乃病情至此，已无回天之力。后悉，患者于 6 月底安然辞世。自服中药起至生命结束半年中，无明显痛苦。

附记：比李某晚病 3 个月的张男，65 岁，病同，未手术，亦未服中药，放化疗数次，于 4 月中旬病逝。附记意义：用中药调理得当，可减少患者痛苦，延长寿命。这是我几十年之经验体会，信与不信，案例即为其证。

治验 6 早期肝硬化 李某，男，21 岁。1995 年 7 月 2 日诊。自述乙肝"大三阳"，各项肝功都高，持续 2 年余，治疗不断，病情反复不定。B 超检查，肝纹理增粗，出现早期肝硬化。食欲不振，全身倦怠，精神压力很大。视患者情绪烦躁，面带愁容，舌质暗灰，舌苔黄厚微腻，脉来滑数，两关兼弦，沉取有力。辨证：湿热偏盛，肝血失和。治法：清热利湿，活血散瘀。用本方加红木香、垂盆草各 15g，大米 30g，大枣 3 枚，以利湿降酶和胃。连服 1 个月复查。

8 月 9 日二诊。自述肝功各项酶、胆红素下降明显，已接近正常，"大三阳"全部转阴，尚未出现"抗体"，肝纹理增粗治疗效果尚不明显，食欲增加，疲劳减轻。上方再加醋制鳖甲 9g，以软坚散结，续服 1 个月复查。

9 月 10 日三诊。自述肝功全部正常，肝纹理较前清晰，全身症状完全消除。嘱患者汤药续服 1 个月，另取 10 剂研末，每服 9g，日服 3 次，蜂蜜水调服，2 个月后再复查。随访 3 年，后复查多次，肝功各项正常，病未反复，劳作如常。

治验 7 早期肝硬化少量腹水 庞某，女，43 岁。1995 年 5 月 10 日诊。自述乙肝"小三阳"，经常出现肝功异常，近来检查肝纹理增粗，已出现早期肝硬化。容易感冒，常发低热，肝区隐痛，胃脘胀满，睡眠不实，全身疲倦。染病至今，已近 10 年。视患者面色憔悴，精神不佳，舌质淡紫灰暗，舌苔微黄厚腻，脉来细弦而数，沉取无力。辨证：肝阴虚损，肝血失活。治法：柔肝养阴，清退虚热。思患者病久体虚，邪恋伤正，用药不可专以治标，仍用本方加减。茵陈 18g，山栀子 9g，酒制大黄 6g，当归、赤芍、生地黄各 12g，桃仁、红花各 6g，丹参 15g，醋制鳖甲、知母、地骨皮各 9g，党参 15g，白术 12g，甘草 3g，大米 30g，陈皮 6g，服至 1 个月复查。

6 月 12 日二诊。自述低热已退，食欲一般，精神尚可。经复查肝功正常，"小三阳"转阴，少量腹水已无，其余同前。脉象细数转为细缓，舌质灰暗、苔厚腻已明显退去，色见亮泽。上方续服 1 个月；再用上方加木香 15g，砂仁 6g，理气和胃止痛，取 10 剂，研末，蜜丸，每服 9g，日服 3 次，温开水或稀粥和服。

随访 15 年，患者身体虽较虚弱，但每年复查肝脾，无明显异常，体重略有增加，劳作无明显影响。按患者说法，比她得病晚、年龄小的同病患者，都陆续病逝。自己三十多岁得病，五十多岁仍然尚在，已感幸运。

治验 8 多病体弱兼肝纤维化 郜某，女，54 岁。1990 年 8 月 5 日诊。自述一生病魔缠身，糖尿病、冠心病、胃溃疡、大腿内生大疮卧床数月不起、腰椎间盘突出等，近一年多又莫名其妙得了"肝纤维化"，反复查肝功、"两对半"都正常。不知为何得的肝硬化？全身疲倦，胃胀隐痛，不能劳作。视患者形体消瘦，面色黑黄，精神不佳，舌质淡紫而暗，有瘀血斑，舌苔薄灰微腻，脉来迟涩，时兼弦象。辨证：气郁血瘀，肝脾失和。治法：疏肝理气，健脾和胃。用本方加减，党参 15g，白术 12g，陈皮、砂仁各 6g，柴胡、醋制香附各 9g，生地黄、当归、赤芍各 12g，丹参 18g，酒制大黄 6g，醋制鳖甲 9g，甘草 3g，大米 30g，大枣 3 枚，7 剂。前三煎内服，四煎加陈醋 150mL 泡足，忌辛辣荤腥油腻及生冷发病食物，注意感冒，保障睡眠，要心情舒缓，不可压抑恚怒。

8 月 15 日二诊。自述上药服后肝胃隐痛减轻，食量微增，精神略振。嘱上方再服 1 个月复查肝胆 B 超。

9 月 16 日三诊。自述精神、饮食续有明显好转，肝胆 B 超检查无变化，肝功各项、"两对半"、DNA 病毒都正常。上方再加醋制水蛭 3g，红花、桃仁各

6g，以活血散瘀。取 10 剂，共研细末，每服 9g，日服 3 次，稀粥、蜂蜜水、白开水送服均可。2 个月后复查。

11 月 18 日三诊。自述检查结果与上次略同，肝纹理增粗稍见清晰。精神、饮食正常，无明显不适感，干轻活无碍。嘱患者末药续服，禁忌不可疏忽。

随访 10 年，肝病未完全治愈，但无明显症状，饮食劳作正常。

治验 9　肝癌晚期　钱某，男，59 岁。2001 年 9 月 10 日诊。家属告知：胃痛多年，后痛不可忍，上月到大医院检查确诊为"肝癌晚期，癌细胞转移至胃、胰腺、结肠等多处"，不能手术，放化疗恐难承受，寿命难出 3 个月，劝回家静养。本人性格暴躁，经常怄气，最近饮食稍微沾油，立即疼痛难忍。视患者肝胃处鼓起，用手抚摸轻按，坚硬如石，硬块超过 12cm，面色黄黑，隐隐透出暗青，形体消瘦，情绪烦躁，舌质暗紫，舌苔灰腻，脉来弦迟，沉取微实。辨证：湿热中阻，肝血失活。治法：清热利湿，软坚化结。患者病情至此，唯有尽力缓解症状，减轻疼痛，延缓寿命。先调脾胃，使其能进饮食为要，再以本方攻坚，或可减轻其他脏器之压力。党参 18g，白术、茯苓各 12g，陈皮、山楂、木香、醋制香附、砂仁、醋制鳖甲各 9g，当归、赤芍各 12g，丹参 30g，红花、桃仁各 6g，大米 30g，1 日 1 剂，前三煎内服，四煎加醋泡足。另用茵陈 5g，山栀子 3g，酒制大黄 2g，大枣 1 枚，1 日 1 剂，开水泡服，以大便通畅为度。

2002 年 3 月 20 日二诊。自述上药每月服七八剂，感觉病情稳定，未再发展，饮食注意，疼痛亦不明显。春节过后，一天不如一天，胀痛明显，食欲减退，饭菜稍不合适便疼痛加重。嘱患者住院治疗，坚决拒绝。诊其脉舌，与首诊时无明显变化，复于上方加乌药、鸡矢藤各 12g，以理气活瘀止痛。茵陈蒿汤泡水饮不减。禁忌不可疏忽。7 月初获悉病故，死前无明显痛苦，亦未用止痛药。

治验 10　三阳转阴　孙某，女，34 岁。1991 年 6 月 1 日诊。自述初感疲倦脘闷，继觉恶食欲呕，便秘尿黄。在医院检查出"大三阳"，肝功异常，尤其是胆红素过高。住院治疗 2 个月，病情时好时坏，缠绵难愈。出院时"大三阳"未变化，胆红素偏高，烦闷倦怠稍减。视患者面色黄亮，近似橘皮之色，舌质深红，舌苔黄厚，脉来滑实有力，沉取弦实。辨证：湿热偏盛，气滞血瘀。治法：清热利湿，活血散瘀。用本方加藤梨根 18g、垂盆草 15g 利湿退黄，大米 30g 养胃护胃。1 日 1 剂，前三煎内服，四煎加醋泡足，服 15 剂复查。

6 月 17 日二诊。昨日复查结果：肝功全部正常，"大三阳"未变化。烦闷欲呕消除，全身倦怠减轻，食欲稍振。上方加白术、陈皮各 9g，以燥湿理气健脾。

续服 15 剂，服用法同首诊，尽剂再诊。

7 月 5 日三诊。观患者精神气色续有明显好转，舌质红退，黄厚苔化，脉来缓滑微弦，皆病情向愈之象。上方清热利湿药垂盆草、藤梨根、半枝莲、生地黄 4 味减量一半，加常春藤 15g，以疏肝解郁、活血解毒。续服 1 个月复查。

8 月 7 日四诊。自述肝功依然正常，"大三阳"转阴。身体与病前无异，准备上班。观患者脉色精神确与常人无别，病已临床治愈。为巩固疗效，将三诊方取 10 剂，研末，蜜丸，每服 9g，日服 3 次，稀粥或温开水送服。忌荤腥油腻及辛辣刺激之物，保障睡眠，勿过度劳累，保持情志舒缓，注意感冒。

随访 5 年，患者每年复查 2 次，旧疾未复，劳作如常。

按语：我用此方治疗气滞血瘀、湿热偏盛之阳黄"肝炎"，效果比较满意。"大三阳"转阴率虽然不高，但十有一二，急性黄疸型肝炎多数在 20 天控制或治愈。但必须有藤梨根、红木香、矮地茶、常春藤、大田基黄、连钱草、穿破石、石见穿、铃茵陈、红景天、蚤休、叶下珠、半枝莲、白花蛇舌草等野生草药（药性功用等内容详见《中药大辞典》等书）加减运用，方有一定把握。所用野生草药全部是我亲自进山采集，每味药都要经过反复考证，亲尝毒性，而后审慎运用。十余年来治疗此病体会，野生中草药效果非常药能比，其效果之好常出意料。我老矣，尤恨繁忙缠身，有志有心而无力，诚望有志于研讨野生草药者勿嫌辛劳，山野处处有奇草，治病疗效独特，常有意想不到的收获。治病救人，其乐无穷。20 世纪 60 年代以前，多有专用草药治疗各种疾病，尤其是重大外伤、疑难杂病，都有独特效验。如若都怕辛苦，此技必失传矣。

涤痰汤合定志丸加减治疗情志抑郁惊悸怔忡

组成：姜半夏、胆南星、橘红各 9g，茯神、石菖蒲、远志、郁金、乌药各 15g，丹参 30g，酸枣仁、合欢皮、夜交藤各 18g，甘草 3g。

功用：祛痰开窍，安神定志。用于痰迷心窍，舌强不语，心神不安，惊悸健忘，情志抑郁，甚者怯惧惊恐，或嬉笑不休等症。

方解：半夏燥湿痰，胆南星化热痰，橘红宽胸化痰，茯苓渗湿，以绝生痰之源；石菖蒲、远志醒脑宁神；郁金、乌药解郁；丹参、酸枣仁、合欢皮、夜交藤安神；甘草和诸药而清热，助苓、夏化痰。诸药相合，以奏祛痰开窍、安神定志之功。用于治疗痰迷心窍，或思虑气结，情志不舒，惊悸不安等症。

加减：气虚加人参、黄芪；血虚加当归、龙眼肉；惊悸怔忡，对证选用朱砂、琥珀、龙骨、麦冬、五味子、百合；干呕加竹茹、生姜；胸脘不舒加枳壳、厚朴；肝气上逆加白芍、赭石；狂躁不宁加生铁落、黄芩、连翘。余随症。

治验 1　痴呆不语　王某，女，19 岁。2005 年 6 月 2 日首诊。见患者精神委靡，目光呆滞，坐于轮椅，肢体不动，口中不停流出痰涎，且不能配合脉诊，因全身关节僵硬。其父代述：半年前，患者自感头痛发热，在当地以感冒治无好转，又经 2 家医院亦无明确诊断，治疗无果，头痛加重，后到市防疫站诊断为"结核性脑膜炎"。转专科医院治疗已过半年，病情非但未见好转，且越来越重，先是语言不清，继而肢体不遂，站立、挪步困难；近又出现吞咽困难，服药、饮食全靠鼻饲。曾多次要求中医参治未允，总说中药见效慢。可治疗已过半年，花钱超过 4 万，病情非但无好转，现已几乎成了植物人！见患者家属心情沉重，含泪欲言又止，我曰："争取先恢复吞咽功能，以便于服药治疗。"诊脉来细弱无力，时兼弦滑，面色晦暗，双目无神，口出痰涎不止，问之不能出声。辨证：痰阻清窍，正虚邪恋。治法：祛痰开窍，益气和胃。用本方加减，人参 12g，生黄芪 15g，白术 12g，茯苓 15g，橘红 12g，姜半夏 10g，胆南星 10g，石菖蒲 10g，炙远志 10g，砂仁 10g，炙甘草 6g，大枣 6g，大米 30g，3 剂。嘱用冷水文火缓煎浓汁，每以少量饲管喂之，昼夜不息，5 天后再诊。

6 月 7 日二诊。患者父亲告知：吞咽功能已完全恢复，一次可食花生米一二两，米、面食不拘。细观患者痰涎减少，精神稍振，脉象滑匀，病有转机矣。嘱原方续服 3 剂。

6 月 11 日三诊。患者病情续有好转，痰涎明显减少，双目已见有神，诊脉已知主动配合，家属搀扶可以站立、挪步，六脉缓和、渐见有力。原方半夏、南星、砂仁量减半，加用原方丹参、乌药。5 剂。

6 月 17 日四诊。患者已能在人搀扶下缓慢行走，语言亦在恢复，性格异常，动则骂人，烦躁不宁，脉渐有力，沉而微数，面色双颊暗红，舌尖深红。此时患者正气渐复，内热复旺，加之右侧肢体不遂，语言不清，故而烦躁。治宜清心宁神，活血通络。仍用本方加减，天麻、钩藤各 12g，胆南星 9g，丹参 18g，石菖蒲、远志各 12g，天竺黄 9g，茯神 12g，辰砂 3g，酸枣仁 12g，红花 9g，桃仁 6g，黄芩、连翘各 12g，炙甘草 3g，5 剂。

6 月 24 日五诊。患者已能独立行走，饮食、睡眠正常，精神精力亦可，语言已恢复过半。嘱原方续调半个月。半年后随访，患者除右侧肢体尚未完全康复外，生活能自理，能主动与人交谈，可做些简单家务，还自觉看书学习。

按语：此例患者初诊时正气不足，湿痰蒙蔽清窍，因而口出痰涎，神情呆滞，不能吞咽，语言尽失，肢体僵硬，难以活动。非大剂豁痰开窍、醒脑清神之味难以奏效。先恢复吞咽，可以进食，是为本病一关；除去痰涎，醒脑清神，是其第二关；复见狂躁，动手打人，乃湿痰已尽，心火复旺，速以清心宁神之味加入治之复安，此其三关。后以平肝活血之味调理而安，使大半年之患，状似"植物人"之结核性脑炎后遗症，1个月治愈。

治验2 抑郁寡欢 仇某，女，26岁。2006年9月5日诊。患者母亲告知：独生女，从小活泼好动，清华本科毕业。因找工作不顺心，慢慢沉默寡言，渐至闭门不出，性格怪僻，甚至连父母也不理，长时间把自己关在屋里。精神郁闷，身体渐差，在某医院检查为"精神抑郁症"。视患者情绪低落，问话不答，面色微显憔悴，舌质暗红，舌苔微黄乏津，脉来沉细微数。辨证：气郁热郁，痰蒙心窍。治法：清化热痰，舒郁宁神。用本方去姜半夏之温燥，用天竺黄以清热化痰，3剂。前三煎内服，四煎加陈醋泡足。嘱其父母要耐心开导，万勿怪责。精神抑郁，还要精神抚慰，非药物所能包揽始末。

9月8日二诊。患者精神气色与4日前大异，主动交流，畅所欲言，详说家人对自己不尊重，老把自己当婴孩，等等。复诊其脉，沉数已无，细缓而至，病愈之象也。问再服药否？答：服药后头脑清醒，睡眠改善，胸前已不郁闷，饮食知味，愿再服3剂。12月中旬患者父母特来告知：女儿已找到满意工作，一家人恢复以往其乐融融之情景，深表谢意。

按语：俗语云"话是开心钥匙"，此言丝毫不虚。此位患者据其父母告知，患所谓"精神抑郁症"已近2年，父母十分担心，因为清华高材生成为"废人"，又是独生子女，搁谁能不着急？我用细致开导之法，一家三口皆口服心服，复加药物调理，故迅速治愈。此非药物之力，乃诚恳开导之效。此即所谓精神疗法，善于解开其"结"而已（过程不能细讲，因为涉隐私）。

治验3 精神重创 舒某，女，22岁。2004年4月5日诊。自述结婚不到3个月，老公又有新欢，而且公开领到家里，把其当作奴仆，挨打受气，无奈离婚，但气难消除。日久郁闷，精神无主，甚至错乱，到精神病医院住院治疗，越住越糟，简直就要发疯。视患者面色憔悴，萎黄透青，舌质紫暗，舌苔灰厚而腻，脉来沉涩兼弦。辨证：肝脾不和，气郁痰阻。治法：疏肝解郁，豁痰安神。用本方去姜半夏之温燥，换天竺黄之甘寒，豁痰开窍，加生铁落之辛平重坠，平肝疗狂。3剂，前三煎内服，四煎加醋泡足。

4 月 9 日二诊。自述愤郁憋气，心烦焦躁减轻，夜寐稍安，但精神恍惚似无明显改变，饮食尚不知味，精神依然倦怠。气逆痰阻势缓，舒郁定志待续。上方去生铁落之重坠，加柴胡、醋制香附以疏肝解郁，加朱砂、琥珀以安神定志。5剂，煎服法同上诊。

4 月 16 日三诊。患者自感病愈，欲出门打工，求配丸药服用方便。复诊患者脉舌，病已减去过半，可服成药缓治。并反复开导患者，要忘记过去，憧憬未来。有好身体，就有一切。劳逸结合，保障睡眠。常和工友交往，保持情志舒缓。上诊方取 5 剂，研末蜜丸，每服 9g，日服 3 次，温开水送服。询访：共服汤药 8 剂、丸药 1 料（服了 1/3），病未反复，已带药出门打工。

治验 4　失眠健忘　许某，女，46 岁。2006 年 6 月 2 日诊。自述失眠 10 余年，屡治不愈，时好时坏，好时一夜能睡二三个小时，差时彻夜难眠。记忆力逐渐下降，甚至手里拿着钥匙找钥匙，烦躁生气。身体头重脚轻，倦怠乏力。视患者面色憔悴，舌质淡红，舌苔薄白乏津，脉象细数无力。辨证：血不营心，虚烦不寐。用本方去半夏、胆南星、橘红、乌药、郁金祛痰舒郁之味，加人参、炙黄芪、当归、龙眼肉、百合以益气养血安神，7 剂。前三煎内服，四煎加醋泡足。

6 月 8 日二诊。自述精神略振，倦怠减轻，睡眠尚无明显改善。上方再加朱砂、琥珀，续服 7 剂。

6 月 18 日三诊。自述一夜可睡 6 小时，中午亦可小睡约 1 小时。精神续有好转，头脑比以前清醒。汤药续服 7 剂，另取 7 剂研末蜜丸，汤药尽剂接服丸药，每服 9g，日服 3 次，龙眼莲子粥和服，并常吃莲子龙眼粥，以作食疗。

询访：汤、丸尽剂，记忆力基本恢复，精神精力逐渐向好。

治验 5　健忘呆滞　施某，男，54 岁。1990 年 7 月 5 日诊。观患者体胖，行走迟缓，面色暗红，如蒙垢尘，舌质淡紫灰暗，舌苔灰腻而厚，脉象沉迟兼滑，重按有力。患者自述健忘，呆滞，头脑昏沉，胸闷身重。辨证：湿痰阻遏清窍，以致健忘呆滞。治法：燥湿豁痰，开窍醒神。用本方 5 剂，内服、泡足。

7 月 12 日二诊。自述头脑昏沉微觉轻松，胸闷身重微减。视舌质无明显变化，舌苔白厚，脉象转为缓滑。痰湿略化，原方续治。5 剂，服用法同上诊。

7 月 18 日三诊。舌质转红，苔白微厚乏津，脉来缓滑偏数。痰湿已退，清窍应开。见患者呆滞状明显改善，对答虽缓而无碍，病有好转。原方姜半夏量减半，以防辛温燥湿太过，加连翘 12g 以泻心火，而散诸经之血凝气聚。5 剂。四煎加陈醋 250mL 泡足，每日 1 ~ 2 次，每次不少于半小时，泡出微汗更佳。

7月25日四诊。自述记忆力缓慢恢复，头脑渐觉清醒，肢体沉重亦有减轻。上方续服5剂汤药，丸药方加莲子、龙骨、龙眼肉各15g，以养血安神，取7剂，另加万氏牛黄清心丸120g，以开窍安神，合诸药共研细末，熟蜜和为丸，每服9g，日服2～3次，温开水送服。随访：汤药尽剂，丸药又服3月余，健忘呆滞基本治愈，思维交流恢复正常。

治验6 失眠头痛 柳某，女，35岁。2005年2月28日诊。自述失眠、头痛已7年。近3年又加胸闷气短，动则喘息，全身沉重，多梦健忘，劳作无力。视患者面色白，体型偏胖，声音粗浊，行走迟缓，舌质淡红，苔白厚腻，脉来细濡而迟。辨证：湿痰阻遏，气机失畅。治法：燥湿豁痰，宁神开窍。用本方加天麻、白术各12g，生姜3片，以疏风散寒、燥湿健脾。合主方以温化寒痰、开窍安神。5剂，前三煎内服，四煎加陈醋泡足。

3月6日二诊。自述头痛、胸闷减轻，动则喘息，多梦难寐均有好转，感觉身体轻松很多。患者白厚滑腻舌苔已退至薄白，脉来缓滑。湿邪初退，病势已减，上方续服3剂。

3月10日三诊。患者病去大半，自感头痛、气短已不明显，睡眠改善，可停服汤药，用上方取5剂，研细末，每服9g，日服3次，温开水送服。以缓调续治，巩固疗效。询访2年，病愈未复。

治验7 惊悸怔忡 朱某，女，33岁。1989年9月1日诊。自诉始起心烦不宁，久则似有所失，时感惊惕，心中恍惚，健忘怔忡，时觉心下痞满，如有所积，闷闷不乐，身体倦怠，精神委靡。患病至今，已有5年之余。视患者面色白，失于润泽，言语前后重复，欲言似忘，舌质淡红，舌苔薄白微腻，脉来细迟，时见微弦。辨证：心脾两虚，痰湿阻遏。以致自感心有所积，又似所失，惊悸健忘。治法：调养心脾，豁痰开窍。用本方去郁金、乌药之理气开郁，以免耗伤气阴。加当归、龙眼肉各12g，大枣5枚，大米30g，以补养气血、和胃宁神。5剂，前三煎内服，四煎加陈醋泡足。

9月9日二诊。自述上药服后，睡眠改善，心下似感稍安。唯时觉惊悸，身体疲倦，尚无明显改善。此为病久正虚、神不守舍所致。上方加炙黄芪15g、人参9g以益气；加琥珀9g、朱砂2g以安神。5剂，煎服法同上诊。嘱患者常用莲子、龙眼肉、百合煮粥服，以作食养，而调心脾，滋养气血。

9月18日三诊。病情明显好转，患者面色始见红润，精神振作，脉来缓匀。可再服3剂汤药续治，另取5剂研末蜜丸，每服6g，日服3次，龙眼莲子粥和服，温开水送服亦可。随访：丸药尚未尽剂，惊悸怔忡消除。续访 3 年，旧疾未发。

治验 8　小儿惊惕　李某，男，9 个月。1978 年 8 月 5 日诊。患儿母亲告知：患儿惊惕不安，不时啼哭，哺乳量减已 1 月余，在多家医院检查都说无病。可小儿就是日夜烦啼不宁。视患儿面色微见隐隐透青，以山根处较为明显，眉毛乱绞（似交叉状），眼神失于灵活，近似呆滞，哭声粗直，失于婉润，指纹淡青微沉。综上所见，必是小儿受到惊吓，以致心神不宁，惊啼不安。治法：清心宁神，安魂定魄。用本方加减，蝉蜕（去头、足，只用身）2g，天麻、茯神、人参、琥珀、石菖蒲、远志各 3g，朱砂 0.1g，连翘 3g，甘草 1g，2 剂。冷水煎开后，小火再煎半小时，煎取约 100mL，分多次少量喂服，1 日服尽，二煎同此，2 日 1 剂，2 剂共服 4 日。8 月 10 日，患儿母亲来告知：头剂头煎服后啼哭便止，2 剂服后，一切正常。

治验 9　暴怒癫狂　熊某，男，47 岁。1984 年 6 月 7 日诊。患者家属代诉：患者嗜酒无度，近因家事烦心，频饮闷酒致醉，突发暴怒癫狂，出言不逊，甚至动手打人，乱砸东西。已看过几处，未见明显效果。患者几乎不能平静，不愿配合诊治，对其反复疏导，恳切沟通，方愿配合诊脉。观患者面色暗红，眼眶透青，闻到酒气甚浓，舌质、唇色俱深红而暗，舌苔黄厚微燥，脉来弦实有力，浮中沉皆盛。辨证：湿热盛实，肝气上逆。治法：平肝降逆，清心泻热。用本方去姜半夏、橘红之温燥，加黄连、黄芩、连翘各 15g，以清泻心火湿热；再加赭石、生铁落各 12g，朱砂 3g，以重镇安神；大黄 9g，以泻酒毒湿热，非大剂平肝降逆、重镇安神之味，不能平其盛实暴怒狂躁。3 剂，1 日 1 剂，前三煎内服，四煎加水约 10L，煮数分钟，加陈醋 250mL，待温泡足 1 小时。嘱其家属力劝戒酒，好言抚慰，勿使动怒，饮食以清淡为要。

6 月 11 日二诊。患者能主动配合诊脉，并自述经过：平时心烦饮酒，酒后更烦，复因怄气频饮，醉后不由自主，暴怒行凶。服药后心静许多，脑胀憋气，口苦口渴依然不减。湿热气逆已缓，上方去赭石、生铁落之重镇，加天麻、薄荷各 12g，以清头目风热而治头痛脑胀。3 剂，煎服法同首诊。

6 月 20 日三诊。自述头胀烦闷都已基本消除，不知可否停药、饮酒？患者面色暗红，眼眶隐青俱退，舌质、舌苔亦见正常，质微红，苔薄白浸润，脉转缓滑。病已趋愈，尚待巩固。二诊方取 5 剂，共研细末，熟蜜为丸，每服 9g，日服 3 次，温开水送服。继续控制饮酒，切忌抑郁、暴怒，情绪保持稳定，勿过食辛辣油腻之物，经常用陈醋加温水泡足，以疏肝活血。再用甘葛、连翘泡水代茶，日日饮之，以清热解酒。随访3年，患者自服药起戒酒，暴怒癫狂未再复发，身体健康，劳作如常。

旋覆代赭汤合丁香柿蒂汤加减治疗心下痞满呃逆气嗝

组成：人参、白术、紫苏子、厚朴、半夏、旋覆花各9g，赭石12g，丁香3g，柿蒂15g，甘草3g，生姜3片，大枣3枚，粳米15g。

功用：宽胸降逆，和胃止呕。主治：脾胃虚寒，心下痞闷，呃逆气嗝，反胃呕哕，或胸背胀痛等症。

方解：参、术益气补脾；苏、朴、夏、旋、赭温中降逆；丁香、生姜温胃散寒止呕；柿蒂涩敛以治虚逆；甘草、枣、米和诸药而养脾胃，治病后虚嗝，胃气不下，或脾胃虚寒，痰湿壅阻，或肝胃失和，气逆不降，以致胸脘憋闷，呃逆呕嗝等症。

加减：胃热去生姜、半夏，丁香减量，加竹茹、芦根；气不虚去人参；胸背胀痛，时或胁腹气胀疼痛，加乌药、木香、延胡索；泛酸、胃痛加牡蛎、海螵蛸；痛甚加佛手、沉香。余随症。

治验1　嗝声不绝　李某，女，43岁。2010年4月28日诊。自述胸闷憋气、打嗝不停已1年余，医生有说是梅核气的，也有说是慢性咽炎、食管炎的，但治疗俱无效果，而且越来越重，嗝声不停，胸前背后疼痛，胃腹胀气，饮食无味，体质下降，劳作无力。视患者面色萎黄，舌质淡红，舌苔白润，脉象虚细微弦。辨证：中焦虚寒，肝胃不和。治法：和胃降逆，温中散寒。用本方3剂，内服、泡足。

5月2日二诊。自述打嗝全止，憋气未减。诊其面色、脉象，与首诊无明显变化，原方加乌药12g，以温胃散寒、理气止痛，续服3剂，煎服法同首诊。

5月7日三诊。自述诸症消除，胸脘舒畅。病似已愈，担心复发。为巩固疗效，复将上方取3剂，共研细末，每服6g，日服3次，温开水送服，以缓治调理，以免复发。随访1年，呃逆未复，劳作如常。

治验2　胃寒呃逆　刘某，男，39岁。1990年4月1日诊。自述胃胀胃痛十余年，常吐清水酸水，遇寒遇热，或饥或饱，或劳累过度，胃都会痛，唯受寒与饥饿时为最甚，尤其是嗝打不出，气憋胸前，最为难受。若夹酸腐刺激，其痛更甚，痛时如针刺刀割，全身倦怠无力。视患者嗝声不绝，不时捶胸，面带苦容，舌质淡红，舌苔白腻，脉来虚细无力，偶见缓散。辨证：中焦虚寒，气逆膈中。治法：温中散寒，理气和胃。用本方去旋覆花、赭石之平逆重镇，加白术、砂仁以健脾和胃。5 剂。

4 月 7 日二诊。自述嗝声减少，视面色㿠白，厚苔略退，脉象转小缓，胃气稍安。上方续服 5 剂。

4 月 15 日三诊。自述打嗝已基本停止，胸前憋气胀痛大减，胃有时偶泛清水酸水，食欲仍不旺。复诊其脉，续见缓和。上方再加煅牡蛎 15g，高良姜 9g，以止胃酸、温中散寒。取 7 剂，共为细末，每服 9g，日服 3 次，稀粥或温开水送服。嘱患者要一日三餐按时定量，切勿饥饱无度，暴饮暴食，勿食生冷焦硬，勿带气进食，要劳逸结合，且勿情志抑郁。随访 3 年，末药服至一半时，症状消除，已近 3 年未见反复，劳作正常。

治验 3 年久呃逆 文某，女，47 岁。1999 年 9 月 2 日诊。自述打嗝胸闷已 20 年以上，初起不甚，未当回事。近十年打嗝越来越频繁，甚至有时嗝打不出，胸前憋闷，后背胀痛，遇寒更甚，有时连吃饭都要停下来，否则噎堵胸脘，更加难受。视患者嗝声不绝，引颈捶胸，十分痛苦，面色暗淡，舌质灰暗，舌苔薄腻，脉来细弦而迟。辨证：脾肺虚寒，痰湿阻遏。治法：温肺益气，和胃止呃。用本方加炙黄芪 15g，焦白术 12g，以益气健脾。5 剂。

9 月 9 日二诊。患者嗝声大减，苦容骤消，舌质微红，苔腻亦退，脉转缓匀。病情好转之速，令人诧异。嘱其将上方续服 3 剂，另取 5 剂，共研细末，待汤药尽剂，接服末药，每服 6g，日服 3 次，稀粥、淡姜水、白开水送服均可，继续治之，以巩固疗效。询访 2 年，共服汤药 8 剂、末药 1 料，嗝病痊愈，2 年未复，劳作如常。

治验 4 呃逆咳呛 杨某，男，2 岁。2000 年 3 月 5 日诊。患儿母亲代诉：小儿常在哺乳后，或饮水稍凉，或吃东西稍快，打嗝不止，待拍胸捶背片时，方能渐止。若加感冒，又咳呛打嗝同时出现，有时小儿脸都憋得通红，气出不来。多处治疗，总难痊愈。观患儿嗝声断续不止，嗝甚时呛吐食物痰涎，其母不停捶其背胸。患儿面色白，形体略瘦，舌质淡红，苔白微厚津润，指纹微浮，色淡微青。辨证：脾肺虚寒，痰饮阻遏。治法：温肺化痰，健脾和胃。用本方加减，人参、白术、茯苓各 3g，陈皮、砂仁、厚朴、紫苏子、莱菔子、姜半夏各 2g，丁香、柿蒂、甘草各 1g，生姜 1 片，大枣 1 枚，3 剂。冷水煎开后，小火再煎半小时，1 次煎取约 100mL，分 4～6 次服，一日夜饮尽。1 剂二煎，2 日尽剂，3 剂共服 6 日。注意保暖，饮食勿近生冷。

3 月 13 日二诊。患者未再打嗝，咳呛亦止。面色已见微红，舌苔薄白，指纹淡青亦不明显。病情向愈，上方续服 2 剂，可 3 日 1 剂缓调。

注意事项不可疏忽，保暖防寒，勿食生冷为最要。饮食以温和营养、容易消化、易于吸收为要。不可拔苗助长，陡进大补，以免再伤脾胃，复发旧疾。

询访 1 年，呃逆呛咳未复，体质逐渐健壮。

治验 5　痰饮呃逆　孟某，男，40 岁。1999 年 10 月 5 日诊。自述胸闷气逆，进食、饥饿都打嗝，上坡、用力呃逆更甚。得病至今已有 10 年左右，屡治未能断根。视患者面色黑润，微显虚浮，舌质淡暗，舌苔灰腻而厚，唇色淡灰紫暗，脉来弦迟，时兼微滑。辨证：寒湿偏盛，脾阳不振。治法：燥湿健脾，理气降逆。本方加白芥子 9g 以温化寒痰，白术 12g 以健脾燥湿，生姜 9g 以散寒降逆温胃。5 剂。

10 月 12 日二诊。舌苔灰腻退至白滑，舌质、唇色暗灰微退见泽，脉转弦滑，寒湿见退，喘闷当除。自述 5 剂药服后，胸闷气逆及打嗝明显减轻，全身亦感轻松。上方再服 5 剂续治。

10 月 20 日三诊。患者面色、舌质灰暗虚浮已退尽，色见鲜泽，脉来缓滑，偶见弦象，此为病愈之象。但因病久体虚，尚需续燥寒湿、健脾温肺。上方取 7 剂，共研细末，每服 9g，日服 3 次，温开水送服。

询访 2 年，患者自服汤药 10 剂、末药 1 料之后，呃逆喘满消除。偶感风寒时，略有胸闷痰嗽，喘逆打嗝未作。

按语：此方用于呃逆，俗称"打嗝"，属于脾肺虚寒，或胃气上逆，嗝声不绝，胸闷憋气，或喘逆胀闷等症，辨证无误，加减得当，其效果之速，如汤泼雪，从无用之无效者。个人经验之谈，小结临证治验而已。

黄芪生脉饮合瓜蒌薤白白酒汤加减治疗胸痹自汗

组成：生黄芪 18g，人参、麦冬各 12g，五味子 3g，丹参 18g，川芎、红花、降香、乌药、薤白、瓜蒌皮各 9g，炙甘草 3g，大枣 3 枚。

功用：温通心阳，补虚止汗。用于心阳不振，痞闷刺痛，痛彻胸背，甚则心悸自汗，睡不能平卧等症。

方解：参、芪、麦、味益气养阴止汗；丹参、川芎、红花活血散瘀止痛；降香、乌药、瓜蒌皮宣通心阳，理气舒郁；炙甘草、大枣滋虚和营缓急。诸药相合，有温通心阳、滋虚止汗、理气活血、散结止痛之功，用于治疗冠心病胸痹刺痛，或心脾阳虚，肺气不足，而致心悸自汗，胸闷憋气，胸前刺痛，痛彻后背，夜寐难以平卧等症之经验方。对症加减，其效更速。

加减：胸背痛甚者加三七粉吞服，用少量黄酒送下，或加延胡索、郁金亦可；心悸、自汗甚者加朱茯苓、龙骨、牡蛎；心血不足者加龙眼肉、当归身；心阴不足者加龟甲胶、阿胶；失眠不寐者加百合、酸枣仁、灵芝；胸满胀闷者加枳壳、厚朴。余随症。

治验 1　胸痹刺痛　张某，男，54 岁。1998 年 11 月 2 日诊。自述胸背闷痛已 3 年，医院检查为冠心病，住院、门诊治疗有好转，不久复痛如初，以劳累过度、生气饮酒与天气闷热时最为明显。心情舒畅、天气晴朗时闷痛消失。近半年病发无时，又加心慌气短，动则汗出。视患者面色淡紫暗灰，舌质亦然，舌苔灰腻而厚，脉来沉涩，时一止复来，沉取微弦。辨证：血脉瘀阻，心阳不振。治法：活血祛瘀，宣痹止痛。用本方去麦冬、五味子之微寒、收敛，加桂枝、生姜各 6g，以温通心阳。3 剂，煎服法同方解。

11 月 6 日二诊。自述胸闷刺痛明显减轻，心慌气短似亦微减。观面色、舌质、舌苔灰暗略有减退，稍显光泽，脉来沉涩而代，似无明显变化。原方麦、味复入，以防温通太过，伤及心肺之阴。续服 5 剂，1 天半 1 剂，缓慢调治。嘱不可饮酒，保障睡眠，情绪稳定，勿操劳过度，勿过食生冷油腻辛辣之物。

11 月 15 日三诊。患者气色续有好转，脉象转为细缓，代象明显减少，病情已有好转。二诊方续服汤药 5 剂，2 日 1 剂缓服；再取 5 剂研细末，接服汤药，每服 9g，日服 2 ~ 3 次，1 料约服 3 个月，注意事项不可忽略。

询访 2 年，胸闷刺痛、心慌气短无明显反复，无碍劳作。

治验 2　胸闷隐痛　李某，女，35 岁。1992 年 5 月 5 日诊。自述心口痛已 10 年余，有医生说是食管炎，可是做胃镜检查正常，又说是冠心病，做心脏 B 超、心电图都属正常，中医按"胃脘痛"治，也无明显效果。凡遇心情不好或过度操劳，症状都会加重，甚则闷胀刺痛，严重时心慌气短，食欲减退，全身乏力。视患者面色暗淡，失于润泽，舌质淡红而暗，苔白薄微腻，脉来细弦，沉寻无力。辨证：心脾两虚，胸阳不振。治法：调养气血，温通心阳。用本方加当归 12g，桂枝 6g，5 剂。

5 月 12 日二诊。自述上药服至第 3 剂，心悸隐痛即减轻，5 剂服后，症状基本消除，夜能寐，食知味，精神亦有好转。药已对症，续服 3 剂。另取 5 剂共研细末，每服 9g，日服 3 次，龙眼莲子粥和服。询访 3 年，病愈未复。

治验 3　胸背胀痛　邹某，男，49 岁。1980 年 3 月 2 日诊。自述 15 岁时挑重担压伤吐血以后，左侧胸背经常胀痛，似有重物挤压，前痛后胀，甚则痛如针刺，疼痛难忍，以心情压抑、天气变化时胀痛最为明显。心脏反复检查正常，劳作无碍。据患者所述，其症为陈伤作痛无疑。观其面色，诊其脉象，均无明显病象，但病程长达 30 余年，治之恐非短期可愈。辨证：心阳不振，胸痹疼痛。治法：宣通心阳，活血散瘀。用本方加桂枝、延胡索各 9g，以通阳止痛。7 剂煎服。另取 5 剂，加三七 120g，纯粮白酒 10L，红糖 1000g，生姜 200g，同泡 100 天，每饮 25mL，日饮 2 ~ 3 次，饭后半小时饮。随访多年，患者服汤药 5 剂后，续饮药酒，症状明显减轻，发作时间极少。

治验 4　自汗胸闷　瞿某，女，45 岁。1998 年 4 月 1 日诊。自述动则汗出，胸闷心悸，若遇行经或心情不好时，胸闷心慌更甚，饮食口淡无味，睡眠不实，全身无力。患病已近 10 年，屡治屡犯，身体越来越虚。视患者面色白，精神委靡，舌质淡红，舌苔薄白津润，脉来细缓无力。辨证：心脾两虚，气机失常。治法：温通心阳，益气养血。用本方加桂心 5g，当归 12g，生姜 3 片，5 剂。

4 月 8 日二诊。自述胸闷心悸减轻，自汗未减，饮食知味，精神稍振。患者面色、舌质微见红润，脉见缓大而虚，此为气阳始振之象。上方去生姜之辛散，减桂心量至 3g，加龙眼肉、莲子各 12g，以补养心脾阴血，5 剂。末煎待温泡足，以舒缓经脉，减轻疲劳。

4 月 15 日三诊。自述胸闷、自汗、心悸、疲倦均有明显减轻，此次行经较以往顺畅，食欲续振，耐力微加。患者面色微红而润，脉来缓匀，沉取不散。可停服汤药，用上方取 7 剂，共研细末，熟蜜为丸，每服 6g，日服 3 次，稀粥或温开水送服，以缓治巩固疗效。再用食补调养，其效更稳。食补小方：糯米 60g，大枣 10g，莲子 10g，红豆 6g，生姜 3g，如煮粥法，慢火炖至米化，少加红糖适量，分 3 次饭前食之。若加龙眼肉、黄芪、当归适量更佳。

随访：上法调治 3 个月后，不适症状完全消失，身体逐渐康复。

治验 5　胸痹肢麻　刘某，男，40 岁。2005 年 7 月 20 日诊。自述胸前胀痛、上肢麻木已 5 年，经医院检查有颈椎病、冠心病，反复治疗，效果不佳。近来胸前憋闷刺痛，上肢至手指麻木更甚，夜间手指麻强不能屈伸，心情烦闷，影响劳作。视患者体型偏胖，气息不畅，面色淡紫暗灰，如晨起未洗脸状，舌质暗红，舌苔灰厚而腻，脉来迟涩兼弦，沉按不散，不见缓和之象。辨证：寒湿凝滞，血脉不活。治法：宣通心阳，活血通络。用本方加当归尾 12g，桂枝 9g，生姜 6g，以助阳散寒、活血通络。7 剂，前三煎内服，药渣加白酒、陈醋各 50mL，加热，用布袋装入，趁热敷颈胸、肩臂、手指，冷则加热再敷，1 日敷 2 小时以上。敷时注意勿烫伤，勿着凉感冒。

7 月 29 日二诊。自述胸闷、肢麻已有减轻，夜间手指强麻也有好转。复诊其脉舌，舌质微红，灰腻苔退化，脉转细缓。病有转机，再加天麻 15g 以舒筋活络，续服 10 剂，1 日半服 1 剂，外用同上。另取 3 剂，加三七 90g，苏木 30g，红糖 500g，纯粮白酒 5000mL，将药泡入，密封瓶口，每日晃动数次，天热泡 1 个月即可饮用。每次饮 25mL，日饮 2～3 次。亦可将药酒加热擦揉颈胸等处，1 日 2～3 次，1 次数分钟。慎避风寒生冷。

1 年后顺访：患者自服汤药 17 剂，又接饮药酒，胸闷、颈强、指麻逐渐减轻，40 天后症状减去十之八九，已不影响劳作。

按语：此方既治脾肺气虚自汗、胸闷，亦疗胸阳不振刺痛。每见今人患病，多错杂重叠，一脏有病，多脏受累，阴虚、阳虚交织出现，时有难以截然分清之惑。况且一人多病，时日延久，症状错综复杂，治此碍彼，左顾右虑，安此护彼，当治主病之时，药力分散，其效自然不佳。若治此而不顾彼，又见此病未愈，彼症又起，岂不乱乎？我以黄芪生脉饮合瓜蒌薤白半夏白酒方加减为一方，意在阴阳同调，寒热共治，用于自汗、胸闷、胸背刺痛，甚至胸闷气短，气机失常者，常获良效。此举实为悖经离道之行，我自知之。而用于治疗胸阳不振之冠心病心前区刺痛，确有良好效果。数十年运用，未见出现偏颇。

百合固金汤加减治疗肺癌

组成：百合 15g，知母、贝母、麦冬、玄参、生地黄各 15g，桔梗 12g，生黄芪 18g，金银花 21g，当归 12g，白花蛇舌草 30g，半枝莲 18g，甘草 6g。煎前加入大米 15g，大枣 5 枚，文火缓煎，少量多次饭后温服。药渣煎水，加陈醋少量，适温泡足。注意保暖，谨防感冒。

功用：润肺养阴，扶正排毒。用于肺肾阴虚，咽痛咯血，胸闷刺痛等症。近 3 年用于治疗肺癌晚期，或术后难以承受放化疗，或放化疗后身体虚弱，食欲、精神不振，正气衰败，生命垂危者。治疗数十例效可。

方解：百合、知母、贝母、玄参、麦冬、生地黄清热养阴润肺；桔梗清热化痰，载药上行；黄芪扶正托毒；当归养血活血；金银花、半枝莲、白花蛇舌草清热解毒，消肿散结；甘草清热化痰，调和诸药。诸味组合，以成润肺养阴、扶正解毒之功。

加减：脾虚纳差，胃脘痞闷者，加白术、陈皮各9g；睡眠不佳，精神恍惚者，加灵芝、酸枣仁各12g；正气衰败，身体羸弱者，加紫河车6g，西洋参12g；胸痛郁闷者，加乌药、佛手各9g。余随症。

治验1 术后咯血 李某，男，54岁。2009年5月10日诊。肺癌术后11个月，放疗后口服斑蝥胶囊。精神委靡，食欲不佳，睡眠不实，胸前隐痛，咳嗽带血，已近3个月。视患者形体消瘦，精神不佳，面色㿠白，失于润泽，舌质淡暗，舌苔薄白而燥，脉来细数无力，按之则散。辨证：肺阴不足，脾胃虚弱。治法：健脾和胃，养阴润肺。用本方加西洋参9g以补脾肺，加白术、陈皮各6g以健脾和胃。7剂，煎服法如方解，停服斑蝥胶囊。

5月17日二诊。服药第3剂，咯血已停。7剂服后，饮食、精神稍有好转。胸前隐痛亦减。复诊其脉，细缓而匀。舌质稍转亮泽，苔白津润。病有起色，续服7剂。

5月24日三诊。患者精神明显好转，气色亦显见生机，即所谓色现于外，气含于内，有气有色，润泽之象也。嘱上方续服半个月再诊。

6月15日四诊。患者精神愉悦，面色润泽，言谈举止与常人无异。脉象缓滑而匀，舌质微红，苔白津润。嘱患者每月服药20剂，若病情稳定，以后每月服10剂，如有不适，及时来诊。

2010年4月2日五诊。患者无明显不适，精神、饮食正常，睡眠亦可，脉舌与常人无异。嘱其每月服7~10剂，以滋养脾肺，续清余毒，巩固疗效。

2010年年底顺访：病未反复，身体正常。

按语：近3年来几乎天天接诊肺癌患者，与李某同时诊治者不下20人，效果大致与李某相近。凡用此方调治者，十有七八疗效理想。其中效果不佳者，皆与精神压力过大，情绪不稳，焦躁失眠，脾虚纳差，以及不遵医嘱有关。凡心态好，性格开朗，能正确对待现实，加上脾胃不虚，饮食正常，又能谨遵医嘱者，大多都能恢复健康。点滴经验，粗浅之见，仅为临证小结而已。

治验2 犯禁命殂 郑某，男，45岁。2009年3月6日诊。患者亲属提前告知：肺癌多处转移，化疗3次，险些丧命，嘱回家调养。患者被人背负而来，5人护送，坐于椅上，两人搀扶，面色㿠白，消瘦如柴，精神委靡，头倾不语，一派羸弱不堪之象。舌质淡白，苔白微燥，脉来细如蛛丝，沉取则散。辨证：脾肺虚羸，正气衰败。治法：补脾益肺，激流挽舟。用本方去白花蛇舌草、半枝莲清热解毒、消肿散结之味，加西洋参 15g，紫河车、白术、茯苓、陈皮、砂仁、大枣各 9g，以大补元气，和胃进食，寄望挽回生命。3 剂，煎服法如方解。

3 月 10 日二诊。患者下车自行到门诊，与首诊时相比，判若两人，精神振作，言谈自如。诊其脉舌，均有好转。我思量许久，如此效果，恐非正常。即使方药对症，亦难以如此神速。为安全计，反复嘱患者及其家人：病虽好转，切勿大意！一要继续服药，二要充分休息，三要忌酒及一切发病之物，四要谨防感冒，五要情绪稳定，不可大喜大悲。切切记住，万勿稍懈！续服 5 剂，服用法同首诊。

3 月 17 日三诊。病情续有好转。因患者离此地数百里，加上病情治疗顺利，嘱其取药 10 剂，1 日半 1 剂，半个月后再诊，忌口不可松懈。

5 月底询访得知：患者已故半个月。原因是患者不听劝告，以为自己病已痊愈，东跑西奔，到外地游玩，通宵达旦到舞厅饮酒唱歌，狂欢不休。未及 1 周，便突然倒下，速到医院抢救无效，2 日后命殂。

按语：此例患者病情最重，好转最速，死得最快。"三最"不合常理，其因案中已叙。大病极虚，即使用药对症，亦是缓慢见效，徐徐得安，方为正理。病得初安，不可犯禁，犯则病必加重。况其癌症晚期，岂能得意忘形？非常之案例，其意义亦非常也。无论医者、患者，此案均有寻味之处。

治验 3　早治痊愈　杨某，男，35 岁。2008 年 3 月 1 日诊。患者亲戚（年近 50，从事西医临床）背后告知：患者因咳嗽 3 个月，胸前隐痛，磁共振反复检查 3 次，专家会诊诊断为"右上肺癌肿"，肿块 4.5cm×4cm，疑有癌细胞转移至颈淋巴结，不宜手术治疗。加上经济拮据等因素，决定保守调理。视患者身高体瘦，面色黄黑，隐透暗红，精神尚可，本人不知病情，舌质暗红，舌苔白厚灰燥，脉来细数微弦。辨证：气阴两虚，火烁肺金。治法：滋阴清热，解毒散结。用本方每日 1 剂，内服、泡足。禁止饮酒，勿过食辛辣油腻，忌食发病之物。保障睡眠，不可劳累，减少性生活，情绪舒缓，切勿忧愁恚怒。饮食以容易消化吸收、无刺激、有营养为要。不适及时来诊。

4 月 5 日二诊。患者亲戚告知：服药 1 个月复查，肿块消去 2/3，效果非常理想。嘱原方加白芥子、陈皮各 6g，以理气散结；加白术、砂仁各 9g，以健脾和胃，续服 1 个月。

5 月 10 日三诊。患者亲属告知：肿结完全消失，身体亦较以往健康。为防反弹，嘱每月用原方不加减，煎服三五剂，以巩固疗效。询访 2 年，病愈未复，亦无其他不适症状。

治验 4 绝处逢生 柳某，男，44 岁。2008 年 7 月 5 日诊。自述患肺癌 2 年余，该做的治疗都做了，就是病不见好。6 月底某大医院敦促其回家，并对家属交代准备后事，市、区两级民政到家慰问，已知生无希望。因患者家庭负担较重，放心不下，诚求诊治。视患者精神极差，头难挺起，身歪坐斜，语言断续，声颤气弱，面色灰糙，舌质暗淡，苔白微厚乏津，脉来细数而乱，沉取似无。辨证：脾肺两虚，气阴耗散。治法：养阴生津，益气和胃。用本方加西洋参 12g，白术、砂仁各 9g，大枣 5 枚，以补脾益气和胃，此即所谓"虚则补其母"之意。肺阴虽虚，不可纯用滋腻，金无土不生，故脾胃是元气复生之本。况脾胃为五脏之主，患者如此虚羸，不首虑生化之源，何谈治病！1 日 1 剂，煎前入糯米 30g 同煎，以补益脾肺。前三煎内服，四煎宽水，煎开后加陈醋 250mL，待温泡足。上方调治至 4 个月，患者已骑摩托车上班，在某厂开货车。反复叮嘱：稍感不适，要及时来诊。随访 1 年，身体无碍，偶或不适，及时治之，未影响工作。

治验 5 术后体弱 李某，男，64 岁。2008 年 4 月 3 日诊。患者家人告知：肺癌手术后身体极虚，不敢做放化疗，担心有后患。加上本人心情不好，睡眠亦差，食量又小，容易感冒，甚是担忧。视患者形体消瘦，精神欠振，面色萎黄憔悴，唇无血色，舌质淡，苔薄白乏津，咽喉周围微红，脉来细数。辨证：肺肾阴虚，津液不足。治法：养阴生津，滋润肺肾。用本方加西洋参 12g，糯米 30g，以补肺生津。7 剂。1 日 1 剂，文火缓煎。前三煎内服，四煎加陈醋 100mL，待温泡足。

3 月 12 日二诊。自述上药服后，口舌干燥消除，饮食知味，睡眠稍实，精神亦有好转。嘱上方续服 10 剂，如无不适，半个月后再诊。

3 月 30 日三诊。患者自己来诊，心态很好，实属难能可贵。嘱用上方加灵芝 12g，以改善睡眠，每月服 20 剂。如有不适，及时电话告知，以加减药味，定时到医院复查。随访 1 年，身体逐渐康复，医院复查亦无异常。

按语：10 年前治一刘某患者，男，43 岁，本人不愿手术及放化疗，亦用此方为主加减治之，至今依然未离工作岗位，基本情况均可。

普济消毒饮合五味消毒饮加减治疗时疫温毒热疖疱疹

组成：金银花 24g，野菊花、蒲公英、紫花地丁、紫背天葵、黄芩、玄参、连翘、板蓝根、薄荷、蝉蜕、僵蚕各 15g，甘草 3g。

功用：清热解毒，消肿止痛。用于时疫温毒，大头喉肿，热毒疮疖，丹毒疱疹，以及一切无名肿毒，热性疮疹。

方解：金银花、野菊花、蒲公英、紫花地丁、紫背天葵清热解毒，消肿散结；黄芩清三焦湿热；玄参凉血；连翘泻火；薄荷、蝉蜕、僵蚕、板蓝根辛凉散结，消肿化毒；甘草清热解毒，而和诸药。此方为五味消毒饮合普济消毒饮二方加减而来，是用于治疗热毒疮疡、丹毒疱疹、时疫温毒的经验方。尤其是丹毒疱疹、疔疮热疖属于热毒实证者，及时内服，再加外用，其效速而稳妥。

外用药如下：

1. **疱疹初起未溃外用方**　雄黄、硼砂各 9g，冰片 1g。共研细粉，用时以高度白酒调成稀糊，用新毛笔或棉签蘸药糊涂敷患处及周围，干则用白酒洒之，以保持湿润，1 日敷 2～3 次。若少加麝香，其效更佳。此方消肿止痛之功甚速，我先辈即用此方加上内服方，治疗丹毒疱疹、热毒疮疖，最久未超过 10 日，最快 3～5 日痊愈，屡见不鲜。若被他人治疗超过半月不愈者，则视病情轻重而论，但从无一例未被治愈。

2. **疱疹、丹毒、湿疹等症，溃破流出脓血、水湿浸淫，痛痒交加方**　木芙蓉叶（霜降节采，去梗，阴干）30g，黄柏、苦参、黄芩、连翘、芦荟各 15g，雄黄 9g，麝香 1g，冰片 6g，薄荷叶 9g，金果榄、白蚤休各 12g。上药 12 味，除冰片、麝香另研极细粉后合入群药外，其余 10 味共研极细粉，入冰片、麝香和匀，密储。用时以稀蜂蜜调为糊，涂敷患处及周围，1 日 2 次。若患处溃流脓血水湿浸淫，可用金银花煎水，滤净渣，待微温洗之，洗后将药粉干撒患处。1 日 2～3 次。

体会：以上 3 方，乃我五十余年来用于治疗丹毒疱疹及热毒疮疖的经验实效方，其效甚稳。

治验 1　疱疹初起　刘某，男，24 岁。1970 年 7 月 20 日诊。自述昨夜睡觉似感有蚊虫叮咬，晨起右侧颈项至前胸、肩后一片火辣疼痛，极痒，对镜照之，肤色红赤，大小亮疱连串，心烦口渴，全身不适。诊见患者所述，宽约 10cm，前后长约 33cm，肤赤疱连，舌质微红，舌苔白糙，脉来浮数，乃隐翅虫所伤，即所谓带状疱疹是也。辨证：毒侵肌腠，热郁三焦。治法：疏风清热，消肿解毒。用本方 3 剂内服，外用一方涂敷。忌一切辛辣油腻、海鲜等发病之物，饮食务必清淡，不可烈日下曝晒。

7月24日二诊。自述上药服头剂痛痒即减，3剂尽剂，似感已经无碍。观患处红赤色退，疱疹亦萎，欲愈之象。外用二方续敷3日，续忌口半个月，以免复发。半个月后随访：疱疹痊愈，劳作如常。

类同患者李某等7人，均在得病半日内来诊，俱用上法外敷内服治之，无一不在3~7日痊愈，所以称此方为效速而稳。若时日延久，则治之稍难。

治验2　疱疹续发　金某，男，14岁。1990年8月2日诊。自述胸前带状疱疹已5天，打针、吃药4天，疱疹继续发展，痛痒难忍。视患者右侧胸前连及颈脖，宽约16cm，长约23cm，肤色红赤，疱疹大者如樱桃，小者似高粱米，重重叠叠，破者流稠黄水，仍在向外扩展，舌质深红，舌苔黄厚微燥，脉来滑数。辨证：湿热偏盛，毒郁肌腠。治法：清热解毒，消肿化瘀。用本方3剂内服，加外用二方涂敷，忌口同例一。

8月5日二诊。患者疱疹面积缩小，肤色微红，疱疹萎缩，脓血水减少，舌质红退，舌苔色白微厚，脉转缓滑。病势已衰。患者告知：痛痒减轻过半，心烦口渴亦轻。原方续服2剂，以清余毒，外用方不变，忌口继续。

3个月后顺访，共服汤药5剂，外敷7日，疱疹痊愈。唯留下浅褐色肤痕，消退缓慢，余无不适症状。

2010年10月6日，其母张某亦患此症，在某大医院住院治疗近2个月不愈，且疱疹面积继续扩大，先是左前胸，续向胁腹，继向小腹、会阴，以致臀部连成一片，肤色紫暗，先起者干痂，后生者大小红赤亮疱相兼，中间有不少溃破流出脓血水，患者叫苦声不绝。此为热郁营分，结毒不化。治宜清热解毒，活血化瘀。用本方加当归尾12g，穿山甲6g。5剂。前三煎内服，四煎加千里光250g，煎水5000mL，加陈醋250mL，待温自上而下洗患处，再用外敷药二方，用法、忌口同上。7日后复诊，其病好转过半，嘱上方续服5剂，外用、忌口不变。年底询访：内服外敷共12天，疱疹痊愈，未留不适症状，唯有褐色肤痕消退缓慢。

治验3　痛若触电　包某，女，51岁。2006年6月30日诊。患带状疱疹已近2年，花钱万余元，疱疹消失，疼痛不止，痛时如触电，如针刺，日夜不休，精力下降，劳作无力，不知何时是尽头？视患者面色憔悴，情绪低落，舌质暗红，苔白厚微燥，脉来沉弦微数。辨证：毒郁营分，正虚邪恋。治法：和营化毒，益气活血。用本方去薄荷、蝉蜕、野菊花、天葵之辛散苦寒，加当归、生黄芪、制乳香、制没药，益气活血止痛。5剂，煎服法同例案。

7月7日二诊。自述疼痛面积缩小，疼痛次数减少，疼痛程度减轻。方药对症，续服 5 剂。

7月13日三诊。症状已消除大半，患者似有不愿再服汤药之意，将上方取 3 剂，共研细末，每服 9g，日服 3 次，温开水送服。不可饮酒，饮食清淡，注意休息，用金银花、大青叶泡水当茶饮。随访：末药服至一半，疼痛基本消除，后减量续服 10 余日，症状完全消除，恢复劳作。

治验 4　红肿掣痛　石某，女，59 岁。2007 年 2 月 28 日诊。自述春节前 9 天，左侧颈脖连及胸前、腋下，疼痛发热，第 2 日即起红赤小疱，痛如火燎，不能近衣被，即使薄衣近肤，亦疼痛难忍。在某门诊部诊断为带状疱疹，治疗二十余日不见好转，还越来越痛，有数处破流血水。整个春节至今，都在痛苦之中。视患者焦虑不安，表情苦楚，舌质暗红，苔薄黄乏津，脉来弦数。辨证：毒滞营分，火郁三焦。治法：清热解毒，和营散瘀。用本方加当归尾 12g 以活血散瘀，5 剂。前三煎内服，四煎加陈醋泡足。

3月6日二诊。自述红肿明显消退，未再新出疱疹，疼痛面积缩小，皮肤近衣仍然还痛，夜难入睡。上方续服 5 剂，加敷外用二方，令药日夜保持湿润，1 日换药 2 次。忌口同例案。7 日后询访：二诊汤药尽剂，红肿疼痛消退，外用药续敷 3 日，疱疹临床痊愈。

治验 5　热疖肿毒　刘某，男，43 岁。2004 年 8 月 12 日诊。自初夏以来，臀部连生毒疖，大者如桃，小者如李，红肿疼痛，出脓后自愈，不久又长。立秋后连生 3 个，肿硬难消，红赤疼痛，坐卧不安，影响劳作。视患者职业货车司机，久坐熬夜，生活无规律是常事，湿热毒聚，故连生此疮。观其舌苔，黄厚微腻，舌质暗红，脉来滑数，沉取有力。辨证：湿热毒盛。治法：清热解毒。用本方加当归尾、生黄芪各 12g，以活血托毒。3 剂，前三煎内服，四煎待温，洗疮、泡足。忌食一切辛辣油腻。用金银花、千里光等份，泡水常饮，以清热解毒。用外二方陈醋调糊，厚敷患处，勿令干燥。随访：汤药 3 剂尽剂，毒疖全消，外敷药 5 日，加清热解毒茶常饮。以后数年未再生疮。

治验 6　头生热疖　黄某，男，35 岁。1970 年 9 月 1 日诊。头面连生毒疖，数年不断，有时口干舌燥，便秘溺赤，甚至五心烦热。平时喜饮酒，爱吃辛辣食物，加之常在露天作业，恐与此有关。视患者面色红赤，舌质暗红，苔黄厚微燥，脉来洪实有力。如患者所述，病因已明。湿热火毒滞结，故见头面连生疮疖，病机亦彰。湿热毒聚是其证型。治之大法，清热解毒。用本方 5 剂，内服外洗，忌口如例案，药茶与上例相同。

9月8日二诊。患者头面热疖明显萎缩，赤红色退，舌质转红，舌苔薄黄微腻，脉来洪实之势稍减。原方加生石膏60g，以清胃腑实热，续服5剂。

9月15日三诊。患者头面疮疖全消，面色已近常人，舌质转红，舌苔薄白津回，脉来缓滑有力，洪实之象大减。可停服汤药扫荡，改用末药缓服，以清余毒。上方取5剂，共研细末，每服12g，日服3次，温开水送服。控制酒量，少吃辛辣食物，药茶不能间断。1年后顺访：患者自服药后，改变生活习惯，多喝水，少饮酒，尽量少吃辛辣食物，以后再未生疮。

治验7　口舌生疮　张某，男，30岁。1991年10月3日诊。自述经常舌尖生小紫疱，火辣焦痛，随之咽喉亦肿痛溃破，甚则心烦耳鸣，溺赤便燥，烦渴引饮，总无休止。尤其是饮酒熬夜，肿痛更甚。视患者形体偏瘦，面色暗红，舌质深红，舌苔薄黄乏津，脉来滑数有力，寸、关尤为明显。辨证：心火亢盛，热毒上攻。治法：清热泻火，散瘀解毒。用本方5剂，前二煎内服，三煎加陈醋250mL泡足。另用金果榄1g，山豆根、桔梗各3g，罗汉果半个，为1日量，开水泡服，坚持数月。戒烟酒，勿熬夜，少食辛辣干燥食物，多饮水，是治愈此病之关键。

10月9日二诊。自述口舌肿痛消去大半，小便变清，大便仍微干燥。上方加酒制大黄9g，续服3剂，其余不变。

10月14日三诊。肿痛全消，二便正常，舌质、舌苔及脉象亦与常人无异，可停服汤药，自购玄麦地黄丸，药茶勿停，坚持续治3个月。随访2年，患者不饮酒，不熬夜，不过食辛辣干燥之物，病即不发，偶发亦轻。

治验8　流火缠腰　朱某，男，40岁。2000年5月6日诊。自述前天在野外干活，中午未归，出汗很多，饮水很少，饥渴难耐，晚归先饮啤酒3瓶，晚饭又饮白酒半斤，食鱼虾不少，后半夜即感腰部左侧痛如火燎，皮肤发红，宽约10cm，长约15cm，横于系腰带处，伴心烦躁热，烦渴欲饮，频饮亦不止渴。当地村医不知何病，输液1天，病无好转，且红赤带又向前延长，疼痛加剧。视患者面色红赤，舌苔黄燥，舌质深红，脉来洪实有力。病为缠腰丹毒，或曰流火缠腰无疑。辨证：热毒炽盛。治法：泻火解毒。用本方加生石膏90g，土牛膝18g，以清胃腑炽热、活血解毒。3剂，前二煎内服，三煎加陈醋泡足。另用外二方醋蜜调稀糊，厚敷患处，1日换药2次，干则用醋洒之，以保持湿润。忌一切辛辣油腻发病之物，饮食清淡，情绪稳定，注意休息。

5月10日二诊。患者腰间红赤明显消退，自感疼痛减轻，舌质转正红，黄燥苔退至色白微厚，津回。脉转滑数，洪实势退。上方石膏量减至30g，再加紫草15g，以和营解毒。3剂，煎服法同上诊，忌口不可忽略，外用继续。

5月14日三诊。自述患处疼痛火燎已止，二便正常，烦渴亦除，唯觉初起红赤处稍感酸楚不适，余无异常。病已向愈，可停汤药，外用继续数日，另用金银花10g，玄参、千里光各6g，紫草3g，甘草1g，为1日量，开水泡服，当茶饮数日，以清余毒。6月中旬顺访，病愈未复，亦无不适症状。

治验9　无名肿毒　张某，男，30岁。1999年9月5日诊。自述全身上下到处生毒疖，此愈彼起，接连不断，大者如樱桃，小者如豌豆，初起红赤，继则流出稠脓，数日自消，随即又生。如此数年，不能断根。问患者生活习惯，知其偏爱饮酒，嗜食鱼虾，必素积湿热可知。观患者面色暗红，舌质深红，舌苔微黄而厚，津液不足，脉来滑数小实，三焦火旺已显。辨证：内蕴湿热，外生疖毒。治法：清热利湿，活瘀解毒。用本方加土茯苓、土牛膝各15g，以利湿散瘀、清热解毒。5剂，前二煎内服，三煎加陈醋250mL，先洗疖肿，再泡双足。再以外用二方蜜水调稀糊敷患处，忌口同上例。

9月12日二诊。患者颜面、下肢等处疖毒红肿已消，面色暗红、舌质深红亦稍退，舌苔化为白厚乏津，脉来滑实微数。上方再加薏苡仁18g，黄柏12g，以清热燥湿解毒。5剂，服用法同首诊。

9月19日三诊。全身疖肿消尽，唯留淡褐色肤痕，不痛不痒，余无不适症状。复诊脉色，已近常人，可停服汤药及外用方，另以小方当茶，续清余毒，以免复发。每日用荆芥穗、千里光各6g，土茯苓5g，紫草2g，金银花5g，甘草1g，泡水常饮，以清除体内余毒。再用千里光不拘多少，煎水洗浴，以消体外之毒，可免复生毒疖。随访多年，由于患者谨遵医嘱，改变生活习惯，常用清热解毒小方调理，以后未再生疮。

治验10　丹毒不消　温某，女，39岁。1999年9月3日邀诊。见患者右下肢外侧踝骨上约10cm处，起一大疱似鹅卵大，内蕴深褐色浆水，周围肤色暗红，自呼疼痛如火烤，日夜难眠，不能站立行走，起初在村卫生室打针吃药，一连半个月，肿痛不消，疱越来越大，痛越来越甚。患者面色淡紫而暗，舌质暗红，舌苔黄厚微燥，脉来沉数有力。辨证：热郁血瘀，毒聚不化。治法：清热解毒，消肿化毒。用本方加土牛膝15g，引药下行，活血解毒。3剂。另用粗针火上烧红，刺破大疱，轻轻挤压，令脓血排尽，复用淡盐水洗净患处，再以外用二方蜜水调稀糊，厚敷患处，一日夜各换药 1 次。忌口同例案。

9 月 7 日二诊。患处周围暗红色退，肿消皮皱，疱破中间尚有 1 分硬币大一块浸淫脓血。患者精神亦振，气色好转，可站立行走数步。自述疼痛大减，患肢轻松。上方再加土茯苓 12g，以祛下焦湿毒；加生黄芪 15g，以率群药托毒外出，续服 3 剂，外用不变，忌口继续。

9 月 12 日往访：患者已能做家务，红肿消尽，脓水已干，原红肿处缓慢脱皮，病已痊愈。嘱患者经常用土茯苓、千里光、忍冬藤叶不拘多少煎水，日饮少量，其余加陈醋 100 ~ 150mL，用于洗腿泡足，以清热解毒、疏通经脉。以后数十年中又多次面询，旧疾未复，身体无碍。

治验 11 指疔焮痛 包某，男，33 岁。2005 年 5 月 2 日诊。自述 3 天前夜晚，右手食指甲缝内侧靠甲根处胀痛木痒，昨日即疼痛难忍，患处紫暗肿胀，心烦不宁，全身不适，状似感冒，今日又加烦渴，尿量减少，大便秘结，指痛更甚。视患者右手食指甲缝内侧赤肿灼热，舌质暗红，舌苔微黄而燥，脉象浮数，沉取数而有力。综上所见，患属疔疮无疑。辨证：风火炽盛，血瘀毒聚。治法：清热解毒，活血化瘀。用本方 3 剂，速煎频服。另用梅花点舌丹（成药）内服外敷（先用白酒化丹，再用消毒三棱针刺破疔根处，令出恶血，用酒化梅花点舌丹涂敷之，干则以白酒润之）。饮食要清淡，一切辛辣油腻、烟酒、海鲜等，凡助热发病之物皆当禁忌。情绪要安定，不可动怒。

5 月 8 日二诊。自述赤肿已消，疼痛大减，全身不适症状亦除，唯手指尚觉强滞。患者舌质暗红、舌苔黄燥已退，脉转小缓。病势大减，险象已解，但仍不可大意。上方续服 2 剂，成药内服外用不减，忌口继续。另用金银花、野菊花、玄参、甘草，泡水当茶饮数日，以清余毒。

7 日后询访：疔疮痊愈，劳作如常。

按语： 疔疮虽然不大，其毒发展甚速。若治之得当，初起五七日便愈。若治不得法，延久不愈，以至指趾致残者有之。更甚者，需防疔疮走黄，毒邪若内攻脏腑，重者有生命之危。故速解其毒，勿使内攻，最为紧要。我治此症无数，虽无一例失误，仍始终不敢稍懈。治外勿伤内，治里勿伤表，攻邪勿伤正，扶正勿滞邪，小病谨慎，大病沉稳，绝不可以人试药，要试先自试，他人生命贵于自己，此天理也，不可逾越！

若疔疮毒轻，无全身症状，饮食、二便正常者，可用"拔疔虫"方敷于疔头处，亦多可痊愈。此为民间验方，亦有书载。我用治多年，其效甚良。若用至二三日不愈，需加服清热解毒药，使其毒邪速除。

拔疔虫：先用有色玻璃瓶入芝麻油约50mL，冰片1g，麝香少许，朱砂3g，蟾酥少许，硼砂1g，共研极细粉，放入油中搅匀。于白露节太阳未出时，割取苍耳（即苍耳子之植株），破开秸秆，内有白肉虫似小蚕状，取出放入瓶中浸泡。用时取虫放于疔头处，外以嫩膏药贴之，或用无毒树叶包之，一日一换。此虫有消肿止痛、拔出疔根之功效，用之多验。

黄芪中和汤治疗骨痹死肌

组成：生黄芪18g，当归、熟地黄各15g，鹿角胶12g，白芥子9g，金银花15g，炙穿山甲6g，红花9g，麻黄、肉桂各2g，生甘草6g。长流水或甘澜水与清黄酒各半煎，鹿角胶炖化兑服。患在上饭后半小时服，在中食远服，在下空腹服。用量需因人、因证、因体质、年龄、病情轻重，灵活增减。

功用：益气和血，复活死肌。用于痈疽恶疮，正气不足，毒难起发，脓难形成，或溃烂久不收口，或死肌紫黑，坚硬不化，以及骨痹骨膜坏死等症。此方由千金内托散、阳和汤、仙方活命饮、降痈活命饮四方化裁而来，用于半阴半阳证之外科诸症。其有温和气血、扶正托毒之功，不寒不热，适宜外伤及疮疡肌死久难复活者。

方解：黄芪甘温益气，实腠理而温分肉，排脓内托，为疮家之圣药，为君。当归甘温和血，苦温散寒，亦疗痈疽疮疡，为臣。熟地黄味甘微温，为补血之上品；鹿角胶甘温养血助阳，为佐。白芥子辛温，消肿止痛；金银花甘寒，解毒治疮；穿山甲咸寒，善通经络，消肿排脓；红花辛苦甘温，活血行瘀；麻黄辛温，解肌散寒，调血脉，通九窍，与熟地黄合用，温分肉而不发散；肉桂辛甘大热，益阳消阴，能疏通经脉，宣导百药；甘草甘平，用随其主，协和诸药，且能生肌止痛，解百药毒，而为使引。诸药和合，以益气和血、托毒止痛，治气血失和、正虚毒恋之肌死骨坏等险恶证候。经五十余年验证，实为中和稳妥有效之良方。

加减：患在上加川芎，在中加桔梗，在下加牛膝。泄泻加苍术、白术；呕吐恶心加陈皮、砂仁；不思饮食加白术、陈皮；气虚加人参（或党参），倍黄芪；阴疽加陈皮、炮姜；排脓加白芷；欲破加皂角刺；痛甚加制乳没。

治验1 下肢溃烂 李某，男，64岁。2005年4月5日诊。自述左下肢肌死溃烂，起初是在唐山地震时受伤，当时是严重创伤，未及时处置感染，以后经住院治疗创伤愈合，但不久即见皮肤发黑，肌肉变硬。数十年经多家医院治疗，肌肉紫黑而硬，左下肢沉重无力，未能治愈。近年余又加溃烂，疼痛麻木，行走艰难。左患未愈，右下肢又出现皮肤紫黑，隐隐木痛。视患者左腿膝下 15cm 至足踝前外侧，肤色紫黑而硬，凹凸不平，中间两处溃烂，大者如鸡蛋，小者如鹌鹑蛋，溃破流淡稀脓血，夹酱油状污水，右侧几乎与左侧对称处肤色紫黑，微硬不平，紫黑面积比左侧略小，无溃破流水。观其面色淡黑而暗，舌质淡紫，舌苔灰厚微腻，脉象细涩而迟。辨证：正虚邪恋，寒湿伤营。治法：温和气血，助阳排毒。用本方加牛膝 12g，以引药下行，7 剂。另用生黄芪 30g，生姜 6g，水煎半小时，滤净渣，待微温洗净患处，1 日 3 次，再以去腐生肌玉红膏填敷溃口，外以净纱布盖之，保持患处洁净。

4 月 13 日二诊。患处肤色紫黑面积已见缩小，紫黑色变淡，以右侧明显。溃疡脓血污水减少，周围皮肤微皱，木痛减轻。方药对症，原方续治 7 日。

4 月 21 日三诊。患者右下肢肤色紫黑已基本消尽，左患肢肤色紫黑退去 1/3，溃疡口小者已愈合 3 日，大如鸡蛋者亦将愈合，其溃口直径尚有约 1cm，脓水已少，溃口亦近愈合，上法续治 7 日。若溃疡口敛，玉红膏停用。

4 月 29 日三诊。右下肢肤色已正常，不适症状完全消除；左侧旧患溃口已收敛，死肌复活七成。患者自述：受伤 29 年，首次效果满意。旧患所剩三成死肌，有待续治。但患者已厌服汤药，无奈将原方再取 7 剂，共研细末，熟蜜为丸，每服 9g，日服 3 次，温开水送服。嘱患者注意保暖，勿食海鲜发物，勿过度劳累，谨防受伤。询访 2 年，所剩死肌逐渐复活，活动自如。

附：祛腐生肌玉红膏及配制方法

全当归 60g，白芷 15g，紫草 6g，生甘草 36g，纯真小磨芝麻油 500mL。将药入芝麻油浸泡 5 日，放铁锅中，文火煎至药焦枯，滤净药渣，将油再熬至滴水成珠不散，下血竭细末 12g，用桑、柳、桃木棍（任选其一）搅匀，再下虫白蜡 60g 融化，离火待油微冷，再下轻粉细粉 12g 搅极均匀，待成膏，装入瓷瓶中密封瓶口，放水中 3 日，拔去火毒备用。凡痈疽恶疮溃久不能收口，或创伤感染溃烂不敛，先用生黄芪或金银花煎水待温，洗净患处，再用本膏填塞溃口。伤口浅者直接将药膏涂敷患处。

此膏拔毒去腐、和营生肌，治一切恶疮大毒，腐烂孔深，洞见隔膜者，用此膏填塞患孔内，自能去腐生肌收口。此方诚为疮科之圣药。我先人用此治大疮恶烂及创伤久溃，深烂久不收口者无数，屡收全功。我用此膏与上方同用，治痈疽创伤，溃烂至内见隔膜，筋骨外露，甚至骨黑肌死，久久不能收敛，而欲截肢、指、趾者，皆得痊愈。不用升、降二药，减去病人许多痛苦，有腐能化，腐尽生肌，新肉生后从不留邪。治疗无数险恶之症，无不化险为夷，保全身体，健康如初。真良方也，我甚珍之。

治验2　消渴腿烂　刘某，男，75岁。2009年11月1日诊。我与弟子程辉同往。患者自述有脑梗死、冠心病、糖尿病、高血压、腰椎间盘突出症等。右小腿、足掌溃破数处，多家医院都未能治愈，足不能任地，整天躺在床上，身体日见虚弱。见患者右下肢前膝下约20cm处烂一坑，直径5cm×5cm，深烂见骨，足掌正中近次趾处亦有溃疡2个，口深约1cm，宽约3cm，触之呼痛。患者形体消瘦，面色憔悴，语出声颤，不能下床。舌质淡暗，苔白微腻，脉来细弦无力。辨证：气血虚寒，正气羸弱。治法：温补气血，和营托毒。用本方先服3剂。

11月5日二诊。因我抽不开身，程辉独往。后得知3剂尽剂，溃疡愈合过半，原方续服3剂，三处溃疡均愈合。屡验之方，效不虚也。

治验3　烫伤久溃　李某，女，87岁。2003年4月5日诊。因我无暇往诊，弟子鲍飞代劳。患者因取暖烤火，不慎跌入火炉，当即烧着棉裤，左腿自膝至足踝以上皮肤烧焦，尤其膝盖及胫骨上段伤势最重。送医院治疗半月余，膝盖及胫骨上段仍然肉烂见骨，骨黑似炭，裸露于外，长约8cm，宽约4cm，肤色紫暗，疼痛不休。鲍飞嘱用黄芪煎水洗净患处，以玉红膏填塞患孔，内服黄芪中和汤。调治2个月，溃烂渐愈。因骨膜烧损，治疗2个月后，仍有约1cm直径大一块愈合缓慢，但能生活自理，无明显疼痛。

治验4　下肢肌死　杨某，男，57岁。2006年3月10日诊。自述右腿膝盖以下肿胀，肌肉鼓包，肤色紫暗，木痛乏力。起始勉强劳作，近数月患腿不能用力，负重站立不稳。在某大医院诊断为"脉管炎"。多次治疗，效果不佳。患者精神、饮食无碍，脉舌亦无明显病象。视其右腿肚前后肌肉凹凸不平，肤色淡紫而暗，稍用力按之，肌肉深陷，久不能起。辨证：气阳不足，血脉失和。用本方3剂，水煎，加红糖、黄酒温服，药渣加白酒、陈醋适量，布包热敷患处。

3月15日二诊。自述肿已全消，木痛大减，欲出门打工。药已对症，病未痊愈，应当续治数日，再配制丸药坚持治疗。上方汤药续服3剂，另取5剂，研末制丸，每服9g，日服3次，温黄酒或白开水送服。勿过度用力及冷浴，要劳逸适度，每晚用热水加陈醋250mL泡足，或用木瓜、生姜、红花煎水加陈醋泡足，以温经散寒、活血通络。询访1年余，腿未再肿，劳作如常。

治验5　损伤肌死　陈某，男，33岁。1999年9月5日诊。自述因骑摩托车跌入深沟，上肢面目创伤，右下肢踝骨上端、胫腓骨完全折断，经医院处置，上钢板固定，螺丝裸露在外，半年肿不消退，以后肤色发紫，逐渐变黑，不足8个月取出钢板，螺丝孔不愈合，时流臭水，周围肌肉紫黑，足不能任地。至今又过半年，不见好转。如患者所述，其患处周围肤色淡紫微肿，踝内外共有4孔，孔大约5mm，孔内浸淫，流出淡血污水，气味腥臭。观其面色淡紫暗灰，舌质淡暗，舌苔微厚灰腻，脉来细涩无力。其病类似阴疽。辨证：气阳不振，血脉失和。治法：益气和血，助阳托毒。用本方5剂，内服外洗（每用少量煎取药液，温洗患孔及其周围），再用祛腐生肌膏涂敷，以大块净纱布轻裹防尘。

9月12日二诊。患处周围肤色紫暗退去过半，微肿全消，患孔缩小，浸淫欲干，舌质、舌苔灰腻亦退，脉来缓弱。伤患明显好转，气阳得振，阴血随和。原方续服7剂，服用法同上。询访：二诊药服至尽剂，死肌转活，暗紫全退，患孔污水尽而口自敛，可以行走，加以适度锻炼，不久完全康复。

治验6 下肢肌死 叶某，男，39岁。2004年3月3日诊。自述3年前右小腿轻微外伤，经处置痊愈。1年后伤处蚊虫叮咬，抓破后肤色缓慢变暗紫，皮肤发硬，逐渐扩大，局部木痛，下肢酸软。在医院诊断为"阻塞性脉管炎"。就医多处，治疗几乎无效。视患者精神气色、脉象，与常人无异。观其右下肢前位正中处偏内侧肤色紫黑，凹凸不平，肌肉木硬，稍按呼痛。问其病程多久？答有3年之余。辨证：寒湿阻遏，血脉不通。治法：温经散寒，活血通络。用本方加川牛膝15g，以引药下行、活血通络。5剂。前三煎加黄酒温服，药渣加陈醋、白酒少量，布包热敷患处不计时，注意保暖。

3月9日二诊。患处肿消皮皱，肤色紫黑微退。方已对症，续服7剂，服用法同上。

3月18日三诊。肤色紫黑明显消退，肿硬已不明显，自感腿痛亦轻。原方汤药续服3剂，另取5剂，研末蜜丸，每服9g，日服3次，温黄酒或白开水送服。防止外伤，注意保暖。询访2年，自服药后未见明显复发，不碍劳作。

治验7 双侧骨痹 文某，男，45岁。2001年10月5日诊。自述双侧腰胯疼痛近3年，做CT检查诊断为"双侧股骨头无菌性坏死"。医院让回家休息，待60岁后换股骨头。患者是一家之主，不劳动生活无着，诚请中医治疗，能保持劳作即可。视患者形体瘦弱，精神气色尚可，舌质色淡，苔白浸润，脉象细缓，已显正气不旺、气血不足之征。治宜益气养血，助阳通络。用本方加人参、川牛膝各15g，炮姜3g，以补气活络散寒，7剂。前三煎内服，加少量老黄酒，以助药势。药渣加白酒、陈醋适量，布包热敷患处不计时，敷1日后，药渣再加水煎数沸，泡足半小时。注意保暖，勿过度劳累。

10月14日二诊。自述服用期间，双侧臀内似觉微热，疼痛略轻，能干轻活。嘱患者勿更换方药，续服1个月再诊，服用法同首诊。

11月15日三诊。自述疼痛继续减轻，能骑自行车外出打工，干轻活。因服汤药费时，患者要求配丸药续治。体谅患者边务工边治疗，权将上方取7剂，共研细末，熟蜜为丸，每服12g，日服3次，用少量温黄酒或温开水送服。叮嘱患者：即使病情继续好转，也要半个月复诊1次。切勿过度劳累，不可饮酒，勿食生冷，注意保暖。翌年顺访：患者虽然未遵医嘱，一两个月不来复诊，但丸药基本未停，劳作无明显影响。

按语：用本方治疗单、双侧股骨头无菌性坏死多例，效果明显，症状大多都能减轻，并能使股骨头坏死塌陷阴影减少，可参与轻微劳作，但很难痊愈。究其原因之一，几乎无一人能坚持不间断治疗达到3个月，即使治疗3个月，也是未遵医嘱，断断续续。除不按时服药，还不注意休息。

我用此方治疗因骨髓炎反复手术，或外伤感染溃烂，而致肌肉坏死、骨坏死，欲截肢趾者，均能治愈而保全身体，不留后患。用于治疗无菌性股骨头坏死，只有显效，难以痊愈，有待进一步深研。

治验8 皮硬不仁 李某，男，40岁。1990年2月20日诊。自述先是上肢腕上、肘下外侧，继见下肢髋下、腿肚等处，大片皮肤硬木强滞，犹如死肌，微高于健肤。在皮肤专科医院检查诊断为"硬皮病"，反复治疗，效果不佳，且有明显发展趋势。视患者脉色及舌质、舌苔，均无明显病象。辨证：气阳不足，血失温养。治法：益气温煦，养血活肌。用本方5剂，内服渣敷。

2月27日二诊。自述经内服外敷5日，上下肢感觉轻便许多，硬皮亦变微软，面积缩小，效果明显。方药对症，续服5剂。

3月6日三诊。硬皮明显变软，面积缩小过半，感觉接近健肤，续服5剂。

3月13日四诊。皮肤硬木消除，唯有肤色粗糙，轻抚似比健肤略硬。病愈大半，可用散剂缓服。原方取7剂，共研细末，每服9g，日服3次，温水送服。半年后顺访：硬皮病临床治愈，知觉正常。

按语：我首次接诊"硬皮病"，庆幸治愈。可见此方温经活血、治疗死肌之功，非寻常之方能比。

治验9 乳癖木痛 杨某，女，41岁。2001年12月1日诊。起初每月行经前 3 ~ 5 天，乳房发胀微痛，一二年后隐隐作痛不止，继则乳房内有硬块，由小渐大，心情不好时疼痛更甚。在医院检查诊断为"慢乳病"。欲手术切除，但不免复发。视患者面色失于润泽，舌质淡红而暗，舌苔白厚而腻，脉来弦迟之象。此患为乳癖，性质属虚寒，近似于乳疽。辨证：气阳不足，寒湿凝结。治法：益气助阳，散寒化结。用本方加川芎 12g，以行血中之气；加桔梗 9g，引药上行至胸中；加炮姜 6g，以助群药温经散寒。5 剂，药渣布包热敷患处，每日 1 ~ 2 小时，晚间用敷过的药渣，水煎数沸，加陈醋 250mL 泡足。

12 月 17 日二诊。自述服药期间，乳房内似觉微微发热，5 剂尽剂，硬块稍软，疼痛减轻。嘱患者将上方连续服 1 个月再诊。

2002 年 2 月 27 日三诊。因过春节，中间停药数日。硬块已消去 2/3，经期前后疼痛轻微。上方再加陈皮 9g 以理气化痰，续服 1 个月。仍内服外敷泡足，忌生冷油腻，保持情绪舒缓，且忌忧思恚怒，注意保暖，保障睡眠。

3 月 31 日四诊。自述硬块已基本消尽，经期亦不疼痛，精神精力微增，身体比病前好。患者早已厌服汤药，但病患尚未根除，上方再取 10 剂，研末蜜丸，每服 9g，日服 3 次，饭后半小时用温黄酒送服，无黄酒白开水亦可。

11 月底顺访：丸药尚未尽剂，硬块完全消尽。后缓服尽剂，病愈身健。

按语：乳癖一病，有 10 剂左右治愈者，有百剂以上治愈者。除分寒热虚实、气血痰湿外，病程长短、性格、家庭环境、工作及精神状况、生活习惯等，都有一定影响，更重要的还是硬块性质。良性易治，恶性难疗。

二妙散加祛风活血解毒方治疗湿疹脓疱疮银屑病

组成：黄柏、苍术、苦参各 12g，荆芥、防风、僵蚕、蝉蜕、生地黄、当归、红花各 15g，乌梢蛇 9g，金银花 18g，甘草 3g，粳米 10g。前三煎内服。四煎需多加水，煎开后先熏后洗患处或全身。

功用：清热燥湿，活血解毒。用于湿毒奇痒，愈而复发，或破或不破，或四肢，或局部，或全身各处，初起小疱，小如粟米，大若豌豆，甚大者如小樱桃，初起或红或白，或赤紫而硬，破流淡血水，或流黄稠脓，浸淫扩展，奇痒难忍，日久不愈。若湿疹破而复生，重叠成片，肤色深红或暗紫，皮硬干燥，表层起白屑者，即成银屑病，亦称牛皮癣，治之更难。以及脓疱疮、掌侧脓疱疮、手足水疱奇痒等症，均可用此方加减治之。

方解：苍、柏、苦参清热燥湿；荆、防、蝉蜕疏风败毒；归、地、红花凉血活血；乌梢蛇搜风止痒；金银花清热解毒；甘草调和诸药，清热解毒；粳米和胃养胃。诸味相合，以成清热燥湿、凉血活血、搜风止痒之功。加减随症。

治验 1　体无完肤　李某，男，74 岁。2000 年 9 月 5 日诊。患牛皮癣已三十余年，每年住院数次，治疗效果不佳。最近住院二十余日，无效出院，全身依然瘙痒难忍。观患者除颜面大部分无瘢痕外，全身几乎全是重重叠叠的新老瘢痕。肤色如云片状，黄褐、紫暗、溃破、白屑，布满全身。脉舌与常人无异。辨证：风血相搏，湿虫蚀肤。治法：疏风活血，燥湿止痒。用本方 7 剂，前三煎内服，四煎宽水煮数沸，加二味拔毒散（雄黄、枯矾等份研细粉）9g 于水中，趁热熏全身，待温自上而下洗之。忌食水中一切动物（海鲜、鱼、鳖、泥鳅、黄鳝等），以及辛辣油腻、香椿、香菜等发病之物，滴酒勿沾。

9 月 11 日二诊。自述瘙痒明显减轻，蜕屑亦少，未再新起疱疹。嘱原方续服 10 剂再诊，熏洗照前，忌口不可稍懈。

9 月 22 日三诊。全身瘢痕减少 1/4，暗紫肤色面积缩小，唯皮肤干燥依然。原方加玄参、紫草各 15g，以和营润肤，续服 10 剂。

9 月 30 日四诊。全身除老瘢痕外，大部分皮肤恢复正常，瘙痒已不明显。上方取 10 剂，共研细末，蜂蜜为丸，每服 9g，日服 3 次，温开水送服。外用千里光煎水加二味拔毒散熏洗，每日 1 次，忌口继续。

2002 年 12 月询访：2 年来无明显复发，未再住院，身体诸方面均无异常。

治验 2　疹癣交加　吕某，男，25 岁。2009 年 10 月 5 日诊。患湿疹 4 年余，越治越多，先是下肢、腰部，2 年后全身都是疱疹，溃破流水，未愈再生，重叠连片，肤干脱皮。在某大医院诊断为"湿疹诱发银屑病"，反复治疗，效果不佳。瘙痒难忍，寝食不安。视患者全身几乎全是瘢痕，患处肤色淡紫灰暗，新出疱疹红赤，以腰、胯、腹、背为最重，患处皮肤硬而紫暗，干燥处有白屑，舌质暗红，舌苔白厚微腻，脉象滑数。辨证：湿毒偏盛，营血失和。治法：清热燥湿，活血排毒。用本方加生黄芪、千里光各 15g，以增强排毒之功。10 剂，内服外洗。

10 月 16 日二诊。自述瘙痒减轻，未见再出现新疹。上方续服 30 剂，外洗时加千里光 250g，二味拔毒散 10g，大蒜秆一握，同煎熏洗。忌一切发病之物，饮食以清淡为主。

11 月 17 日三诊。全身瘢痕退去 4/5，病情基本控制。汤药再服 15 剂，并将上方取 10 剂，研末为丸续服，以巩固疗效。询访：三诊汤剂、丸药又服 3 月余，临床治愈，未见反复。

治验3 湿疹未愈，体重加倍 张某，女，27岁。2004年10月3日诊。患湿疹8年余，经多家大医院不间断治疗，湿疹未愈，体重从97斤增至169斤。患者情绪低落，含泪而诉。观其舌质暗淡，苔白厚腻，脉象沉细而涩。辨证：气郁湿滞，营血失和。治法：疏风燥湿，活血排毒。用本方加生黄芪18g益气排毒，加川芎9g以行气活血。7剂。同上例，内服外洗，忌荤腥油腻发物，禁一切酒，饮食清淡，情绪安定，以配合治疗。

10月12日二诊。自述湿疹消去过半，瘙痒明显减轻，效果大异以往。上方续服7剂，服用法同上。

10月20日三诊。湿疹亦无，瘙痒已止。嘱上方续服20剂，继续外洗，以图根治。长期忌口，以防复发。1年后随访，湿疹临床治愈，情绪稳定，工作正常，继续忌口，湿疹未复发。

治验4 突发湿疹 王某，男，2岁。2007年11月11日诊。患儿母亲代诉：患儿前天发热，在某小诊所输液，当夜即哭闹不宁，晨起见头面四肢及全身密布硬包，抓破流淡血水，呼痒不止。视患儿烦躁啼哭，双手乱抓，从头面到全身，密布大小疱疹，小者如高粱米，大者如豌豆，其色暗红而硬。指纹淡紫，舌质深红，舌苔白腻。辨证：风热伤营，毒蕴肌腠。治法：疏风活血，清热解毒。用本方去乌梢蛇之温燥、苦参之苦寒、生地黄之寒凉，加黄芩以清三焦之热、紫草和营、玄参化斑解毒，以合主方清热燥湿解毒，疏风和营止痒。荆芥、防风、僵蚕、蝉蜕各5g，玄参6g，当归、红花各3g，金银花、黄芩、紫草各5g，黄柏、苍术、甘草各2g，3剂。水煎温服。三煎宽水，避风温洗全身。注意保暖，防止感冒，保持清洁，勿食海鲜油腻生冷。3日后随访：上药服至2剂疹消痒止，3剂尽剂，全身疹毒消尽，湿疹痊愈。

治验5 会阴湿毒 赵某，男，39岁。1995年4月1日诊。自述阴部潮湿，生出疱疹暗红而硬，奇痒难忍，破后流黄水，水流处又生，断续不愈近5年。在医院化验检查都正常，治疗效果不佳，饮酒熬夜更甚。视患者形体健壮，精神、气色正常，舌质暗红，舌苔黄厚而腻，脉来沉滑微数。辨证：湿热下注，毒聚会阴。治法：清热利湿，活血解毒。用本方加土茯苓18g，牛膝15g，以引药下行，渗湿解毒。5剂，前二煎内服，三煎加陈醋熏洗会阴。忌饮酒、海鲜、辛辣燥热之物。

4月7日二诊。自述疱疹消退，瘙痒大减，唯阴部潮湿无明显好转。上方再加芡实、莲子、莲须各 15g，涩敛止汗。7 剂，服用法同首诊，忌口不可松懈。

随访：上药服后湿毒痊愈，潮湿、疱疹消除，饮酒后会阴部微痒，少时自止，病情无明显反复。

治验6　脚丫湿痒　李某，女，40 岁。2000 年 8 月 5 日诊。自述脚丫湿烂奇痒多年，以春、夏、秋季为甚，屡治屡发，痒痛交加，以后手指丫亦起疱，破流黄水，症如脚丫。诊患者脉舌无异常。辨证：湿热虫蚀。治法：燥湿解毒。用本方内服外洗，洗后趁湿以二味拔毒散撒于患处，干则用陈醋、蜂蜜各半调糊，厚敷患处。忌食海鲜及辛辣发病之物。上药共服 12 剂，脚丫湿毒临床治愈。不吃发物，患即不发。即使复发，亦只是微痒而已，未再起疱流水奇痒。

治验7　湿毒臁疮　张某，男，67 岁。1968 年 7 月 5 日诊。自述双下肢小腿前起包紫暗，溃破流黄水脓血，气味腥臭，此愈彼起，缠绵数十年，双腿重坠木痛，久治不愈。视患者体质、精神尚可，舌质紫暗，舌苔黄厚微腻，脉象滑数。辨证：湿热下注，毒滞营血。治法：清热燥湿，和营排毒。用本方去乌梢蛇之温燥，加生黄芪 18g，以益气排毒；加土牛膝 12g，引药下行，活血解毒。前二煎内服，三煎洗患处，另用二味拔毒散加龙骨等份，合研细粉，洗后趁湿干撒药粉，1 日洗 3 ~ 4 次，以渗湿拔毒收敛。上方服用至半月，新疮停止生长，脓水减少，痒痛微轻，患处皮肤紫暗而硬，凹凸不平，无明显变化。尚有多处溃破，浸淫脓血。上方黄芪量加至 30g，再加土茯苓 15g，续服 15 剂，外用如上。

8 月 9 日三诊。患处紫暗色退，肿亦消尽，依然无新疮再生，旧疮大半愈合，仍有两三处未完全愈合干痂。上方续服 10 剂，洗法同上，改用去腐生肌玉红膏敷患处。注意保暖，切勿创伤，防止蚊虫叮咬抓破染毒，勿饮酒，忌食辛辣油腻发病之物。

随访：患者共服汤药 40 剂，臁疮临床治愈。续访 1 年，未见明显复发。

治验8　全身瘙痒　胡某，男，45 岁。2005 年 3 月 1 日诊。自述全身瘙痒，以腰以下为甚。时有疙瘩长出，痛痒相兼，疙瘩抓破流血水，极痒，甚则大块皮肤暗红奇痒，非抓破不能止痒，抹药膏根本无用。不分季节，缠绵不愈。若饮酒、食海鲜，不到 1 小时便奇痒难忍，接触到某些野草，立即皮肤潮红，极痒难忍。观患者面色红润，舌质红，苔黄厚。辨证：所谓过敏体质，实则湿热偏盛。治法：清热燥湿，排毒止痒。用本方加土茯苓、白鲜皮各 15g，以清热利湿、解毒止痒。7 剂，内服外洗，忌口同上例。

3 月 7 日二诊。自述皮肤发红瘙痒减去大半，身体亦感轻松。上方再加千里光 18g，续服 10 剂，服用法同上。

半年后顺访：全身瘙痒基本治愈，不饮酒，不吃鱼虾已不痒，偶痒亦不甚，忍之自愈。嘱患者常用千里光、地肤子、土茯苓泡水饮，亦可煎水外洗，以清热解毒、利湿止痒。续访 1 年，病愈未复。

治验 9　下肢皮癣　杨某，女，31 岁。2000 年 2 月诊。自述双下肢小腿外侧，初起疱疹红硬甚痒，抓破流血水，水到处又生新疱疹，越生越多，越抓越痒，数月即连成片，皮肤发硬，干燥蜕皮，依然很痒。在医院检查为"神经性皮炎"，治愈不久又复发，反复不断已 3 年余。视患者精神、气色正常，脉舌亦无明显病象。纯属湿疹破后，重受风邪，以致风血相搏，而成皮癣。治法：清热解毒，疏风润燥。用本方内服外洗，涂敷去腐玉红膏。用上方共治疗 20 日，皮癣临床治愈。唯患处皮肤浅褐色，未起新疹，亦不痒痛。

治验 10　掌侧脓疱疮　吕某，男，41 岁。2010 年 4 月 1 日治。自述手足内侧掌面遍生小脓疱，破流血水、稠脓，奇痒难忍，久久不愈。在多家大医院检查，均诊断为"掌侧脓疱疮"。并言此病罕见，性质属于银屑病一类，治疗难度亦大。经过多种方法反复治疗已近 5 年，病无好转。视患者双手掌面如粗糙树皮，肤色褐红而暗，新疱旧痕交织，干糙脓血混杂。双足掌面、足背、内外踝下缘处，状如手掌，其色深褐，新旧疱疹混杂，观之令人揪心。患者气色无病，精神振作，声洪气壮，一派正气不衰之象。观其舌质，稍显深红，苔微白厚浸润，脉来缓滑而匀，沉取有力，亦无明显病象，唯显湿热微盛而已。辨证：湿热为患，虫毒蚀血。治法：清热燥湿，杀虫止痒，加以疏风润燥，活血养营。用本方取 5 剂，内服外洗，戒一切酒，忌食海鲜、鱼蟹等发病之物。

4 月 4 日患者电话告知：药已服 3 剂，脓疱疮大有好转。

4 月 7 日二诊。患者手足掌侧少有新疱再生，肤色变浅，旧痂蜕去过半，痛痒大减，患者欣喜不已。嘱上方加紫草 15g，以和营润肤、凉血解毒。再取 7 剂，内服、泡洗，忌口不可稍懈。

4 月 16 日三诊。疱疹未再新出，旧痕明显蜕去。患者以为病愈，似欲不愿再服汤药。无奈将二诊方予以 7 剂，研末蜜丸，每服 12g，日服 3 次，温开水送服，继续治疗。再三嘱咐：忌口继续，切勿稍懈。

半年后询访：丸药继续服用，脓疱疮临床治愈。如饮酒、食海鲜，旧疾随即似欲复发。患者已知忌口之重要，饮食清淡，病未复发。

在吕某治疗同时，尚有数位 20 岁左右银屑病患者，都在多家大医院治疗无果，全身脓疱、旧痕叠加，痒痛难忍，情绪低落，悲观失望。我用本方加减，均得治愈。毒重者调治数月，病轻者 1 次见效，5 次左右临床治愈。其病程都在 4 年之久，治疗花费无不在万元以上，而用中药治疗，最多亦未超过三千。只要辨证无误，用药审慎，并无任何毒副作用，有时还能顺便治愈其他疾病。此系我之经验，无需他人信与不信，只要患者满意，来诊者络绎不绝，这就是最大的认可，我亦深感欣慰。因为患者花大钱数年不愈，痛苦不已，我用纯中药安全有效，花钱不多，得以治愈，患者痛苦消除，所以我亦欣慰。

治验 11　头面双手扁平疣　黄某，男，7 岁。2004 年 3 月 1 日诊。患者母亲代诉：患儿先是右手背生出与肤色相近扁平肉疣，逐渐扩展，不久左手背亦有，未及半年，颜面大面积皆是，专科医院确诊为"扁平疣"，用冷冻、敷药、激光等方法治疗，此愈彼起，越长越多，满脸及颈项、双手连腕臂都是。诊见患儿如其母所述，颜面、双手皮肤似粗糙树皮，几乎布满扁平疣。患儿精神正常，脉舌亦无病象，难以辨证，治以清热燥湿、疏风活血之法。用本方加减，黄柏、苦参、苍术各 6g，荆芥、防风、僵蚕、蝉蜕、天麻各 9g，赤芍、红花各 6g，当归、玄参、生黄芪、金银花各 9g，甘草 3g，5 剂。前三煎内服，四煎加水约 5000mL，煎开后加陈醋 150mL，先熏后洗患处，1 日熏洗 2～3 次，勿用清水冲洗，保持药效。

3 月 9 日二诊。患者颜面双手疣肉脱掉七成，其母甚悦。嘱将上方续服 5 剂，服用法同首诊。

3 月 16 日三诊。患者母子皆大悦，所患扁平疣已全部脱蜕，3 年之疾，顺利治愈，还给孩子健康肌肤，故而大悦。

按语：我用此方对症加减治疗无数皮肤顽疾，其效果之佳，亦出我之预期。比如银屑病、扁平疣、掌侧脓疱疮等，皆为我近数年接触，治疗效果多出乎意料。可见用药贵在对症，不在贵贱；药不对症，纵然连服百剂，非但无益，而且有害。如治验 3 张某，颈项湿疹治疗 7 年，耗财近 10 万，湿疹未愈，体重竟然增加将近 1 倍，耗财不算，整个身体因为长时间使用激素而变成什么样子，不言而喻。又"忌口"一事，对于许多疾病都很重要，尤其疮疖疔毒、疱疹肤癣，忌口更为要紧。对于此类疾病，之所以要求严格，是因为治疗艰难，复发容易，尤其是海鲜、酒类，十天半月的治疗效果，一口酒、一筷虾下肚，瞬间即见复发，痛痒难以忍耐！这是普遍、反复出现的事实，医者、患者都不能回避，"苦头"各"吃"一半。我常与患者言：治愈疾病靠医生，复发率高低在自己。此说虽然简扼，或者不尽合理，但对于皮肤诸疾，却十分要紧。

补血续经汤治疗经血早枯

组成：炙黄芪30g，当归、熟地黄、川芎、白芍、人参、龙眼肉、白术各15g，柴胡9g，香附12g，肉桂6g，炙甘草6g，大枣5枚。文火缓煎浓汁，空腹温服。脾胃弱者加大米15g，食远温服。三煎后药渣，切勿弃之，加生姜30g，捣烂同煮数沸，温泡双足半小时，以辅助温补气血，调理周身血脉。

功用：益气养血，续经调经。用于气虚血少，月经滞后，经量极少，经血紊乱，甚至数月不来；或年不及四旬，即欲绝经；或滞后半月而行，或数月一潮，或1年不见经汛，或见红即无，血少经枯，身体并无明显疾病者。用此方治之，以续经调经。若属血热经枯者，此方禁用。

方解：参、芪、术、草、大枣补脾益气和营；四物补血调经；龙眼肉养心补血；柴胡疏肝解郁；香附理气调经；肉桂温肾助阳，鼓舞气血。诸味相合，补气养血，疏肝调经，用以治疗由于精神压力过大，劳累过度，饮食失调，或过食生冷，而致血枯经少，数月不来，或过早欲绝经者，运用得当，多可治愈。

加减：冲任受损、胞宫虚甚者酌加紫河车、鹿角胶、阿胶、龟甲胶等味；肾虚腰痛者酌加续断、杜仲、巴戟天等品；肾阳虚者加炮附子；脾胃虚寒者加炮姜、肉豆蔻；痛经加延胡索、乌药；经行不畅、兼有血块者加桃仁、红花；经期前后不准者加益母草、泽兰、丹参；兼有带下清稀者加炮附子、煅牡蛎、龙骨、鹿角霜、炒山药等味。余随症。

治验1　数月不行　李某，女，20岁。2005年3月1日诊。自13岁月经初行，或一月二至，或二三月一至，从未一月一行过。近两年到南方打工，最长八九个月不来。多处治疗，先是吃药打针可来，以后咋治都不来。反复检查，生殖系统及其他脏器均正常。现又近9个月，毫无行经反应。视患者精神、气色正常，舌脉亦无病象。无病经闭，难以辨证。用本方温补气血，加桃仁9g，红花12g，活血行经。5剂。前三煎加黄酒、红糖适量，空腹温服。四煎加陈醋泡足。忌食生冷寒凉之物，注意保暖。

3月7日二诊。自述服药期间，小腹发热，腰部微胀，似欲行经而未潮。上方桃仁、红花各加3g，续服3剂，服用法同首诊。

3月16日三诊。上药服至第2剂月经来，量大色红，无不适症状，5天半结束。上方桃仁、红花量各减至6g，取7剂，共研细末，熟蜜为丸，每服9g，日服 3 次，温黄酒或益母草红糖化水送服。续忌生冷，体、脑勿过度劳累。

2 年后询访：月经每月一行，前后相错不超过 5 天，经期无不适症状。

治验 2　经血量少　胡某，女，39 岁。2003 年 9 月 2 日诊。3 年来月经逐渐减少，近数月见红即无，身体乏力，睡眠不实，多梦易醒，偶感心烦，口淡食减。视患者面色乏泽，舌质淡红，舌苔薄白津润，脉来细缓无力。辨证：气血两虚，经水不足。治法：补气养血，安神调经。用本方加丹参 18g，酸枣仁 12g，以养血安神。7 剂，内服泡足。

9 月 11 日二诊。自述再过 7 天经期至，不知下次如何？上方续服 5 剂。

9 月 22 日三诊。自述二诊药尽剂经水至，4 天结束，量比以前增加，接近 3 年以前。睡眠、饮食、精神都有明显好转，病已接近痊愈。用上方取 7 剂，研末蜜丸，每服 9g，日服 3 次，益母草红糖水或温黄酒送服，缓调续治，巩固疗效。须加强营养，勿食生冷，保障睡眠，情绪安定。1 年后顺访：月经应期而至，精神、睡眠均可。

治验 3　屡调不至　孙某，女，25 岁。2002 年 3 月 1 日诊。月经已近 4 年不来，多家医院妇科检查、身体全面检查，一切正常。4 年前月经也不正常，从未一月一行经，总是二三月一行，或三五月一行，量少色淡。起初用黄体酮有效，以后再用无效。在此之前，已找多个老中医诊治，其中一个让吃了 8 个月的中药，均毫无效果。视患者形体偏胖，气色、精神俱佳，舌质、舌苔亦与常人无异，脉象缓滑有神。先用本方服 15 剂，内服、泡足。

3 月 16 日二诊。自述精神精力增加，月经毫无动静。上方加益母草 30g，桃仁 9g，红花 12g，以活血调经，再服 15 剂。

4 月 2 日三诊。自述睡眠、精神俱佳，月经依然不来。我首次遇到服 30 剂月经毫无动静者，实属罕见。但是患者却执意续治，改用桃红四物汤加减，当归、川芎、赤芍、熟地黄各 15g，桃仁、红花、川牛膝各 12g，益母草、泽兰各 30g，水蛭 9g，三棱、莪术、三七粉（用黄酒送服）各 9g，香附 15g，10 剂，加黄酒、红糖，空腹温服，四煎加陈醋泡足。

4 月 13 日四诊。自述服药期间，小腹偶感微痛，几秒钟即消失，月经依然不来。患者见我为难，亦愿意放弃治疗。询访 3 年，依然月经不潮，心身无恙。

按语：我临证五十余年，二十余岁女孩月经如此难调，服药近 2 个月经血不潮，尚属首例。我百思不得其解，首责技艺不精，理会不透，因而用药无效；其次，近 10 年来，20 岁左右女性，如本例患者一样，月经少至欲绝，调治不易者，越来越多。大致与环境污染、各种有害食物添加剂、接触日用化学品过多，加之精神压力过大，饮食起居无规律等因素有关。否则，不可以在短短 10 年中，同样的患者增加如此之快，治疗如此之难。粗浅之见，不足为凭。不过是经验之谈，意在抛砖引玉，期待高明者释惑。

治验 4　停经复来　刘某，女，47 岁。2003 年 8 月 2 日诊。月经从 44 岁开始紊乱，一月二三至，三月来一次；到 46 岁时，索性已近 1 年不来。欲到 50 岁停经，不知能否调来？视患者精神尚可，气色不佳，面色萎黄，舌质色淡，舌苔薄白津润，脉来沉涩无力。辨证：气血虚寒，经血早枯。治法：益气养阳，补血续经。用本方 10 剂，加大米 30g，炮姜 6g，以补脾温胃。内服、泡足，同时加强食补。

8 月 10 日二诊。自述上药服至第 7 剂月经来潮，3 天结束，量不多，经期无不适症状，精力明显增加。上方续服 10 剂，待下次经后再诊。

9 月 15 日三诊。自述月经复至，比上次滞后 3 天，量稍加，色正，4 天结束。经水复来，尚需巩固。上方取 7 剂，研末蜜丸，每服 9g，日服 3 次，益母草红糖化水送服。每晚用生姜 30g，桂皮 10g，煎水泡足，以温经散寒、通活血脉。随访 2 年，月经每月来潮，超前错后 5 天以内，4 天左右结束，经期无明显不适症状。

按语：与上例患者症状类似，年龄在 30 岁左右，身体正常，唯月经奇少或不来，大多偏于气血虚寒，俱用此方稍作加减治之，均获临床治愈，到 50 岁左右绝经。由此看来，今人虽然生活富庶，但懒于运动，加之精神压力过大等因素，而致经水早枯。用温补气血之方，皆能调理复至，病属气滞血涩，理可明矣。

治验 5　滞后量少　刘某，女，37 岁。2002 年 10 月 5 日诊。自述近 3 年来，逐渐月经量少，每月推后，有时后错半个月，甚至 2 个月一行。每次行经小腹坠痛，腰胀腿酸，全身乏力，畏寒喜暖。视患者面色失于润泽，暗淡微糙，舌质淡红，舌苔白腻，脉来沉细无力。辨证：气阳不足，阴血亏乏。治法：补气助阳，养血调经。用本方加附子、炮姜各 5g，糯米 30g，以振脾肾之阳而养胃护胃。每月经前服 5 剂，经后服 7 剂，益母草红糖稍加黄酒和服。第四煎药渣用水约 5000mL，煎煮数沸，温泡双足。饮食以温补为要，勿近寒冷之物。注意保暖，适度运动，勿久坐久睡。随访：患者遵嘱，用上方连服 3 个月，月经基本正常，经期症状消除，体质明显增强。

凉血调经汤治疗血热妄行月经异常

组成： 酒炒生地黄 15g，当归、酒炒白芍、牡丹皮、栀子、泽兰、茜草、地骨皮、黄芩各 12g，丹参、仙鹤草各 18g，生甘草 6g。

功用： 清热凉血，调经止溢。用于血热妄行，经期超前，或一月两行，或量多似崩，每至八九日不止，淋沥不净，经期心烦口苦，甚则头痛鼻衄，夜寐易醒，或大便秘结，或小便短赤，或五心烦热，肝气上逆，血热妄行等症。

方解： 生地黄甘寒凉血，主治血热妄行；当归甘温，补血和血，引血归经；白芍酸寒，养血平肝；牡丹皮辛苦微寒，以泻血中伏火；栀子苦寒，清热凉血；泽兰苦辛微温，活血调经；茜草苦寒，凉血止血；地骨皮，甘寒止血，治血热妄行；黄芩苦寒，清热泻火；丹参微寒，凉血活血调经；仙鹤草苦凉，止血良药；甘草清热，以和诸药。诸味相合，以成凉血活血止血之功。用以治疗血热妄行，月经量多，甚则似崩，以及经期鼻衄等症。运用得当，加减对证，每获良效。

加减： 经期鼻衄属于血热者加大蓟、侧柏炭、莲蓬炭；滞经腹痛、经行不畅者加柴胡、香附、延胡索，或少加桃仁、红花；血出过多、状似崩症者加血余炭、蒲黄炭、陈京墨或三七、白茅根、白及、藕节炭、血见愁、断血流等，均可对证选用。余随症。

治验 1　月经先期　张某，女，39 岁。1980 年 4 月 3 日诊。自述每月经汛提前七八天，有时 1 个月来 2 次，血色暗红量多，偶有血块，五六天结束。经期腰酸背痛，心烦口苦，食欲乏味。视患者形体偏瘦，面色暗红，失于润泽，舌质深红，舌苔薄黄乏津，脉来沉弦微数。一派火旺血热之象。辨证：阳旺血热，离经妄行。治法：清热凉血，引血归经。用本方每月经前服 7 剂，连服 3 个月。10 月中旬顺访：上方服至 14 剂（2 个月），月经基本正常，又服 7 剂，经汛未再提前，经期症状消失，临床治愈。

治验 2　一月三行　李某，女，33 岁。1999 年 9 月 5 日诊。自述经行每月二三次，身上几乎没干净过。妇科检查为"功血"，西医治疗效果不佳，反复不能痊愈。视患者形体壮实，声洪气足，面色红润，舌质正红，舌苔微黄而腻，脉来滑实有力。辨证：气旺血热，血热妄行。治法：平肝降逆，凉血活血。本方白芍生用，量加至 18g，生地黄量加至 30g，以平肝降逆、凉血敛阴。7 剂，前二煎内服，三煎加陈醋 250mL，泡足半小时以上。

9 月 13 日二诊。自述血止已 3 日，烦躁微减。上方续服 7 剂，服用法同上。

1个月后再诊。

10月18日三诊。自述上次经血净后22日复来，提前7天，6天半干净。烦躁续有减轻，睡眠也有改善。嘱下次行经前7天，上方续服5剂。若经行仍提前，可在经行前10天连服7剂，以期调到正常。

随访：11月以后经行正常，每月提前不到3天，烦躁不宁消除。

治验3 经期鼻衄 刘某，女，28岁。1980年7月5日诊。自述1年多来，每月行经流鼻血，头顶胀痛，心烦口苦，容易动怒，经期提前六七天，血色暗红，兼有血块，经期腰腹酸胀。视患者面颊隐隐透出暗青色，舌质暗红，舌苔黄糙乏津，脉来弦数有力。辨证：肝气上逆，血热妄行。治法：平肝降逆，凉血活血。用本方加醋炒柴胡、香附各9g，大蓟12g，白茅根18g，以助主方疏肝降逆，凉血止血。嘱每月行经前10天连服7剂，连服3个月。药渣煎水加醋泡足。忌饮酒，勿食辛辣上火之物。顺访：上药仅服2个月，经期未再鼻衄，头胀心烦亦除。

按语：用此方略作对症加减，治疗血热妄行，经期超前，或伴头痛心烦，五心躁热，或经期鼻衄，或一月数行，或量多不止等症，均获满意效果，未见任何遗患。若遇月经前后无定期者，用四物汤对证加减，亦每获满意效果，而从无不愈者。是在医者诊断无误，辨证准确，加减得当，用药精纯方效。夫用药之道，少而不漏，多而不乱，方药必以对证为要，如此方能获得良好效果。

经验方断带汤治疗脾虚带下

组成：苍术9g，白术、茯苓各12g，党参、薏苡仁、山药各15g，白扁豆、白芍各9g，煅牡蛎、煅龙骨各12g，樗白皮9g，炙甘草6g，粳米15g。脾虚明显者粳米换糯米。今因药价趋高，故煎服3次，四煎加水约5000mL，煮数沸，兑入陈醋100～150mL，先熏洗阴部，再加热泡足，以充分利用药效，而获益颇多。

功用：燥湿健脾，断下止带。用于脾肾两虚，湿注下焦，带下或黄或白，淋沥不绝，腰酸背痛，四肢乏力，甚则下肢或头面浮肿等症。

方解：二术燥湿健脾；茯苓、薏苡仁渗湿健脾；党参益气补脾；山药益肺脾肾而涩精；白扁豆健脾止带；白芍益阴敛肝；牡蛎、龙骨、樗白皮收敛止带；炙甘草、粳米益气补脾而和诸药。诸味组合，以成健脾燥湿、收敛止带之功。临证用于寒热虚实皆不明显之带下淋沥、肢体困倦等症，常获满意效果。

加减：脾肾阳虚，带下清稀，畏寒浮肿者，去樗白皮之苦寒燥湿，加鹿角霜、附子、炮姜等味，以温肾助阳；脾肺气虚，心慌气短者，党参换人参，加炙黄芪；湿热下注，带下黄稠，气味腥臭者，加黄柏、苦参、车前子；肾虚腰痛者加续断、杜仲、巴戟天；浮肿甚者加生姜皮、冬瓜皮、车前子。余随症。

治验 1　带下淋沥　朱某，女，41 岁。2000 年 3 月 10 日诊。先是月经后六七天有白带数日，一二年后带下不断，近两年带下淋沥不净，甚至带下如注，一日换数次内裤。在医院检查为"盆腔炎"，治疗只管暂时。患者形体偏胖，气息不畅，面色黄润，舌质淡紫，边有齿痕，舌苔白厚而腻，脉来细濡，沉取细弦而滑。辨证：脾虚湿滞，带脉失约。治法：健脾燥湿，温肾止带。用本方加鹿角霜 12g，芡实 15g，炮姜 6g，以温补脾肾、涩精止带；减去樗白皮苦寒之性。7 剂，煎前入糯米 30g、大枣 5 枚以补脾养营。前三煎内服，四煎宽水，煮沸加陈醋 150mL，熏洗（坐浴更佳）前阴，然后加热泡足。勿食生冷油腻，注意保暖。

3 月 18 日二诊。自述带下减轻过半，身体感到轻松。方药对症，续服 7 剂。

3 月 26 日三诊。自述带下已止，身体感觉如释重负，不知以后是否复发？患者舌质正红，齿痕已退，苔白薄津润，脉转缓滑，病趋痊愈之象。汤药可停，当续服丸散以巩固疗效。上方取 7 剂，研末水丸，每服 9g，日服 3 次，温开水或淡姜汤送服。丸药又服 3 月余，带下痊愈，未再复发，身体较以往尤健。

治验 2　湿热带下　李某，女，35 岁。1991 年 7 月 10 日诊。自述经常手足心发热出汗，偶感口苦心烦，小腹坠胀，腰腿酸困，黄带稠黏腥臭，淋沥不绝，时见红黄相兼，若遇劳累过度，或心情不好时，或饮酒稍多，带下更甚。视患者身体壮实，面色红黄而润，舌质正红，舌苔黄厚微腻，脉来滑实有力，沉取不散。辨证：湿热下注，带下黄赤。治法：清热燥湿，涩精止带。用本方加黄柏、苦参各 12g，以清热燥湿止带。5 剂，煎服法同上例。

7 月 16 日二诊。自述带下明显减少，腰腿微觉轻松。嘱上方续服 5 剂，熏洗泡足不可间断。勿饮酒，忌食辛辣油腻，以免助湿生热，有碍疗效。

7 月 22 日三诊。服药 10 剂后带下已止，身体明显轻松，腰酸腹痛消除。嘱用上方于每月行经前 7 天煎服 3～5 剂，连服半年，以防复发。

2 年后顺访，患者遵嘱，连服 3 个月后，带下痊愈，已 1 年多未见复发。

治验 3　老年白崩　王某，女，71 岁。1990 年 9 月 3 日诊。自述 1 个月前腰部酸胀，小腹微痛，近因劳累过度，又加心情不好，连续 3 天饮酒，突然带下如注，从裤腿流到鞋内，1 日换 3 次内外裤都不行，心慌气短，眼冒金花，双腿无力。此病为老年白崩无疑。辨证：脾肾两虚，任带失约。治法：补脾益气，温肾止带。用本方去樗白皮之苦寒，加炙黄芪18g，用人参替党参，加鹿角霜12g，杜仲、续断各15g，姜炭、附子各3g，糯米60g，大枣5枚，大剂浓煎，少量多次，不分昼夜温服。

9月4日往诊。上药已服1剂半，带下减少大半，心慌气短亦缓，可以站立行走。嘱用上方续服3天，注意休息，不可饮酒动怒。

9月8日患者自来就诊，告知带下已止，有不愿再服药之意。为巩固疗效，嘱患者自购金匮肾气丸、补中益气丸二成药，等量混合服用1周。

9月15日随访：崩带未作，心身如昔。

治验4 血带不分 李某，女，37岁。2002年6月3日诊。自述以前黄带、白带相兼不断，但不算很重，每月只有10天左右，近9个月红黄白三色夹杂，以红为多，1月有20天，气味很重，全身不适，头昏脑胀，心烦郁闷，腰腹酸胀，隐隐疼痛，口苦咽干，饮水增多而不止渴，尿黄涩短，大便难解，食欲减退，精神不振，容易动怒。患者神情烦闷，面色乏泽，舌质暗红，舌苔黄厚微燥，脉来滑实有力，沉取不散。辨证：气实血旺，湿热下注。治法：疏肝散郁，清热凉血。用本方去党参之补气，加当归12g，生地黄18g，以凉血活血；加黄柏、苦参各12g，以清热燥湿止带。5剂，前三煎内服，四煎加陈醋250mL，先熏洗外阴，后泡足。忌辛辣油腻、发病之物。

6月10日二诊。自述带下明显减少，头胀、心烦亦轻，烦渴、便秘未减。上方再加酒制大黄9g清热通便，加麦冬、玄参各15g养阴生津止渴，5剂，煎服法同上。

6月18日三诊。观舌质色红而正，黄厚苔退化，脉来缓滑而匀。患者告知：带下已无，不适症状消除。带下临床治愈，尚需调理巩固。将首诊方取5剂，研末蜜丸，每服6g，日服3次，温开水送服。不可过食辛辣油腻之物，以免助湿生热，复发旧患。寻访1年，旧疾未复。

治验5 虚寒带下 张某，女，47岁。2001年3月3日诊。自述从小身体偏弱，但无明显疾病，三五年不感冒一次，劳作不怯他人，唯比常人怕冷，四季手足不温，穿衣服较他人多。带下淋沥清稀，绵绵不绝已近10年，遇寒加重，小腹隐痛，腰腿乏力。视患者面色白，形体瘦弱，精神尚可，舌质淡红，苔薄白微腻，脉象细缓，沉取细迟。辨证：脾肾虚寒，任带不固。治法：补脾温肾，养元止带。用本方去樗白皮之苦寒，加附子、炮姜各6g，鹿角霜12g，以温肾助阳，合主方以断下止带。5 剂，煎服法同上例。

3 月 9 日二诊。自述白带减少，腹痛已止，畏冷原状。上方再加肉桂 6g，以补命门真火，而消阴翳。续服 5 剂，入糯米 60g、大枣 5 枚同煎。

3 月 16 日三诊。自述带下全止，口觉微干，手足心微热，似有上火之感。复诊患者，舌苔微黄，舌质转红，脉来缓滑微数。虚寒已除，热药当减。上方去附、桂、炮姜，鹿角霜量减至 9g，另加白芷 9g，续服 5 剂，以巩固疗效。

询访 1 年余，带下病愈，畏寒较以往减轻许多，身体依旧健康。

达生散治疗胎位不正难产

组成： 酒洗当归、酒炒白芍、人参、焦白术、紫苏各 12g，炙甘草 6g，大腹皮、陈皮各 9g，葱叶 5 茎，黄杨脑子 7 个（我用杨柳树新梢尖 7 段，每段约 7cm。上 8 味分量大于原方，为临证参考量）。水煎服。

功用： 益气养血，顺胎易生。本方原治难产，妊娠八九月服数十剂，易生有力。我用此方数十年，非但助产易生，且能转动胎位，使无横生逆产之忧。怀孕至五六月时，每月服三五剂，正胎位顺生，甚验。

方解： 当归、芍药以养其血；人参、白术以益其气；大腹皮、陈皮、紫苏、葱叶以疏其壅。气血不虚不滞，则临产自无留难之忧。

加减： 或加枳壳、砂仁，以理气安胎。或春加川芎，夏加黄芩，冬如本方，或有别症，以意消息（引自《成方切用》）。

治验 胎位不正 杜某，女，27 岁。1990 年 9 月 1 日诊。自述因住偏远山区，头胎难产夭折，今怀孕又将近 6 个月，妇检胎儿头上位，微向左斜，恐又会难产。据患者所述，观其并无他病，即用上方服 3 剂，服后再诊。9 月 6 日患者复来告知：服药期间，明显感觉胎儿转动，昨日复查，胎位已正，头下位。嘱杜某每月将上方服 3 ~ 5 剂，以免难产。

1991 年 6 月中旬偶遇患者，询及孕产，方知足月顺生。半夜腰腹阵痛，未及 2 小时胎儿即生，头先出，一切顺利。

按语： 此方药味平平，效果不凡。我用于转顺胎位、助产易生 20 余年，从无一例失误。尤其是 1990 年以前，剖宫产者很少，因胎位不正而难产者常见。近二十余年大多都剖宫产，此方亦进入"冷宫"。今重复于此，仅作回味而已，故不多举案例，因已失去现实意义。

泰山磐石散保胎经验

组成：人参 12g，黄芪 18g，当归 12g，续断 15g，黄芩 12g，熟地黄、川芎、白芍、白术各 12g，炙甘草 6g，砂仁各 9g，糯米一撮（个人常用量，仅作参考）。水煎服。有孕后即可每 3～5 日进 1 剂，至 5 个月后，则可无虞矣（原方注）。此方服至 8 个月后，方可无忧，此为我的经验。因多服有益无害，且可有助胎儿孕育，故多服 3 个月，大有裨益。

功用：益气养血，固胎保育。用于气血两虚，或肥而不实，或瘦而血热，或肝脾素虚，倦怠少食，屡致堕胎者。但觉有孕，即常服之，以安其胎。

方解：参、芪、术、草、糯米健脾益气；归、地、芎、芍补血养血；续断补肝肾，暖子宫；黄芩清热安胎。用于安胎保育，验治千人无失，我甚珍之。

加减：肾虚腰痛加杜仲；睡眠不实加茯神；纳差胃胀加陈皮；恶阻呕哕加芦根、竹茹。余随症审慎加减，不可与主方冲忤。

治验 1　屡堕不育　张某，女，33 岁。2005 年 6 月 2 日初诊。自 22 岁结婚至今，已流三胎，第一胎怀孕近 4 个月流，第二胎不足 3 个月流，第三胎近 2 个月流。现在又怀孕近 50 天，似乎又有异常，小腹隐约坠胀，腰微酸胀，与以前流产症状近似。视患者精神气色无明显异常，隐约表现担忧。舌质、舌苔无病象，脉来细弦微滑，时见一动，来盛去衰，尤以尺部较为明显，此为胎气不安之象。辨证：冲任屡损，胎孕不安。治法：补益肝肾，固胎保育。用本方加杜仲 15g 以固肾安胎。3 剂，文火缓煎浓汁，日 2 服，夜 1 服，1 剂一日夜尽剂。

6 月 6 日二诊。脉来细缓，弦动之象已无，胎气得安，危象已除。患者告知：服至 2 剂时，腰腹不适症状消失，3 剂服后，一切平静。嘱患者每月用上方煎服 3～5 剂，分娩以前禁止性生活，保持情绪稳定，勿勉强劳累，营养适度，睡眠充足，勿久坐久睡，适当运动，勿过食辛辣油腻、燥热伤津之物，若有不适，及时来诊。2006 年春节后，患者家人告知：顺生一男婴，母子平安。

治验 2　胎死腹中　李某，女，35 岁。2004 年 4 月 1 日诊。自述第一胎怀孕不到 3 个月，妇检为宫外孕，处理后 1 年又怀第二胎，到 6 个月时，胎儿渐无动静，妇检胎死腹中。人流后 3 年不孕，第四年又怀孕至 5 个月，复如第二胎，停止发育而死。今又 2 年余未孕。视患者形体偏胖，言语声音细颤，丹田之气不能伸扬，脾肾不足已知大概。舌质淡红，舌苔白腻，脉象细濡，脾虚湿滞亦明。辨证：脾虚湿滞，精血不足。治法：健脾燥湿，益气养血。用本方加苍术 12g，以燥湿健脾。每月经前服 5 剂，经后服 7 剂，怀孕再诊。

8 月 10 日二诊。遵嘱每月服 12 剂，今已停经 40 余日，尿检阳性。诊其脉象，虽细而匀，气虚之人妊娠脉也。嘱患者每月用此方 3 剂，至 5 个月后，每月 5 剂，以安养胎孕。如有不适，及时来诊。注意事项同屡堕不育案。

2005 年 5 月初顺访：已平安生一女婴，母女无恙。

治验 3　生长过缓　李某，女，29 岁。2000 年 2 月 1 日诊。自述婚后怀孕 2 次，到五六个月时孕检，胎儿发育迟缓，几乎停止生长，都做人工流产处理。今又怀孕 2 个月，唯恐复如以往。视患者形体薄弱，面色萎黄，舌质淡红，舌苔薄白津润，脉来细缓，沉取则散。辨证：脾肾两虚，气血不足。治法：补脾益气，养血安胎。用本方加杜仲 12g，紫河车 6g，以补肝肾精血，助育安胎。每 10 天服 2 剂，1 个月服 6 剂，1 剂服 2 天，浓煎缓服，易于吸收。服至怀孕 6 个月胎检。

6 月 10 日二诊。前天胎检，发育正常。身体亦较以往明显健康，食欲增强，睡眠充实，精神舒畅。嘱用上方续服至分娩。

10 月初顺访：足月顺生，母子平安。

治验 4　屡堕停孕　吴某，女，42 岁。1990 年 9 月 5 日诊。自述 20 岁结婚，连续流胎 7 次，现在已 11 年不孕，家庭失和，精神压力沉重，身体亦日渐虚弱，生育希望渺茫。视患者形体薄弱，面色失润，精神委靡，一派虚弱之象，舌质淡白，似无血色，边有明显齿痕，舌苔薄白微腻，脉来细迟无力。辨证：脾肾阳虚，气血不充。治法：健脾温肾，补养气血。用本方加附子、肉桂、炮姜各 6g，以温肾助阳，加鹿角胶、龟甲胶、阿胶各 12g（另用红糖、黄酒炖化，兑入汤药服），以补益精血。每月服 15 剂，至怀孕再诊。

1991 年 7 月 10 日二诊。自述停经近 2 个月，尿检阳性，遵嘱受孕停药已 1 月余。见患者精神气色较首诊明显好转，复诊其脉，细而微滑，为体弱人妊娠之象。上方去附、桂、炮姜，三胶量减半，加杜仲 12g 固肾安胎。嘱每月服 3 ~ 5 剂，服至怀孕 8 个月止。禁止性生活，饮食要有营养，但勿食辛辣燥热之物，以免损耗阴血而动胎气。保障睡眠，注意调养。

翌年 3 月患者亲属来告知：顺生一男婴，母子平安健康。

治验 5　头胎人流，多年不孕　赵某，女，34 岁。2000 年 3 月 3 日诊。自述 22 岁结婚，当年怀孕，因无住房而人流，至今已 10 年不孕，体检生殖系统无明显疾病，不影响怀孕。可是多处反复治疗无果。观患者精神气色与常人无异，舌质、舌苔正常，脉来沉涩。问及月经，每月前后无定期，量少，食欲不佳，睡眠不实，精神压力过大。辨证：肝气不舒，经汛失畅。治法：疏肝解郁，养血调经。先用逍遥散加减调经，受孕后再用本方保胎。处方：柴胡、香附各12g，泽兰、续断、枸杞子、当归、川芎、白芍、熟地黄各15g，炙黄芪18g，人参、白术、茯苓各12g，炙甘草6g。四物补血养血；四君、炙黄芪补脾益气；柴胡、香附、泽兰疏肝解郁调经；续断、枸杞子补益肝肾。用于益气养血，补益肝肾，疏郁调经。每月服15剂，至经血正常受孕止。

9月10日二诊。自述10年来月经首次超过40天不来，尿检弱阳性。复诊其脉，细缓而匀，妊娠之象也。上方停服，改用泰山磐石散加杜仲12g，每月服3剂，至妊娠5个月后，每月服5剂，服至9个月足。若有异常，及时来诊。要清心寡欲，情绪安定，禁止性生活，劳逸适度，加强营养，不可过食辛辣油腻。2001年6月初询访：足月顺生，母子无恙。

按语：我用此方稍作加减，治疗屡堕不育者不计其数，四十余年从无失误。用于继发性不孕，结合归脾、逍遥，三方加减，均获圆满效果。尚有一方值得一提，即保产无忧方。

保产无忧方：厚朴（姜制）、艾叶（醋炒）各2.1g，当归（酒炒）、川芎各4.5g，生黄芪、荆芥穗各2.4g，川贝母（去心，研末冲服）、菟丝子（酒泡）各3g，羌活、甘草各1.5g，炒枳壳、白芍（酒炒）各6g（冬月3g），生姜3片。药味需拣选明净者，按方炮制，分量称准，不可加减分毫。水两大盅，煎取八分，温服。此方又名"宫中十二味方"，见《沈氏尊生书》。治一切胎动不安，横生逆产，难产垂危，以及胎死腹中，势甚危急等症。

此方用药之意难明，其寓意之深邃，令许多前贤后哲叹服。连陈修园这位能批善驳的医家都感叹不已："论其用药杂乱，效果百发百中。"我用此方与泰山磐石散反复比较，均为优中之优，用于习惯性小产，保胎顺生，效果不分上下。泰山磐石散可以因人加减，保产无忧方稍变药味则失效。因此，我用泰山磐石散较多，而用保产无忧方偏少。二方均为保胎奇方，我珍爱有加。

家传健儿丸治疗脾虚消瘦

组成：人参60g，焦白术、茯苓各45g，炒薏苡仁24g，莲子肉30g，芡实、炒使君子肉各15g，炒山药250g，陈皮、木香、净砂仁、炒麦芽、炒山楂肉、醋制鳖甲、地骨皮、胡黄连、肉豆蔻、炒白扁豆各15g，全当归、龙眼肉各18g，炒鸡内金12g，藿香叶、炙甘草各9g，大枣250g。以上除大枣、炒山药外，余药共为细末，大枣、山药同煮融化，大枣去皮、核，和上药末，放石臼内，用无毒粗木棍杵极匀，做丸如梧桐子大，量儿大小，温开水或稀粥调服，1日2次。轻者1料体健，重者2料见功。

功用：健脾和胃，消食杀虫。用于小儿脾虚纳差，消化吸收不佳，或能食而瘦，或恶食厌食，或脘胀腹痛，面黄肌瘦，发育缓慢，精神不振，耐力较差等症。

方解：参、术、苓、草、薏苡仁、山药、扁豆益气健脾；当归、龙眼、大枣和营养血；莲子、芡实、肉豆蔻益心肾而涩精；橘、砂、藿、木、鸡内金和胃理气消食；使君子驱虫；山楂消肉积；麦芽消面积；鳖甲、地骨皮、胡黄连清虚热。诸味相合，以健脾和胃，驱虫消积，益心神，养气血。用于脾胃虚弱，气血不足，面黄肌瘦，营养不良等症，效验非常。

治验1　面黄肌瘦　郑某，男，7岁。2003年3月1日诊。家长代诉：从小挑食厌食，一直偏瘦，西医检查无病，只有体重偏轻。视患儿面色萎黄，身体瘦弱，精神尚可，舌质淡红，舌苔白厚，脉来细数，指纹淡青。辨证：脾胃虚弱，气血不足。治法：健脾养营，和胃消食。用健儿丸，每服5g，日服2次，稀粥送服，温开水亦可。感冒发热暂停，愈后续服，若有不适，及时来诊。

2004年年底随访：上药连服半年，患儿食欲增加，身体渐壮，已与同龄健康小朋友无异。

治验2　能食体瘦　王某，男，5岁。2000年6月2日诊。患儿父亲代诉：3岁以后食量与成人相当，尤喜食肉，饭菜不拘，可光吃不长肉，体重不够。经反复检查无病，健胃消食片每天不断，越吃食欲越旺，体重依然偏轻。视患儿爱动，精神上好。面色、舌质、舌苔、脉象均无异常。《内经》有"饮食自倍，肠胃乃伤"之训，5岁小儿，食量竟与成人相当，且喜肉食，脾胃岂有不伤之理？此儿虽能食，但脾胃受伤，吸收营养功能却低，故食量虽大，而肌肉不长。辨证：胃阴不足，营血亏乏。治法：健脾养营，促进吸收。用健儿丸，每服4g，日服2～3次，温开水送服。连服半年。翌年随访：上药服至3个月，食量稳定，体重增加，气色、精神均可。

治验3　精神委靡　李某，女，9岁。1999年4月5日诊。其母代诉：从小体弱多病，食欲、食量一般，身高、体重明显不及同龄人。精神不佳，多静少动，学习成绩低下。视患者形体矮小瘦弱，静坐不语，面色白，舌体薄小，舌质淡白，几乎不见血色，舌苔薄白浸润，脉来细缓无力。辨证：心脾两虚，气血不足。治法：补脾养血，和胃进食。用健儿丸，每服 6g，日服 3 次，龙眼大枣粥送服，连服 1 年再诊。2001 年 10 月随访：上丸服至半年，食量增加，精神气色好转，1 年后学习中等。嘱上药再服半年，继续调治。续访 3 年，体质逐渐增强，学习成绩中上，效果甚佳。

按语：此例患者初诊时形体矮小薄弱，经服健儿丸 1 年半，食欲渐振，食量增加，精神、学习均有明显好转，身高、体重亦有变化，皆向健康方向发展。可见此方药味虽然平淡，效验实非一般。已用百年，屡治屡验。

治验 4 五心燥热 刘某，男，11 岁。2000 年 7 月 2 日诊。家长代诉：从 3 岁起手足心、心口四季发热，脚掌出汗，即使三九天，脚汗也把鞋袜湿透，甚至走路脚酸痛。食量很小，身体干瘦，精神不佳，学习成绩低下。知柏地黄丸不知吃了多少，不起作用。视患者面色萎黄淡黑，舌质暗红，舌苔白厚微腻，脉来沉细微数。辨证：心脾两虚，肾阴不足。治法：健脾养血，滋肾涩精。用健儿丸，每服 6g，日服 3 次，温开水送服，连服 1 个月再诊。另用牡蛎、龙骨各 60g 煎水，加陈醋 150mL，每晚泡足。

8 月 5 日二诊。其母代诉：遵嘱服药、泡足至半月后，脚汗渐止，精神、饮食亦有好转。嘱用上法续治 1 个月，如五心发热全退，脚汗不再反复，即为临床治愈，可以停药。2 年后随访，五心发热消失，脚汗亦未反复，精神、饮食续有好转，学习成绩明显提升。嘱其再服 1 个月，续调脾胃心肾，滋养气血津液，以培补根本，健其身体。

治验 5 吐泻缠绵 柯某，女，1 岁半。2009 年 9 月 6 日诊。患儿母亲代诉：自从 10 个月断奶以后，经常消化不良，吐泻交作，吐止不几日，泻又开始，8 个月来反复治疗，吐泻缠绵难愈。视患儿消瘦，面色萎黄，迎堂隐隐透青，精神不振，舌质淡，苔白微厚而腻，指纹沉滞淡青。辨证：脾胃虚弱，消化不良。治法：健脾和胃，培补根本。用健儿丸，每服 3g，研末，姜米饮调服，日 2 次。忌食生冷油腻及一切难以消化之物。饮食以温和、营养、容易消化吸收为要。注意保暖，谨防感冒。

9 月 18 日二诊。其母告知：上药已服 10 日，吐泻明显减少，食量小有增加，精神亦有好转。嘱用上方续调 1 个月，服法、注意同首诊。年底随访：患儿吐泻痊愈，精神恢复到断奶前，食欲渐振，食量缓慢增加，体重正常。

按语：此方用于脾胃本虚，食欲不佳，或择食厌食，或能食反瘦，吸收不良，或自汗盗汗，身体发育缓慢者，屡获满意效果。费用不多，安全有效，实为小儿脾胃虚弱、消化不佳之良方。为父母者，切勿急功近利，唯图速快，拔苗助长，天天增加营养，非但消化吸收不了，反而腹胀腹泻，得不偿失；或方药乱投，看广告，任意购买"健身""增高"之类虚假药物，非但丝毫无用，反而扰乱生理规律，其害不言而喻。或欲图迅速治愈脾胃虚弱、消化吸收不佳者，其结果适得其反。心情可以理解，方法实为不对。需要培补根本的疾病，不能操之过急。对证缓调，循序渐进，方为调治虚损性疾病的正确方法。反之则非但无益，反受其害，此乃常理也。

跌打伤痛方治疗跌打损伤

组成：当归、泽泻各 15g，川芎、红花、桃仁、牡丹皮、上好苏木、土鳖虫各 12g。水、酒各半，煎取六分，温服。

功用：活血散瘀，消肿止痛。用于跌打损伤，皮肉未破，瘀血壅阻，血脉不通，肌肤紫黑，肿胀疼痛，活动不便，甚至瘀血内攻，心烦郁闷，神志不清等症，用此方加减治之。

方解：当归养血活血；泽泻利水消肿；川芎行气活血；桃仁、红花、土鳖虫活血散瘀；牡丹皮凉血活血；苏木活血化瘀。诸药相合，以成活血化瘀、消肿止痛之功。

加减：头伤加藁本 3g，手伤加桂枝 3g，腰伤加杜仲 3g，胁伤加白芥子 3g，腿伤加牛膝 3g（原方量）。临证可据伤情轻重加减，如土鳖虫、三七、血竭、续断等味均可根据伤情选用。我用此方量多为 9～15g，仅供参考。

治验 1 足踝伤肿 王某，男，40 岁。2002 年 3 月 1 日诊。因从 2 米多高处跳下，不慎足踝崴伤。当时即感疼痛难忍，半日后足踝紫暗肿胀。医院检查为软组织损伤，治疗半月不见好转，肿胀更甚，足难任地。视患者由两人挽扶，右下肢足踝紫红漫肿，脉舌无异常。辨证：跌仆瘀阻，血脉不通。治法：活血化瘀，消肿止痛。用本方加川牛膝、土鳖虫、三七粉（吞服，温黄酒送服），3 剂。处方：当归、泽泻、川芎各 12g，桃仁、红花各 9g，牡丹皮、苏木、土鳖虫各 12g，川牛膝 15g，三七粉 6g。水、清黄酒各半煎，空腹温服。二煎后药渣加陈醋适量，加热布包，温敷患处不计时，以肿消痛止为度。

3 月 5 日二诊。紫红肿胀消去过半，患者能拄拐行走，上方续服 3 剂，服用法同上诊。

3 月 9 日三诊。自述红肿基本消尽，在家已丢拐棍，行走百米以外，足踝仍然酸胀疼痛，过度活动，下午又见微肿。上方加续断 15g，木瓜 9g，以舒筋理伤。服法同上，以痊愈为度。半月后患者来告知：伤痛已愈，恢复劳作。

治验 2　陈伤作痛　李某，男，37 岁。2001 年 5 月 30 日诊。5 年前头部左侧受重力击伤，检查为"中度脑震荡"，当时治愈，2 年后伤处经常疼痛，尤其是心情不好及天阴下雨时疼痛更甚，兼有眩晕。视患者气色精神无异常，脉象沉弦而迟。辨证：肝气郁结，血脉失和。治法：疏肝解郁，活血通络。原方加柴胡、香附各 12g，以疏肝解郁，加天麻、藁本各 15g，以疏风通络，而引药力上行。1 日 1 剂，前三煎少加黄酒温服，四煎宽水，加陈醋 250mL，泡足半小时。

6 月 10 日二诊。上方已服 7 剂，头痛眩晕消除，唯恐以后复发。嘱上方汤药续服 3 剂，另取 5 剂为丸，每服 9g，日服 3 次，饭后温开水送服。

3 年后顺访：共服汤药 8 剂、丸药 1 料，不适症状消除。

治验 3　腰部重伤　王某，男，39 岁。2005 年 8 月 3 日诊。患者俯卧床上，呻吟不止，观其臀部上缘至腰中部以下，旁侧连及两胁，肤色紫暗而肿，轻按呼痛。家人告知：因拆房墙塌，不慎砸伤腰部。当时到医院检查，未见骨折，软组织损伤。已服上千元药物，疼痛丝毫不减。视患者面色微紫而暗，舌质淡紫灰腻，舌苔灰厚津润，脉来沉涩兼弦。辨证：气郁血瘀，脉络瘀阻。治法：理气解郁，活血通络。用本方加川牛膝 15g，土鳖虫 12g，续断、杜仲各 15g，三七粉 9g（黄酒送服），1 日 1 剂，水、酒各半煎，温服。药渣加醋，布包温敷患处，以肿消痛止为度。

8 月 15 日患者来诊。上方已服 10 剂，伤痛减轻过半，已能下床行走。嘱用上方续服，以痊愈为度。8 月 25 日往访：患者已能劳作，伤痛临床治验。

治验 4　左胁伤痛　张某，男，47 岁。1970 年 7 月 2 日诊。自述因与人斗殴伤及左胁，当时疼痛难忍，医院检查肋骨骨折三根，住院 2 月余回家休息。至今已过半年，仍不能用力，稍用力即痛，甚至咳嗽亦感刺痛。视患者形体瘦弱，气色精神尚可，舌质、舌苔无异常，脉来细弦而迟。辨证：肝气不舒，血脉失和。治法：疏肝解郁，活血通络。用本方加柴胡、香附、乌药、延胡索、醋制自然铜各 12g，以疏肝理气、活血止痛接骨。每日 1 剂，如上例内服外敷。7 月 30 日随访：上药共服 7 剂，伤痛尽除，劳作如常。

治验 5　肘腕伤肿　吕某，女，51 岁。2000 年 9 月 6 日诊。自述不慎跌跤，右手先着地，半日后肿胀疼痛，皮肤紫黑，手不能握物，医院检查尺桡骨下端骨裂，对位对线尚好。视患者右上肢自腕至肘以下，肿胀发亮，肤色紫黑，患处温度偏高，脉舌无明显异常。辨证：血瘀气滞，水湿积聚。治法：活血化瘀，消肿止痛。用本方加桂枝 9g，以引药力至手臂；加土鳖虫、三七（黄酒送服）各 9g，以活血散瘀、消肿止痛。每日 1 剂，前二煎内服，药渣加酒、醋适量，温敷患处，以消为度。

9 月 15 日二诊。上药已服 7 剂，黑紫色退，肿胀消去大半，疼痛明显减轻。上方再加醋制自然铜 9g，续断 15g，以促进骨折愈合。续服 7 剂，服用法同上诊。3 个月后顺访：共服药 14 剂，肿消痛止，功能基本恢复，不用力过度，患处已不觉痛。

与吕某伤患相同，而且同时诊治李女，年龄比吕某小 2 岁，亦服药 14 剂伤愈，续访 3 年，无任何后遗症，种菜、家务无碍。

治验 6　内伤郁闷　刘某，女，42 岁。2003 年 3 月 5 日诊。自述重力伤及胸前，当时只觉胸闷憋气，以后渐感胸前胀闷刺痛，医院检查未见骨折。疼痛日渐加重，躺卧转侧艰难，吸气、咳嗽更痛。视患者面色乏泽，颧骨处隐隐暗青，舌质暗红，中有瘀斑，舌苔灰厚微腻，脉来弦迟。辨证：气郁血瘀，胸阳不振。治法：理气活血，散瘀止痛。用本方加乌药 12g 理气止痛，加三七 6g（黄酒送服）活血散瘀。3 剂，前二煎内服，渣加醋、酒适量，温敷患处不计时。

3 月 9 日二诊。疼痛明显减轻，咳嗽吸气已基本不痛，睡觉转身亦无大碍。嘱上方续服 3 剂，服用法同上。1 个月后随访：共服汤药 6 剂，伤痛消除。

加味龋齿方治疗龋齿牙痛

组成：甘松、荜茇、川椒、白芷、防风、细辛各 15g，石膏 30g，薄荷 18g。共为粗末，纱布包成小包扎紧，用高度白酒 500mL，将药装入瓶内浸泡 15 日，瓶口密封，不时震荡之。用时以药棉蘸药酒湿透，塞于蛀孔中，或含药浸渍蛀孔处亦可。此方止痛甚速，常用并能治愈，效果十分理想。红肿化脓者慎用。

功用：去垢杀虫，麻痹止痛。用于龋齿蛀牙，不时疼痛，以及牙痛腮肿，疼痛难忍。

方解：前 6 味辛温辟秽，去垢止痛；石膏、薄荷辛凉清热，消肿止痛。8 味相合，散瘀消肿，去垢止痛。用于各种牙痛，屡用屡验。

治验 1　龋齿牙痛　张某，男，27 岁。1980 年 11 月 1 日诊。自述经常牙|痛，吃甜食过多，后半夜疼痛最为明显。反复治疗，效果不佳，疼痛越来越甚。视患者右上后三处大牙缝间有洞，色微黑，腮内微肿不红，舌质、舌苔正常，脉

象亦无异常。此为龋齿蛀牙无疑。单用本方塞含，1日五六次。慎食甜食，忌食辛辣上火之物。半年后顺访：用上方断续塞含2天止痛，又含半个月，疼痛基本未复。得知张某将此药施送多人，据悉效果均佳。

治验2　牙痛头痛　李某，女，35岁。2003年3月1日诊。自述每次牙痛伴半边头痛，甚至腮内外微肿，不红不紫，缠绵难愈。视患者面色白，舌质不红，苔白薄津润，脉来缓匀偏迟。虚寒性牙痛无疑。用本方塞含，不痛为度。痛则再塞，以不复发为止。3个月后顺访，牙痛、头痛基本消除，即使轻微复发，塞含半日便止。

治验3　突发牙痛　李某，男，30岁。1999年5月5日诊。因连续饮酒致醉3次，随之满口牙痛，心烦不寐，饮食恶进。视患者面色暗红，舌质深红，苔黄厚微燥，脉来滑实有力。辨证：中焦湿热偏旺，以致满口牙痛。治法：清热利湿，化浊止痛。先用本方塞含，再以生石膏120g，葛根15g，酒制大黄6g，野菊花9g，开水冲泡，微温频饮。暂勿饮酒，忌食辛辣油腻上火之物，至热退痛止，以后慎食。1周后顺访：用上法治疗不到3日痛止，余症随除。

按语：我以此方施治多人，按方配制自用、送人，获悉效果甚佳。用于各种牙痛，止痛迅速，常用还可治愈，无任何不良反应。方药寻常，疗效不凡。

白蒺藜散加减治疗风热目赤

组成：白蒺藜、菊花、蔓荆子、草决明、连翘、薄荷、蝉蜕、车前子、青葙子、木贼、黄芩、牡丹皮各12~18g，甘草3~6g。水轻煎，饭后温服。第三煎宽水，煎开后加陈醋250mL，泡足半小时，以引热下行、活血散瘀。

功用：疏风清热，退翳明目。用于肝肺风热上行，双目红赤多泪，头脑胀痛等症。

方解：诸药皆为疏风清热、退翳明目之味，兼有泻火益阴、平肝潜阳之功。故亦可用于肝阳上亢、肝火过旺之头痛脑胀等症。

加减：肝阳上亢目赤脑胀者加地龙、石决明、丹参；肝经血热目赤鼻衄者加生地黄、大蓟、栀子；肝经风热迎风流泪者加桑叶、防风、密蒙花；肝风上扰目赤眩晕者加天麻、钩藤、羚羊角；血热目赤、胬肉横布者加生地黄、赤芍、红花；溺赤便秘、烦闷脘胀者加大黄、木通、枳壳。余随症。

以上诸方，均在用量上有所增加，并重新修订，以备临证相互参考使用。

治验1　目赤头痛　李某，女，28岁。1997年7月5日诊。自述经常睡眠不足，多梦易醒，心烦口苦，头脑胀痛，双目红赤，偶尔耳鸣，饮食乏味，大便二三日一解，小便黄短。视患者形体偏瘦，面色暗红而糙，舌质深红，舌苔微黄乏津，脉来弦数，沉取不散。辨证：三焦火旺，肝经血热。治法：清热泻火，凉血活血。用本方加大黄9g，玄参12g，红花9g，3剂，煎服法见方下。

7月9日二诊。自述头目稍感轻松，二便已经正常。上方减大黄量至5g，续服3剂。

7月13日三诊。舌质红退，苔转白润，脉来缓匀。双目红赤胬肉明显消退，病情已见好转。上方再服3剂，续清余热。年底顺访：上方共服9剂，目赤头痛临床治愈。偶因上火目赤，较以往很轻，服药一二剂即愈。嘱患者常用桑叶、菊花、薄荷、玄参、木贼泡水当茶饮，以清头目风热。

治验2 暴发火眼 邹某，男，30岁。2000年7月10日诊。自述数日来露天劳作，出汗过多，突感烦躁郁闷，小便黄短赤涩，头目胀痛，视物模糊，双目红赤疼痛。视患者面色红赤，双目充血，呼吸气粗，舌质深红，苔厚黄燥，脉来洪实有力，一派实热火盛之象。辨证：三焦实热，火毒上攻。治法：清热泻火，通利三焦。用本方加木通12g，大黄、黄连各9g，3剂。煎服法同方解。忌酒半月，勿食辛辣食物。另用鲜荷叶半张，淡竹叶、滑石各12g，甘草3g，泡水频饮，暂勿到烈日下劳作。

7月15日二诊。自述目赤头痛明显减轻，心烦口渴亦止。舌苔转白薄津润，脉来滑缓有力，病势退矣。嘱上方续服2剂，泡水方加菊花9g，薄荷6g，每日泡水当茶饮，晚间加陈醋泡足，以清余热。

治验3 迎风流泪 刘某，女，40岁。2005年9月1日诊。自述双目畏光，迎风流泪，视物模糊，偶感眩晕，月经超前，血色暗红等症，已有3年余。视舌质暗红，舌苔微黄乏津，脉来细数。辨证：肝肺风热，肾阴不足。治法：疏风清热，滋养肾阴。用本方加生地黄、枸杞子各15g，7剂。服用法同方解。

9月8日二诊。舌质正红，苔白微润，脉来细缓。热已减退，上方续服7剂。

9月17日三诊。自述畏光流泪已明显减轻，此次月经超前3天，血色正红，病已基本痊愈。复将上方取7剂，共研细末，每服9g，日服3次，温开水送服。以续清余热，滋养肾阴，巩固疗效。询访2年，畏光流泪基本治愈。

治验4 肝阳上亢 张某，男，40岁。2000年5月2日诊。自述饮酒头痛，失眠脑胀，深感苦恼，尤其是经常心情不好，很容易动怒，口苦咽干，目赤胀痛，是家常便饭。血压基本正常。视患者体质壮实，面色暗红，双目红赤，舌质深红，舌苔黄厚微燥，脉来弦滑有力，沉取愈盛。辨证：肝阳上亢，湿热偏盛。治法：平肝潜阳，清热泻火。用本方加地龙、栀子各12g以潜阳泻火。5剂，煎服法同方解。

5月9日二诊。患者目赤消退，舌苔白糙，脉来弦滑，盛实之势已衰，余如初诊。上方再加丹参30g，赤芍12g，以凉血活血，再服5剂。

5月16日三诊。自述头痛心烦已除，双目视物亦清。复诊脉象，缓滑有力，弦实之象已去，舌苔白润，舌质、面色红赤明显减退。阳亢之象势衰，可改用丸散缓治。三诊方再加生地黄18g以清热凉血，取5剂，共研细末，每服9g，日服3次，温开水送服。最好戒酒，勿过食辛辣油腻及一切上火之物，保障睡眠。常用野芹菜煎水加陈醋泡足，另用薄荷、菊花、草决明泡水当茶饮，以清泻肝火。随访2年：患者谨遵医嘱，自末药服后，病已痊愈，续用小方不间断调治，加上减少饮酒，目赤头痛基本消除，心烦口苦等症亦除。

治验5　时疫目赤　李某，男，9岁。2003年4月5日诊。家长代诉：全家几乎都得了红眼病，其他人经过治疗，大多都七八天治愈，唯有此儿反复治疗不愈，至今已有十余天，仍然双目红赤，呼叫疼痛，视物不清。视患儿双目红赤，眼泡微肿，舌苔微黄乏津，脉来滑数。由于近来红眼病甚多，应为时疫目赤。此儿久治不愈，肝肺火旺无疑。治法：疏风清热，凉血解毒。用本方加减，白蒺藜12g，野菊花、薄荷、蝉蜕、荆芥、防风、僵蚕、桑叶、玄参、板蓝根、牡丹皮、黄芩各9g，甘草3g，3剂。水轻煎，微温饭后服。三煎宽水，煎开后加陈醋100mL，先熏头目，待温泡足。1周后顺访，3剂尽剂，红眼病除。

按语：此方疏风清热、平肝潜阳之功均可，随症加减治疗红眼病效果明显。无论男女老幼，但凡肝肺火旺，目赤头痛者，用之皆验。肝经风火过旺，头痛目昏，迎风流泪诸症，加减用之，亦随手奏效。要在辨证无误，加减得当，此为治病绳墨，舍此别无捷径。

自创复方五叶散治疗热毒疮疖

组成：红花夹竹桃叶（秋采）90g，木芙蓉叶（秋采）、臭牡丹叶（秋采）、金果榄叶（秋冬采）、菊叶三七叶（秋采）、蒲公英各45g，白蔹90g，生天南星45g，羊蹄根、黄柏各45g。上10味俱鲜品，干者亦可。共研细粉，另加冰片9g混匀，密贮备用。如药为鲜品则共捣烂如泥，薄摊木板上阴干透，再研细粉。取药适量，用酒、醋、蜂蜜或冷开水调糊敷患处，勿令干。

功用：清热解毒，燥湿止痒。用于痈毒肿疡、疔疮热疖、无名肿毒、烫火灼伤、湿疹瘙痒等症。一切阴性疮疽，不红不肿不痛之症禁用。凡用此药，无论治何疮疖，均忌食辛辣荤腥之物及冷浴。

治验 1　湿疹缠绵　夏某，男，3 岁。1993 年夏来诊。患者祖母代诉：自入夏始，全身长满褐色小疹，抓破微烂，叫痒不止，2 个月不愈。遂予五叶散 15g，令先以槐枝、荆芥各 60g，煎汤温洗，用蜂蜜调药成糊敷患处，一日一换。随访，上药共敷 5 日，湿疹痊愈。

治验 2　漆疮溃烂　黄某，女，70 岁，农民。1996 年 8 月 3 日来诊。患者因土漆刺激以致全身瘙痒潮红，左上肢内侧密布红疹，经西医治疗 3 天，全身红痒退，留左上肢内侧暗红微烂，流出黄水，痒痛难忍。用五叶散蜜调敷患处，3 日红退痒止，5 日痊愈。

治验 3　指（趾）丫脓疱疮　韩某，女，42 岁，已婚，职工。1994 年夏末来诊。患者手足指（趾）缝间连生脓疱，痛痒难忍，久久不愈。令其用盐水洗净患处，用五叶散以醋调糊敷患处，一日一换药，连敷 5 日痊愈。

治验 4　臀部热疖　刘某，男，30 岁，司机。1996 年 9 月来诊。自述臀部入夏以来连生数个热疖，大者如鸡卵，小者如樱桃，一个未愈又生一两个，疼痛发热，时感发痒，2 月余不愈。遂予五叶散 30g，用酒、醋、蜜各半调糊敷患处，勿令药干，一日一易。连敷 7 日痊愈。

按语：复方五叶散 1 料治愈数十人热疖肿毒、湿疹、脓疱疮等症，皆愈。药不昂贵，且易配制。并未收人分文，却能广施患者，力所能及也。

卷三 治验实录

六和汤伏暑夹湿治验

曾某，男，38岁，工人。1975年8月3日往诊。脉象细缓，两寸微数，两尺兼滑，舌质暗，苔薄白，津不足。患者身觉微热，胸脘烦闷，体困乏力，肌肤急紧，头面浮肿，饮食乏味，精神不振。已在某卫生院诊治，疑为"风湿性心脏病"，经服中西药半月余，未见转机。据我所诊，此乃暑热内伏，湿邪外束，郁遏气营，以致三焦气化失常，因而出现上症。治宜宣散温化、清暑益气法，用六和汤加减，香薷2.1g，藿香6g，木瓜9g，厚朴3g，白扁豆9g，朱茯苓12g，沙参30g，黄芩9g，麦冬9g，瓜蒌12g，甘草2.1g，温服取微汗。

8月6日二诊。上药服头剂即得微汗，2剂皮肤紧、胸闷显轻，诸症均有好转。更拟养阴益气法，用东垣清暑益气汤加减，白条参15g，五味子6g，麦冬9g，生白扁豆9g，柏子仁、生酸枣仁、枳壳各7.5g，朱茯苓12g，柴胡4.5g，黄芩、砂仁各6g，车前子12g，甘草3g，木瓜9g，厚朴2.1g，陈皮3g，3剂。

随访，上药服后诸症悉除，至今已3年余心身无恙。

六和汤热伤元气治验

自病。1969年6月底。我自入夏以来，时觉肌热体困，精神不振，食欲日减，头晕心悸。脉来虚细，舌质淡红，苔薄白滑腻。东垣曰："夫饮食失节，寒温不适，脾胃乃伤。此因喜、怒、忧、恐，损耗元气，资助心火。火与元气不两立，火胜则乘其土位，此所以病也。"我每遇夏秋必心悸气陷，肌热困倦，证属热伤元气无疑矣。拟用清暑益气法，方用六和汤加减，党参15g，麦冬12g，五味子6g，藿香9g，厚朴6g，白扁豆9g，条黄芩9g，茯苓9g，滑石9g，白术12g，黄芪15g，陈皮3g，炙甘草6g，红枣3枚，鲜荷叶连梗30g，3剂。上药服后肌热退，心悸头昏渐平，饮食调理 1 周痊愈。

后遇王某、赵某、刘某等人，症状与我大同微异，用上方出入治之，皆愈。如渴而不思饮水，胸闷，苔厚而滑者，加车前子 12g 以利尿清热益肾之阴；心烦不宁加朱砂 1.5g 以安神；胸闷脘胀加陈皮、砂仁各 6g 以开其胃气；发热加柴胡、白芍各 9g 以解肌和营；恶寒加苏叶、香薷各 6g 以解表散寒祛暑；腹痛加木香 6g 以行气止痛。随症加减，每获良效。

六和汤伤暑泄泻治验

闵某，男，5 岁。1975 年 6 月 25 日首诊。患者素禀先天不足，常患感冒，腹痛泄泻。此次正值盛暑，偶因纳凉冷浴，未及半日即发热，腹痛，泄泻不止，泻下质稀色黄，气浓腥臭，四肢微冷，2 日不思饮食，舌苔黄腻，小便短黄，指纹紫暗，脉来浮数。此伤暑受凉、内夹积滞也，治宜祛暑消积，方用六和汤加减，藿香 6g，厚朴 6g，白扁豆 6g，白术 6g，车前子 9g，滑石 6g，麦芽 6g，甘草 1.5g，茯苓、陈皮、木瓜各 6g，香薷 1.5g，1 剂。

6 月 27 日二诊。上药服下微汗出，热退溺清，泄泻已止，尚不思饮食，精神微烦。复拟健脾益胃、清热利湿法，仍以原方加减。白条参 6g，白术 6g，党参 6g，陈皮 3g，砂仁 6g，谷芽 9g，黄芩 6g，滑石 6g，甘草 1.5g，车前子 6g，2 剂。此例伤暑夹滞证共二诊 3 剂，病去身安。

六和散肝硬化腹水治验一

余某，男，54 岁，农民。此例为先父于 1954 年 5 月中旬所治。随父同往余某家，见其腹胀如气球，半坐于高椅，双腿旁开，面黄如土，呼吸气急，腹中青筋暴露，其状甚是骇人！又看先父从容诊脉、望色、认病、辨证，曰："尔所患乃双腹蛊也（肝硬化腹水），其患已 1 年矣。"患者曰："我腹蛊胀 11 个月有余，如治不愈，我命休矣！"先父曰："定能治愈，切勿忧恐。"先父回家后买来甘遂、大戟，先以醋和面极软，包 2 味于炭火中烧之令面焦黄，去面，将药研粉，加入他药而成。令余某日服 2 次，1 次 1.5 ~ 3g，温开水下。嘱其忌食荤腥咸味百日。并嘱：如药服下，必泄泻尿多，尔勿惊，泻乃消蛊也。

逾 3 日父往再诊，我亦随往视之，余某 3 日前之"气球"腹消去过半，且能站立缓行，笑迎先父。余某曰："先生真神医也，我 1 年之患，先生 3 日除之过半，可敬！"边说边弯腰行礼。先父曰："病愈尚远也，尔勿喜太早。"又处以尽疾养正之味接服。后得悉，共调治未及 1 个月而康，于 1987 年秋老故。追忆此例，以励志也。我行医亦五十余载，因胆小过谨，尚不敢涉足此证，诚感惭愧！

六和散肝硬化腹水治验二

温某，女，54 岁，居民。1972 年 3 月中旬，亦先父往治而愈，后无病于 1997 年冬老故，终年 77 岁。此例患者病确诊 3 年有余，肝腹水十数次大作，其身体日见衰败。后邀先父予治。亦见先父用甘遂、大戟裹面烧制，共调治 2 月余康复，且二十三载无病，令吾辈感叹！感先父之胆识，医术造诣之深，施法之妙，叹吾辈之能力不及，胆小慎微，焉不愧哉！

自拟化癖汤乳癖治验

温某，女，29 岁，已婚，农民。1997 年 8 月 2 日首诊。自述双乳头上缘偏外各有肿块如拇指头大，近腋窝处亦有肿块如樱桃大，推之能动。2 年前发现如豌豆大，按之则痛。凡干重活即痛，经期更痛，甚则发热，头痛，双臂酸楚无力。在某医院穿刺化验诊断为"乳腺增生"，并要切除，未允。诊脉舌无明显病象，亦无他症相间。属思虑伤脾，肝气不舒，以致气郁血凝，久而成癖。治宜温经散结，疏肝理气，方用自拟化癖汤加减。生黄芪 30g，当归 15g，川芎 12g，青陈皮各 9g，柴胡 9g，醋炒香附 9g，熟地黄 15g，白芥子 9g，瓜蒌壳 9g，党参 24g，肉桂 3g，炮姜 3g，生甘草 9g，7 剂。1 日 1 剂，水煎加黄酒饭后温服。

8 月 10 日二诊。自述上药服后胸痛减轻，肿块无明显变小，再四五天月经将至。原方续服 7 剂。

8 月 19 日三诊。自述此次行经乳房胀痛明显轻于上次，肿块亦在变小。原方去瓜蒌、青皮，加鹿角胶 9g 和服。

9 月 22 日四诊。上药又服 15 剂，肿块消尽，胸乳不痛已 20 天，劳作、经期均无异常，病告痊愈。

按语：我用上法同时治愈田某（服药 12 剂）、王某（服药 22 剂），癖块全消，随访均无反复。

自拟冲和汤凤眉疽治验

夏某，男，14 岁，学生。1975 年 4 月 9 日首诊。自述 2 年前因麦芒卡喉，咽喉肿痛，水米难下；3 日后右腮下起一包，疼痛剧烈，在某卫生院治疗包消，但患侧颈臂酸痛约 3 个月；不久，右耳后又起一包，红赤嫩痛，治之不消，又在另一医院手术切开引流 7 日，疮又愈，愈后右侧头痛不息；半年后右眉中心稍外处生出如豇豆籽大、形微长一肿粒，色暗红，疼痛难忍，红丝遮睛，头目俱痛，访治三处，未见好转；1 个月后肿粒中心透溃一孔，形如鸡眼，时流血水，头目日痛日甚，右眼如蟹目状，眼珠外凸，已半年未能上学。观患者面容憔悴，精神不宁，舌质深红，尖绛，无苔乏津，诊脉来滑数。

综上所见，此证为风火湿热上攻，毒聚血凝而成。况患者 2 年来连生三疮，可见其毒之深，正气已损矣。证属半阴半阳，既不可用清热解毒续伤其阳，而损其正；亦不可用温热之味再伤其阴，以免续耗津血，而致溃久不救，或伤其目。方用自拟冲和汤加减，以和营解毒、扶正祛邪。处方：生黄芪 15g，金银花 12g，甘菊花 15g，当归 9g，赤芍 9g，酒炒生地黄 9g，白芷 6g，紫花地丁 12g，当归 9g，生甘草 6g，连翘 9g，1 日 1 剂，水煎温服；三煎药水洗患处，洗后以拔疔膏敷疮上（自配），1 日洗 2 次，涂膏 2 次。

4 月 17 二诊。上药内服外治 7 日，头目痛减轻。原方加决明子、白蒺藜各 9g 以清肝明目。续服。因洗疮时见眉骨有裂腐坏骨，洗之不掉，重洗则痛，其骨质表层如朽木状。以自制推车散掺膏药内贴疮上，嘱其揭膏后勿弃之。

4 月 22 三诊。自述昨日揭膏洗疮时，见膏内有腐骨四块，浅灰白色，已洗净送来。视其自脱腐骨四块，大者有 4mm 见方，厚约 1mm；小者三片，约 2mm 见方。疮周围皱皮，问之头目已不痛，脉趋缓和，舌质红绛色退。原方再加熟地黄 9g，枸杞子 9g，以补肝肾养目，防其日后复生目疾；去连翘、白芷，以防连翘之寒凉、白芷之温散，将愈之患，必当减之。外用洗法同上，敷药改用生肌膏（自配）涂之，一日一换。

5 月 11 患者来舍，云 3 日前疮已收口，诸症悉失。唯强光下双目酸痛，时欲流泪。此为疮毒久攻，加之骨腐邪恋，岂有不伤双目之理？拟滋阴清热、养血明目法，方用杞菊地黄汤加减。处方：熟地黄 15g，生地黄 9g，牡丹皮、泽泻、茯苓、山茱萸、山药各 12g，枸杞子 12g，甘菊花 15g，石斛 15g，麦冬 12g，车前子 24g，白蒺藜 9g，桑叶 9g，甘草 6g，1 日 1 剂，连服 7 天。

随访 20 年，自上药服后诸症悉除，未再生疮，心身健康。

自拟冲和汤发颐险症治验

我次子不足 2 岁时，即 1974 年 9 月 28 日，初起微发寒热，至 30 日晨即见左腮起一包，大如半个鸡蛋，漫肿不红，灼热而不甚痛。先父见之，曰：此乃发颐，证属温热时气，若使脓成溃破，缠绵难愈。且患处内为咽喉，腮多筋骨，应急急消散，最好将其毒赶走！缓则生变，须防难救！用八宝黑虎散掺膏药上贴患处。一夜间其患若失，复于左耳前又生一包，与前患大小形色无异。身又发热，体温速升至40℃，肿患增大。至10月3日午后，突发惊厥。经针刺、焠灯火及灌服急惊散（自配），惊搐平息，体热缓降。10月4日晨，头面俱肿，两目封闭，饮食难进，其状甚危。急以粗纸蘸水令尽湿，敷于左耳前，记其先干处，用消毒小刀对准先干处顺划一口，白色稀脓随刀喷出，再轻赶之，血脓间出。患处随陷下一凹，阔约7cm余，深至3cm许，上近左眼，下至颊车，其势甚是骇人！此发颐之险症，宜急治之，缓则难疗。

思前所服疏风清热、和营解毒等药，其药力俱未济大用。改拟和营托毒法，方用自拟冲和汤加减，生黄芪9g，全当归9g，白芷3g，金银花6g，党参6g，升麻3g，陈皮3g，山甲珠1.5g，生甘草3g，肉桂1.5g，熟地黄6g，1日1剂，水煎温服。西药用青霉素肌内注射，1次20万U，每日2次。外用生黄芪15g，金银花9g，生姜3g，煎水滤净，温洗疮内外，洗净脓血，拭干疮内，用生肌玉红膏（自配）填满疮内，1日2次。

用上法精心调治至第3日（溃后），体温降至38.5℃，肿痛渐消，疮内出脓渐少，新肉始生。当此脓尽新生之际，托毒之味急宜去之，如白芷、山甲珠等，另加川芎3g，白术6g，以助脾胃，行气血，以尽其毒。西药、外洗不变。

上法调治至溃后第6日，体温37℃，头肿消去十之六七，疮已无脓血外流，新肉缓缓续生。去西药，中药加减续服，洗涂药膏不变。如此调治至溃后第13日，肿消尽，疮口愈合，饮食恢复已5日，精神、体温正常。疮口留有宽约3mm、长约5mm浅棕色瘢痕，肤柔肌活，与健肤几无差异。

《外科心法心诀》云："起于耳前，连及腮颊……皆由邪风深袭筋骨故也。此证属在筋骨阴分，故初起肿硬难消，溃后疮口难合，多致不救。"王洪绪曰："患在腮内牙根""烂至牙根，延烂咽喉不救。"由上所见，此证若稍治失误，必险情叠出，轻则难消、难溃，溃后难敛，甚则伤筋骨，危及生命！故遇此证，务须慎审，宜速消为上。溃则毒脓早尽，新肉速生而敛，正气随复者吉。切忌误用寒凉及辛热伤阴之味，免生意外难救。

自拟冲和汤腋疽治验

鲍某，女，17 岁，知青。1975 年 8 月 27 日来诊。自述初起右腋窝正中有一硬核，大如蚕豆，不痛不痒，后渐增大，现已大如鸡卵，隐隐作痛，右上肢乏力，胸胁牵痛。曾在某卫生院治疗 1 周未见好转，至今已二十余日。诊患者右腋窝生一硬肿，大如鸡卵，皮色微紫，触之则痛牵胸胁，患肢不能上举。脉弦迟，舌质暗，苔灰腻。乃腋疽之半阴半阳证也，治宜温经散结、活血解毒。方用自拟冲和汤加减，金银花 30g，生黄芪 24g，当归 15g，赤芍 15g，蒲公英 15g，炒白芥子 9g，土贝母 12g，陈皮 9g，炙穿山甲 9g，制乳香、没药各 9g，肉桂 1.5g，炮姜 3g，生甘草 9g。1 日 1 剂，水、酒各半煎，食远温服，1 剂三煎。外用：皂角（去皮、子、筋，为末）30g，生天南星（为末）15g，大蒜去皮不拘多少（捣如泥），3 味调和如稠糊，厚敷患处，勿令药干，一日一换。

随访，上药共服 5 剂，外敷 9 日，肿毒消尽而愈。

自拟冲和汤臀部感染切口不敛治验

高某女儿，3 岁。1979 年 3 月中旬，因发热在本地医务室肌内注射青霉素，针头消毒不严，臀部感染，肿大如桃，虽用热敷，亦未济事，时延月余，脓难溃出。后在某医院手术，切口无脓，治疗 1 周，肿消出院。出院后在当地换药，又时延 7 月余，切口犹如快刀在豆腐上划一口样，边缘整齐，外流血水。每洗时患儿痛哭之状，心甚不忍。遂对患儿父亲曰："我毛遂自荐，想为患儿减轻痛苦，用中药调治。"高迟疑少时曰："中药能治外伤？"我曰："可。"高允，即用自拟冲和汤加减 3 剂。服下 1 剂脓水尽，2 剂口敛，3 剂其症若失。高曰："若早遇先生，我女儿必不致吃恁多时日苦！"自此，高视我若师。

自拟冲和汤脓疱疮治验

余某，男，4 岁半。1964 年 8 月 20 日首诊。视患儿颜面、颈项、四肢等处有大如豌豆、小如粟米，新旧重叠，内含脓浆盈满，色微黄，破后流脓极腥。患儿烦啼不休，面黄垢而暗，舌质紫暗，苔厚腻，指纹紫暗。问之，其母述曰：初起发热不宁，未及 2 日，颜面、双手起大小不等脓疱，抓破流脓，脓流到处又生新疱，患儿叫痒不休，烦渴多饮，小便短黄，大便微燥已六七天。综上所见，乃湿热为患之脓疱疮也。治宜清热燥湿，和营解毒。方用自拟冲和汤加减，金银花

6g，生黄芪 6g，黄柏 6g，苦参 6g，葛根 6g，白芷 6g，当归 6g，酒大黄 3g，薏苡仁 9g，陈皮 6g，生甘草 6g，3 剂。1 日 1 剂，头、二煎内服，三煎去渣温洗全身。

8 月 25 日二诊。脓疱明显减少，皮肤微润泽，患儿烦啼已缓。原方去白芷，加紫草、玄参各 6g，以清热和营。续服 3 剂，服法同上诊。随访，中药 6 剂内服外洗后，脓疱已无，病愈而安。

家传平喘汤喘促治验

我女儿玉，近 2 岁时，即 1975 年 6 月中旬。因冷浴致咳喘不止，半月不愈。其咳喘之因起自初生受寒，当时已是深秋，又在凌晨 4 时，生下包裹未实即单放于一旁，忙于他事约 2 小时，方见婴儿头肩胸背俱露于外，身发凉，口紧唇暗不啼，急抱入怀暖之，用生姜 1 片，砂仁 1.5g，葱白 1 茎，急煎水频频灌之，约 10 分钟方身温口开，啼哭如常。自此后每欲感冒便先见咳喘，喉中有痰声辘辘作响，甚则喘嗽不息，久久难愈。此次虽时值炎夏，仅因冷浴，随发旧疾，缠绵六七日不愈。遵《内经》"开之发之""寒因热用，必伏其所主"之意，拟以宣肺畅气、温化痰湿法，用家传平喘汤加减与服。处方：麻黄（去节）1.5g，厚朴（姜汁炒）3g，净杏仁 3g，紫苏子 3g，半夏 1.5g，桔梗 1.5g，黄芩 3g，生、炙甘草各 2.1g，白芥子 3g（炒研），炙紫菀 3g，炙款冬花 3g，白果仁 3 粒（去壳，研细粉和汤药服，洁白者入药）。服上药 1 剂咳喘平息，2 剂病愈，后未再发。

自拟穿山龙饮小儿久咳不愈治验

王某幼儿，3 岁，于 1995 年 9 月 20 日来诊。家长代述：小儿初起发热微咳，在本厂卫生室诊治六七日不愈，后转往某医院胸透诊为"肺炎"，又治十余日，时轻时重，急缓不等，总未见愈。出院后请一八旬老中医诊治，开药 5 剂，服后咳反剧矣。视患儿精神无碍，气色未见大异，唇舌红而乏津，苔白厚，脉微数急。思必补多泻少，脾肺热恋，湿痰黏滞，以致咳而不甚，久久难愈。随拟清肺利湿法，方用自拟穿山龙饮与服，穿山龙 9g，穿破石 6g，麦冬 9g，红花杜鹃叶 6g，桔梗 6g，金银花 6g，黄芩 6g，鸡矢藤 6g，五味子、甘草各 1.5g，陈皮 6g，茯苓 9g，3 剂。随访，上药服至 2 剂咳止，3 剂服后其症若失。

时逾半月，王某三姐女儿 1 岁，亦患咳嗽数治不愈，复以上方略为增减与服，2 剂病愈。后用此方加减治愈多例小儿咳嗽皆愈。尤以久咳者效更速。方中穿山龙、穿破石，味微苦，性微温，具有清肺化痰、治咳平逆之功，2 味皆治痰嗽久咳。红花杜鹃叶止咳平喘之功亦良。

搜毒煎水痘治验

王某，男，3 岁。1970 年 3 月 28 日首诊。其母代诉：初起咳嗽低热，与感冒相似，随之头身四肢起亮疱，患儿呼痒，抓破流清水，今已三四天，越出越多，瘙痒不安。视患儿全身布满新旧亮疱，以四肢、腹背为多，疱微圆，晶莹透明，疱周围微红，舌苔白厚乏津，指纹淡红，身微热。问及二便正常。乃外感风热时邪，引动内蕴湿毒，发于皮肤，而成水痘也。治宜疏风清热、利湿解毒。方用搜毒煎加减，牛蒡子 6g，黄芩 6g，蝉蜕 6g，连翘 6g，紫草 9g，地骨皮 6g，白木通 6g，荆芥 6g，防风 6g，柴胡 3g，赤芍 3g，薏苡仁 6g，2 剂。1 日 1 剂，头、二煎内服，三煎趁热避风熏洗全身。

4 月 1 日二诊。水痘先出者已干痂，后陆续出者渐萎，已无新痘再出。咳嗽亦少，体热已清，唯皮肤瘙痒未去。上方去地骨皮、白木通、柴胡、薏苡仁，加僵蚕 6g，地肤子 6g，炙甘草 3g，续服 2 剂。服药 4 剂后病痊愈。

阳和汤加减乳痈坏症治验

余某，女，27 岁，已婚，工人。1974 年 8 月 14 日首诊。自述左乳房初起胀痛，身发冷热，随见乳房皮肤发红，继而焮痛肿硬，形大如拳，其色红赤，疼痛不止。在某医院用抗生素输液、口服近 20 天，寒热退而疮肿不消。问其何病？曰：急性乳腺炎。因治之无效，肿势蔓延至前胸、左侧腋窝处，疼痛日甚一日，皮肤颜色发紫、变黑、坚硬，后强行出院。诊视患者精神不振，面容憔悴，舌质暗淡，无苔而腻，脉来沉涩，面色暗淡。再视其患乳：左乳自乳头外，其色黑如放久之猪肝，质坚如石，触之痛甚，高大如握拳，周围漫肿，肤色晦暗。此证本属热毒壅阻，脉络失畅，以致毒聚血凝而成痈证；因初起失于消散，反用寒凉太过，毒聚不散，久而肌死，以致成此乳痈坏症也。治当以乳疽阴证立法，温经散寒，化瘀散结。方用阳和汤为基础加减，鹿角霜 15g，炮姜 6g，白芥子（炒研）9g，陈皮 9g，香附（酒炒）9g，土贝母 9g，生黄芪 24g，川芎 9g，当归 12g，山甲珠 6g，生甘草 9g。1 日 1 剂，水煎，清黄酒为引，饭后温服。

8 月 24 日二诊。上药已服 10 剂。服至 5 剂时，自感患乳疮中发热，微软，时感跳痛，周边肤色由紫黑转为深红，疮欲溃也。上方加皂角刺 6g 同煎加酒，饭后热服，以促其溃破。外用"咬头膏"（自配）少许掺膏药内贴患上。

8月29日上午三诊。上药又服5剂，于昨日下午疮溃，流出暗红黄稀浓液甚多，疮肿随成凹形，周围漫肿渐消，未及1日，溃口渐大，足有7cm见方一块。初诊时自乳头外干黑硬肿迅速烂化成脓血，内见筋膜血管，患者骇然。我说："前15日服药使死肌腐溃，后15日必令其毒尽收口而愈。"改拟扶正化毒法，内外兼治。处方：党参15g，生黄芪30g，当归15g，金银花15g，川芎9g，大贝母9g，白术12g，白芷6g，生甘草9g，陈皮3g，肉桂6g，蒲公英9g，山甲珠3g，1日1剂。外用：生黄芪30g，蒲公英15g，金银花9g，生姜6g，煎水，纱布滤净，以药液清洗患处，自内向外洗净脓血，拭干，再用生肌玉红膏（自配）填满疮内，外以净纱布盖之，1日一换，不可间断。

9月14日四诊。经用以上内服、外洗、涂膏调治5日后，脓血渐尽，周围漫肿全消，疼痛自溃后即缓缓减轻，今已基本不痛，疮内新肉已长满。上法用至12日，疮口长平，新肉红活。外以"老皮法"药水（自配）敷盖，又3日后皮渐老化，疮告痊愈。从初诊时肌死黑硬剧痛，到死肌化而成脓，用时半月。自溃至愈，未出半月。3个月后随访，患者患乳与健乳相较，形状、颜色、温度、质地、感觉无任何差异。续访10年，后于1977年又生育一胎，双乳乳汁通畅，哺乳期正常。天气变化及劳累时亦无不适感觉。

阳和汤乳癌初起治验

王某，女，21岁，未婚，工人。1974年9月7日初诊。自述右乳房外上方有一大如小枣硬块，边缘不光滑，推之不易动，乳房不红不肿，隐隐微痛，其核缓缓增大，现已1年余。曾在某大医院检查，初诊为"乳腺癌早期"。诊视患者形体偏胖，舌质暗，无苔而滑，脉沉涩。问及平素嗜好，知喜饮酒，且多醉方休；不愿社交，爱独立思考。综上所见，思虑过度则伤脾，嗜酒太过则助湿生痰，气郁痰阻，脉络失畅，久则气凝血积而不化，此候成矣。治宜疏肝散瘀，温经化结。方用阳和汤加减，香附（醋炒）12g，白芥子（炒）9g，鹿角霜15g，制乳香、制没药各9g，白芷6g，川芎9g，全当归15g，土贝母（打碎）12g，肉桂2.4g，麻黄2.4g，甘草6g，15剂。1日1剂，水煎兑黄酒，饭后热服。忌生冷及情绪波动。

10月5日二诊。脉症无明显变化。原方鹿角霜加至24g，另加炮姜3g，续服15剂。外用麝香、牛黄各0.15g，白芥子细末1.5g，上膏药内贴患处，3日一换。另加服小金丹，1日2次，1次3g，饭后热酒送服。

10月23日三诊。硬块已消去1/3，推之能动。因麝香、牛黄2味药一时买不到，而暂停治疗。

1975年5月2日药已买到，询其病况，述曰：硬块后又渐小，饮食、精神无碍，工作无影响。诊其脉细而缓，面色微红润，舌质淡红，苔薄白。病已明显好转，用原法，原方加减制丸药1料，续服治之。处方：制乳香、没药净末各60g，鹿角霜120g，炒白芥子60g，制草乌（炮）15g，炮姜15g，肉桂15g，麝香6g，牛黄9g，陈皮15g，香附（醋制）30g，当归120g，生黄芪240g。共为细末，小黄米煮稀粥和药为丸如绿豆大，阴干（风干）。每服3g，日服2次，饭后热黄酒送服。半年后随询，硬块已消尽，余症亦除，劳作如常。

按语：此例乳癌初起，较下例杨姓为难治。究其原因，恐为羞涩难言，治之太迟，加之饮酒多醉，性格内向，以致气血凝结太久，化之不易也。故顽症必须早治，更要治之对证，方可痊愈。

阳和汤乳癌治验

杨某，女，22岁，已婚，职工。1971年12月30日远道来诊。自述发现乳房内有硬核3个，右乳内下侧2个，左乳内下侧1个，大如樱桃，小如食指顶，已近2年，质地坚硬，推之不动，高低不平，皮色不变，偶感隐痛，胸闷不适，食欲渐减，午后低热，精神欠佳。在数家医院俱诊断为"乳腺癌"，服药无效，因拒绝手术切除，才访医至此。侧视患者双乳，显见乳房内侧偏下位高低不平，以手推之，其核坚硬不移，稍用力按之，患者觉两胁掣痛，皮色不变。视其面色黑里透青，舌质暗淡，舌尖鲜红，无苔，微滑；脉来沉迟，微弦。由上所见，患者为肝脾失和，气郁日久，以致气滞血凝，聚久而成。治宜温经散寒，开腠化结。方用阳和汤加减，麻黄6g，炮姜6g，肉桂3g，生黄芪24g，熟地黄15g，白芥子9g（炒研），鹿角胶12g（烊冲），生甘草9g，土贝母9g，10剂。1日1剂，水煎加温黄酒饭后热服。

1972年1月16日二诊。左侧硬核已消去大半，右侧2个微消，晡热已明显减退，余如首诊。原方加陈皮6g，再服10剂。

1月30日三诊。左侧硬核已消尽，右侧小者消失，大者稍软，推之能动，用力按之亦不痛，午后已不发热。原方土贝母加至15g，黄芪加至30g，另加香橼15g，酒炒香附9g，续服20剂。另配丸药1料，与汤药间服，以期早愈。处方：乳香、没药（2 味用灯心制）净末各 120g，天然牛黄 9g，麝香 9g，鹿角霜 90g，炒白芥子 60g，生黄芪 250g，生甘草 60g，土贝母 60g，肉桂 24g，各研细末混匀，小黄米煮粥和药末为丸，大如绿豆，晾干。每服 3g，日服 2 次，温黄酒饭后送服。忌生冷、海鲜、房事 1 年，保持情绪舒畅，勿过度劳累，防止重感冒。1972 年 9 月随访，双乳硬块消尽，身体康复，工作如常。

阳和汤贴骨疽治验一

秦某，男，31 岁，农民。1995 年 3 月 14 日首诊。患者自述 12 岁时初起左腿酸痛，伴低热，在当地医院诊断为"左股骨上端化脓性骨髓炎"。经手术清除脓血，刮去坏骨，引流治疗 1 月余出院。回家后左髋骨仍隐隐作痛，伤口有一小孔，常流坏水，气味腥臭，天天换药，口不愈合。时至初冬，患处猝感痛剧，又在该院二次手术。住院 20 余日出院，伤口仍不愈合，时流坏水。第二个伤口常常流水如酱油状。除伤口流水外，还常发低热，患肢酸痛，完全丧失劳动能力。经治 20 个年头，住数家医院，家财耗尽，病仍不愈。诊视患者舌质淡，苔薄白，津润，脉虚无力。问之，食欲、睡眠尚可。此贴骨疽之虚寒证也，拟温经散寒、扶正托毒法，用阳和汤加减。处方：熟地黄 24g，麻黄 6g，肉桂 3g，鹿角胶 9g（烊冲），白芷 9g，当归 15g，金银花 15g，生黄芪 30g，生甘草 9g。1 日 1 剂，水煎加温黄酒服，连服半月。

4 月 1 日二诊。上药服 7 剂后，伤口愈合，腿胯酸痛减轻。原方去白芷，加白芥子 6g，续服。

5 月 2 日三诊。自述服药已 45 剂，伤口已愈 1 个月，患处酸痛已去十之七八，服药后未再发热，现已可干较轻农活。病已明显好转，但未痊愈。原方续服以治之。患者共服药 70 剂，不知何故中断治疗无音讯。1998 年 11 月 3 日，患者来告之曰：当时因家中频频有事，实在无力治疗而中断服药。3 年多来除干重活太累，偶感患处微痛外，平时无异常，亦未患过他症。

按语：30 余年治愈多例贴骨疽坏证，有三五剂治愈者，有数十剂治愈者。其外用药均为我亲制。凡经治愈之人，从无复发。所治患者多为欲截肢而不允者或手术后伤口久久不愈者。无菌性股骨头坏死初起者尚无完全治愈案例。

阳和汤贴骨疽治验二

黄某，男，29 岁，农民。1983 年 5 月 3 日首诊。自述 7 日前夜行不慎，跌于柘刺丛中，被刺扎伤右腿膝外侧下，深达 3cm 余，刺拔出后未及 3 日，即感伤处跳痛，患腿自膝至足水肿，今已 7 日，伤口流臭水三四天，且伤口以下多处有小孔，亦流臭水，右下肢麻木，困乏无力，全身低热，早轻晚重。3 日前已卧床不起，不能站立，举步艰难。曾在某医院拍片、化验检查，确诊为"右下肢腓骨多发性骨髓炎"，须手术治疗，并有可能截肢。视患者右下肢膝外侧足三里穴处有一孔，大如鸡眼，时出灰暗色清稀臭水，膝以下水肿，色晦暗，淡紫，按之深陷不起，且深按时膝以下有 7 个小孔同时流出臭水，患腿似蜂窝状，小孔沿膝下至足踝，几乎同时流出臭水。面色黄垢，唇舌淡暗，苔白微厚而腻，脉来沉细而涩。综上所见，患者被柘刺扎伤太深，阴寒乘袭，复被水湿浸染，久而毒邪深陷，由皮及肉，由肉及骨，即《灵枢》所谓肉烂则骨伤是也。证属虚寒，治宜温煦，方用阳和汤加减。处方：生黄芪 30g，当归 24g，白芥子 12g，熟地黄 15g，山甲珠 6g，炮姜 6g，肉桂 3g，金银花 15g，陈皮 9g，白术 12g，甘草 9g，7 剂。外用：当归 120g，紫草 60g，麻油 500mL，浸上药一日夜，文火缓缓煎至药焦枯，待冷，滤净渣，油放地上一日夜，冷透后涂患处，日 3 次。先用生姜 15g，生黄芪 60g，煎水待微温洗净患处，后以油厚涂之，油上再撒以二味拔毒散（枯矾、雄黄等份，研细粉），日 2 次，夜 1 次，勿间断。忌食冷腻、海鲜及辛辣之物 3 个月。

上法调治至第 7 日，患肢伤处皮裂，离肉下垂，稍用力揭之，随离肉而脱，宽约 10cm，长约 30cm，厚约 0.3cm，中有 11 个小孔。可见小腿外侧孔中流出稀脓水。此为阳尚未回、正气尚虚之候。原方加附子 6g，鹿角霜 15g，以助阳散寒。续服 5 剂，外用方药不变。

5 月 16 日三诊。上药又调治 5 日，腿肿消尽，脓水干，疮口收敛。唯扎伤疮口尚未愈合。原方续服 5 剂，外用依旧。

5 月 21 日四诊。疮口完全愈合，新皮均匀，新老皮吻合。内服药可停，外用洗法不变，拔毒散停用，仍涂当归油。勿过早劳作，可适度活动，至皮老化即可。随访，共服中药 17 剂，内外调治 22 日，腐去脓尽，疮愈皮生。数日老化，劳作如常，无后遗症。续访近 10 年，伤处未见不适。

阳和汤股阴疽治验

鲍某，女，40 岁，已婚，农民。1992 年 9 月 10 日邀诊。自述初起右腹股沟下，大腿内侧先隐隐作痛，身发低热，六七日后患处皮下有肿块，按之微痛，皮肉不红不肿。经西医治疗半月无好转，右腿酸痛渐重，患处肿硬增大，触之即痛，已不能站立，卧床近 10 日。诊患者卧床，右腿半屈，患处漫肿，皮肉不红，按之皮下有肿块如半个鸡蛋大，身发低热，呻吟神疲，舌质暗，苔腻，脉沉，微弦而数。乃阴股疽之正虚毒恋、寒凝不化证也。治宜温经散寒，扶正化毒。方用阳和汤加减，生黄芪 30g，党参 30g，金银花 15g，当归 24g，白芥子 9g，熟地黄 15g，鹿角胶 9g（烊冲），麻黄 6g，肉桂 3g，炮姜 3g，生甘草 9g，牛膝 6g，5 剂。1 日 1 剂，水、清黄酒各半浓煎、热服。头、二煎内服；药渣捣烂，加白酒炒热，布包熨患处，冷则再加热熨之，1 剂药渣熨 1 小时许。忌食生冷，忌冷浴，忌一切发病之物。

9 月 16 日二诊。患者已能起床，腿酸痛减轻，低热退。诊其脉沉微弦，余无明显变化。原方续服 7 剂，另加服西黄丸，1 日 2 次，1 次 1.5g，热清黄酒送服。

9 月 24 日三诊。疽肿消去 2/3，可起床行走，脉转缓而无力，正复邪退矣。原方汤、丸续服 7 日。随访，患者共服汤药 19 剂，西黄丸 60g，肿毒消尽，身体康复。续访 5 年，身体无恙，劳作如常。

自拟黄芪中和汤类鹤膝案治验

徐某，男，46 岁。2003 年 12 月 20 日首诊。自述 9 个月前因车祸右下肢股骨下端粉碎性骨折，在某大医院住院 8 月余，创伤、骨折痊愈。但右膝肿痛不见减轻，且愈肿愈大，愈痛愈剧；右下肢肌肉萎缩，比健肢细 1/5，尤其疼痛难忍，饮食乏味，睡眠不安，精神日差，右足不能任地。见患者被两人抬上 2 楼，消瘦神疲，脉象细弱，舌淡苔厚。观其患肢，如其所述，摸其患膝，微热于健侧，触之痛甚，患者皮肤枯燥，一派虚中夹滞之象。其症类似"鹤膝"，其证非大热大寒，乃半阴半阳证也。治宜益气养血，温养肌腠。方用自拟黄芪中和汤加减，生黄芪 60g，金银花 180g，当归 15g，制乳香、没药各 9g，炙穿山甲 6g，鹿角胶 15g，人参 15g，白术 12g，陈皮 9g，炮姜 6g，麻黄 6g，肉桂 6g，怀牛膝 12g，生甘草 6g，红枣 5 枚，3 剂，1 剂三煎，食远温服。

12 月 23 日二诊。患者大悦，自云头剂尽剂，痛大减，夜能眠，饮食知味，精神觉爽。原方续服 5 剂。

12 月 28 日三诊。膝肿微消，明显皮皱。两人搀扶，足能任地，精神、饮食续有好转。因春节临近，离家 250 余公里，甚不方便。原方麻、桂、姜减量一半，加独活 12g，巴戟天 15g，15 剂。外用紫草膏（自配）涂敷。节后再诊。

2004 年 1 月 20 日四诊。患者拄小拐棍可以上楼，行走不用人扶，丢拐棍可以行走数十步，膝肿消尽，早已不痛，饮食、精神正常，唯觉患肢膝以下乏力，原方去炮姜、麻黄，加穿山龙 30g，木瓜 15g，再服 15 剂。

续访 3 年余，患者可步行 2.5 公里，劳作如常。虽不能过度负重、久行劳累，但无明显不适感，患肢肌肉基本与健肢相近，病已痊愈矣。

按语：此例患者首诊时被抬上 2 楼，患膝肿大，超出健膝 1 倍以上，日夜疼痛。3 剂药尽剂，痛减、能眠；三诊时膝肿皱皮；四诊可以丢拐行走，病趋明显好转；再服 15 剂，病趋痊愈，功能亦随之逐步恢复。共治 40 余日，病痊愈。

此例再次证明"分阴阳两治"贴切实效。以上诸例，皆非大实大虚、纯阴纯阳证，故以温煦润养之方，以复活气血，佐以祛邪之味，以化余毒，所以肿消痛止，疾病痊愈而收全功。"医者意也。"若不审慎辨证，概以成法套治，不分阴虚阳实，岂不坏者越坏，直至难救哉！

自拟黄芪中和汤精神抑郁乳房胀痛治验

王某，女，43 岁，农民，离异多年。2000 年 12 月 30 日初诊。自述夫妻失和，离异多年。1999 年 3 月因月经长期不调伴腹痛，出血多，有血块，经医院检查，子宫肌瘤近 7cm，将子宫全切。数月后即感双乳房发胀疼痛，越胀越甚，影响农活。在当地医院治疗无效，又请一老中医治，第一次 3 剂药未见效，第二次 3 剂药越吃越胀，勉强吃完，不但胀痛更甚，乳头还流血水。看第三次时，老中医亦摇头。说着，患者痛哭不止。诊患者面色灰暗，精神委靡，舌质紫暗，苔灰腻，脉象沉涩。辨证：肝气抑郁，湿痰壅阻，以致血脉不活，痰血相搏，而成此双乳胀痛之候也。但不详老中医所用何药，肿胀不消，反而痛甚出血？此证治当舒郁活血、消肿散结。方用自拟黄芪中和汤加减，生黄芪 30g，当归 15g，穿山甲 6g，陈皮 9g，香附 9g，柴胡 9g，川芎 9g，蒲公英 15g，半夏 6g，白芥子9g，制乳香、没药各 9g，生甘草 9g，3 剂。1 日 1 剂，水浓煎，少加黄酒，饭后温服，服毕再诊。走时又再三叮嘱：要及时来诊，切勿耽误！

翌年 1 月 15 日患者方来二诊。进门我即问患者："为何晚来？"答："3 剂药尚未服完就好了，接着上山扛木头，连干 9 天，好像又有点隐痛，所以再来求治。"仍以原方 2 剂，并嘱其病愈后勿过度劳累，少生闷气。随访 3 年，病愈未复。

自拟燥湿止痒汤湿毒复发治验

刘某，男，18 岁，学生。1997 年 8 月 5 日首诊。自 1992 年夏始，全身先出小疹瘙痒，一层未愈复出一层，破后流淡血水，干痂色白，皮肤如生癞状，三四个月不愈，年年如此。诊视患者除颜面稀疏暗红小疹外，全身各处无不层层瘢痕，红、白、暗褐色，干湿交错，真似癞皮状也。诊其脉滑数，余无病象。治宜清热燥湿，杀虫止痒。方用自拟燥湿止痒汤出入治之。处方：黄柏 12g，三颗针 30g，苦参 15g，白芷 15g，南鹤虱 15g，苍术 9g，樗白皮 9g，首乌藤 30g，槐枝 15g，荆芥 9g，防风 9g，7 剂。水煎服，头、二煎内服，三煎熏洗全身出微汗，忌冷浴、荤腥、酒。

8 月 13 日二诊。上药服后明显好转，瘙痒减轻。原方加土茯苓 30g，乌梢蛇 12g，以增强祛湿止痒之功，续服 7 剂，仍内服、外洗，1 日 1 剂。

8 月 21 日三诊。全身瘢疹已无，瘙痒全止。除皮肤留有浅褐色痕迹外，已无新疹再出。嘱原方续服 5 剂，续清余毒。随访 1 年，未见复发。

附注：此例患者共服药 20 剂，除头、二煎内服外，三煎外洗时加入雄黄 30g，枯矾 30g，共研细粉，入三煎药液中先熏后洗，以增燥湿杀虫止痒之功。

创伤化脓治验

余某，男，13 岁，学生。1978 年 12 月 10 日首诊。自述因砍柴不慎，刀砍伤左手食指指甲后，伤口长约 2cm，深至见骨。当时出血如注，用纸包裹，下山用冷水洗去血渍。当夜即感全身不适，伤处肿痛，次日手背全肿，体温 39.5℃，发热，头痛。在某医院外科治疗 3 日，热退，但患处仍肿痛，伤口发亮。此即俗云"中水毒"也，乃毒邪感染伤口所致。用生姜、金银花煎水洗净伤口，用二味拔毒散敷于患处，1 日 2 次，将水湿之毒拔出。上法用至第 3 日，肿消痛止，脓水尽而皮皱口收，病告痊愈。随访多次，创口愈后未见异常。

自配玉真散前额创伤治验

例 1 我长子 2 岁时，即 1971 年 6 月 13 日，因嬉戏追捕小鸡，不慎栽倒在地，前额碰于有棱石上，伤口长约 2cm，伤口外张，血出如注，刹时颜面、胸腹鲜红。急将自配玉真散厚撒伤口，药到血止，外以净纱布包扎。4 日后揭布视之，伤口结痂，不红不肿。又 3 日痂自脱落而愈。此药用时，伤口内如无异物如砂石碎片、竹木、玻璃等内留，伤口切勿用水洗之，否则药即失效。我用此药救治多例创伤血出不止，用之止血定痛愈合伤口，从无一失，且愈后多无瘢痕，亦无感染化脓者。如少量内服，可防破伤风，亦可用于治疗破伤风。

例 2 我女儿 5 岁时，即 1978 年 12 月 5 日中午，被人骑自行车撞倒，右眼眉外划伤，伤口长约 2cm，当即血流满面，呼痛不止。即将玉真散一撮按于伤口，药到血止，痛定而安。外用净纱布包之。12 月 9 日揭纱布，药、痂同脱，不红不肿亦不痛，创口愈合。今已 30 岁，未见任何遗留后患。

注：玉真散方是由生禹白附 360g，天麻、防风、白芷、生半夏、僵蚕各90g，共研细粉，密贮。内服 0.9～3g，以防破伤风。外用适量，可用药粉直接按于伤口，止血定痛愈创之功甚良，且有预防破伤风功效。

此乃家传方，与方书所载药味有差异。我用此方五十余年，在荒僻乡野无医院处，仓促间遇到各种创伤，及时以此散外敷内服救治多人，均收满意效果，未见一人留有后遗症。大伤如动脉血管破裂、躯身近脏器处深伤、开创性骨折等，不可随意用之，需及时设法送医院救治，以免误事！

家传止带汤白带过多治验

胡某，女，38 岁，已婚，农民。1965 年 6 月 5 日首诊。自述白带过多已两三年，最多时一日换两三次内裤尚不济事。常头昏乏力，腰腿沉重，尤以月经后六七日为甚。诊患者面色黄垢，精神欠振，舌质淡，苔白厚滑腻，脉来沉滑。辨证：脾肾阳虚，湿淫下焦。治宜温肾助阳，燥湿止带。方用断下汤加减。处方：党参 15g，熟地黄 9g，艾叶、煅海螵蛸各 9g，煅牡蛎 12g，当归 9g，山药 12g，白芷 9g，川芎 9g，苍术 9g，白术 15g，4 剂。

6 月 10 日二诊。自述上药服后精神好转，带下不减。改用家传止带汤续服3 剂。处方：白术 15g，茯苓 12g，白芷 9g，鹿角霜 12g，白芍 9g，煅龙骨 12g，煅牡蛎 12g，杜仲 15g，巴戟天 15g，山药 15g，白果仁 9g，乌附子 9g，炙甘草9g，红枣 3 枚，3 剂。

随访，二诊药头剂服下白带渐止，2 剂白带全止，3 剂服后其病若失。

按语：二诊药所以效佳者，先父之传教也。凡脾肾阳虚，湿注带下者，非附子不足以助其阳、振其脾而运化其湿，所谓脾肾阳振则湿自运化也。但勿轻与肉桂同用，单用附子则走而不守，同用则守而不走，恐助阳太过，邪火伤阴也。先父至训，临证屡验。

自拟止带汤白崩治验

陈某，女，31岁，已婚，农民。1972年9月3日首诊。自述白带偏多6年，以月经前后为甚。近年余四肢、面目常微肿，腰腿酸软乏力，曾多处治疗效果不佳。半年来1日换3次内裤仍不济事，甚至如豆浆状，顺腿流至足。诊患者面色黄垢，脉滑，舌质淡，边有齿痕，苔白厚灰腻。辨证：脾肾阳虚，寒湿下注。治宜温肾健脾，燥湿止带。方用自拟止带汤加减。处方：白术15g，苍术12g，白芷12g，山药24g，芡实15g，炒薏苡仁24g，煅龙骨15g，煅牡蛎15g，茯苓15g，巴戟天15g，乌附子9g，炙甘草9g，5剂。

9月10日二诊。自述带下减少，肿消，腰腿稍感轻松。原方加杜仲、续断各15g以补肝肾。续服5剂。

11月中旬偶见患者，问及病情，答：共服药10剂，白带已止，除月经后三四天有少量，其余时间未见，体乏、微肿消除，劳作如常。

自拟樗皮汤带下如注治验

王某，女，28岁，已婚，农民。1970年7月20日首诊。自述3个月前仅月经将至三四天有少量白色带下，不黏不臭，近2月余无论经前经后，白带骤多，其色以白为主，时夹黄、青，淋沥不断，甚则流出如注，顺腿而下，伴头痛心烦，口苦胁满，阴痒难忍。诊患者面色黄里透青，舌质暗，苔黄厚，乏津，脉沉弦兼数，辨证：肝气郁滞，湿热下注。治宜疏肝解郁，清热利湿。方用自拟樗皮汤加减，樗白皮24g，黄柏15g，苦参15g，车前子15g，生薏苡仁30g，龙胆草12g，白鲜皮12g，鹤虱15g，蛇床子12g，香附9g，柴胡9g，白芷9g，栀子12g，4剂。1日1剂，头、二煎内服，三煎宽水煮沸，去渣，趁热熏洗外阴（坐浴）。

7月25日二诊。自述上药服至2剂，带下更重。4剂后带下势减，口苦胁满等症悉轻。脉转弦滑，舌质红退，苔厚略减，热退湿恋之象也。上方樗白皮、黄柏、苦参各减至9g，加苍术、白扁豆各9g，增其燥湿止带之功。续服3剂。外用照前，洗时另加入枯矾15g，研细粉，放药渣中同煎。苦矾外洗，有杀虫止痒功效。

7月28日三诊。脉缓，苔白薄，面见黄润，病愈之象也。原方去香附、柴胡，加山药、白果仁各9g，续止其带。再服3剂。

10 月初询访，患者服药 10 剂，带下痊愈，劳作如常。

胎元饮难产治验

王某，女，28 岁，已婚。1968 年 2 月 2 日首诊。自述结婚 6 年，已生两胎，现怀第三胎 7 个月。前两胎均为难产，从腰腹阵痛到生，头胎三日夜，二胎二日夜整方产。产中多次昏迷不醒，险象环生。自怀三胎后身体日感虚弱，如再遇难产，其危难料。诊患者形体消瘦，气色薄弱，面色黄白，唇色浅淡，舌质淡，苔薄有津，脉象六部滑匀无力，一派不足之象。辨证：气血两亏，不足于荣养全身；脾肾不实，生化之源难以运送胎儿顺生。治宜大补气血。方用胎元饮加减，人参 12g，当归 9g，杜仲 9g，白芍 9g，熟地黄 9g，白术 9g，炙黄芪 24g，阿胶 9g（烊冲），炙甘草 9g，红枣 3 枚。每月服三五剂，连服 2 个月，待怀胎第 9 个月时另诊。

4 月初二诊。脉滑匀，按之不散，气色明显有好转，唇舌见有血色。问及预产期，答：本月中旬。改用屡服屡验便产神方续服。处方：蕲艾叶（醋炒）、厚朴（姜汁炒）、当归（酒洗）、川芎各 4.5g，白芍（酒炒）3.6g，川贝母、菟丝子（酒泡）各 3g，荆芥穗、生黄芪各 2.4g，羌活、甘草各 1.5g，枳壳（麸炒）1.8g，生姜 1.8g。取 4 剂，连服 3 剂。留 1 剂，待胎动腰腹阵痛，或羊水破，确欲产时，急将上药煎服。如 3 小时胎儿未产，急服二煎，必产。如胎儿已产，此药勿再服。随访，王某于 4 月 13 日顺产一女婴。腰腹痛见红即服药头煎，药服下约 1 小时，胎儿顺利而生，头、二胎生产之险全无。

便产神方难产治验

王某，女，27 岁，已婚，农民。1973 年 9 月 19 日首诊。自述 1968 年 10 月结婚，已生两胎，难产。现怀第三胎已 280 天，近日即生。头胎为半夜腰腹阵阵作痛，天未明羊水破，到中午产下；二胎亦半夜胎动欲产，至第二日下午 1 时方生。两胎生产中死去活来，十分难熬。视患者形体气实，脉舌无病，又欲产在即，用便产神方 1 剂备服。后果于当日夜 2 时腰腹一阵痛一阵，即将药头煎服下（服药时已凌晨 3 时 20 分），4 时 15 分胎儿顺利产下，母子平安。

按语： 先父行医 50 年，用便产神方治愈无数横生、倒产、胎死腹中不下，以及半产、胎动不安，或七八日不产，产妇命在须臾者，屡用屡验。我治此例行医时间虽短，亦治数人屡堕小产，或跌仆伤胎见红，或难产久久不下者，每用必验，真奇方也。

自拟息风饮产后发痉治验

黄某，女，24 岁，已婚，工人。1978 年 6 月 22 日夜 2 时急邀往诊。见患者仰卧床上，面色淡紫，双目上视，牙关紧闭，四肢抽搐，两手紧握，全身抖颤，其候甚急。即用针刺百会、人中，行泻法，继以麝香线蘸麻油点燃焠地仓、颊车、人中、肺俞、曲池、大敦等穴，烧令起疱，见患者抽搐缓减，神志渐苏，呼之能应。约半小时后，抽颤平息，脉可诊也。诊脉虚大无力，稍按则散，舌质淡，体微热。问及产状，曰：婚后头胎，见红一日夜分娩，出血较多，自感体弱。婆母接生，加之天热，又门窗紧闭，昨晚"洗三"毕，因闷热不堪开窗纳凉，至夜半后身体发热，头痛项强，四肢拘急，随之口强肢冷而不知人事。综上所见，乃新产血虚，复感外邪，加之伤口难免不洁，邪毒内侵，正邪相争，故见发热头强，口噤抽搐，以致经络拘急而发痉也。证属血虚邪袭，产后发痉，类似破伤风也。治宜理血祛风，解毒镇痉。方用自拟息风饮出入，生黄芪 24g，防风 9g，白芷 6g，炒荆芥穗 6g，秦艽 9g，蝎尾 3g，僵蚕 9g，川芎 9g，当归 12g，熟地黄 9g，党参 15g，柴胡 6g，黄芩 6g，炮姜 6g，炙甘草 9g，2 剂。水煎，少兑黄酒、红糖温服。慎风寒，禁冷浴。上药 2 剂服下，热退神清，心身悉安。续访数载，后又生一胎，母子平安无恙。

自拟补肾助孕方不孕治验

陈某，女，29 岁，已婚，医生。1983 年 4 月 3 日首诊。自述已婚 5 年，夫妻同居，无原因不孕至今。大医院、专家多次治疗均无效果，本月初经血如期而至。诊其脉虚大，重取则散，乃经期之兆，血虚之象也。用自拟补肾助孕方。处方：炙黄芪 30g，人参 15g，当归 12g，熟地黄 12g，杜仲 12g，续断 15g，菟丝子 12g，鹿角胶 12g（烊冲），川芎 9g，炙甘草 9g。上 10 味，于经血将净时连服 5 剂，1 日 1 剂，空腹温服。12 月随访，已怀孕 4 月余。续访，陈某于 1984 年 5 月底生一男婴，母子无恙。

按语：如陈某婚后 5 年不孕，一方投之即孕者甚多。究其既往治之无效原因，前医多用红花四物汤、八珍益母汤、疏肝解郁等方与服而不能获效。殊不知女子虽以经血为标，而冲任血海乃其本也。精血宜充，冲任宜固。临证所见经血虽调，而冲任受损、血海不足、肾气不实，以致难以受精而不孕者，屡见不鲜。

所以知标本者，万举万当是也。

自拟止痒汤阴痒治验

徐某，女，40 岁，已婚，工人。1988 年 8 月 20 日首诊。诊其脉沉弦，观其面色黄垢，舌质淡，苔厚腻。湿淫下焦，带浊虫蚀证也。患者自述：白带淋沥不净，内外阴湿痒难忍，伴腰腿酸软乏力已近 2 年。拟化湿止带、杀虫止痒法，方用自拟止痒汤治之，苍术 12g，白术 12g，茯苓 12g，生薏苡仁 30g，白芷 9g，滑石 9g，苦参 9g，黄柏 9g，蛇床子 12g，鹤虱 9g，樗白皮 9g，5 剂。每剂头、二煎内服，三煎用水五大碗，另加雄黄 15g，枯矾 15g 同煎，去渣，趁热熏洗外阴，冷则去之。浴巾、擦脚布各专用，以免湿虫乘染。

8 月 26 日二诊。上药服后白带、阴痒已减半，原方加龙骨、牡蛎各 15g，续服 5 剂。服法同首诊。

9 月 2 日三诊。脉缓，苔腻退，病已趋愈。改拟补肾益脾法，佐以祛湿杀虫之味，以善其后。处方：酒炒干地黄 12g，杜仲 12g，巴戟天 12g，生何首乌 15g，蛇床子 12g，茯苓 12g，薏苡仁 15g，白芷 9g，党参 15g，白术 12g，龙骨 9g，牡蛎 9g，苦参 9g，5 剂。服法同首诊。

随访数年，自三诊后病愈未发，劳作如常。夫阴痒一病，亦较常见，尤以偏僻农村妇女为多。究其病因，多为忽视卫生，浴巾通用；或本湿淫下焦，带浊淋沥，复感虫邪，以致虫蚀阴痒，带浊缠绵。我用止痒汤辨证加减，内服外洗，每多获效，不愈者少见。

家传三甲散脾疳治验

我长子鑫，4 岁时，即 1973 年 3 月初，在先父指导下，诊断为脾虚积滞，久而致疳。患儿素禀脾胃虚弱，肝多风热，出生 3 个月后，曾因感冒发热而致惊风多次，后但见发热便惊搐，或吐泻兼致，五心潮热（胃脘、手心、足心），喜饮恶食，印堂青筋暴露，舌尖红赤，舌中至舌根苔黄厚而腻，指纹青紫，四肢枯瘦，腹大膨胀，大便时溏时燥，小便或清或浊。先父授意，拟培补脾胃、化滞消积法，方用家传三甲散加减，炙穿山甲 12g，制龟腹甲 15g，制鳖甲 15g，焦白术 15g，槟榔 18g，炒黄芩 12g，炒山楂肉 21g，陈皮 12g，净砂仁 15g，党参 15g，炒薏苡仁 24g，酒炒胡黄连、银柴胡各 9g，木香 9g，炒鸡内金 12g，炙甘草 9g，枳壳 15g，炒白扁豆 18g，茯苓 15g，石斛 18g，共为细末，煮米糊为丸，如梧子大，每服 10 丸，日服 2 次，米饮或温开水空腹送服。忌生冷、豆类、荤腥难消之物。上药调治半月余，自此惊风、吐泻及五心潮热等症尽除，体质日渐康健。

急惊散急惊风治验一

我次子熙 1 岁半时，即 1974 年夏末，发热 3 日不退，神志昏迷，忽于午后猝发高热，随即惊叫一声，四肢抽颤，双拳紧握，两眼直瞪，按之不住，呼之不应。先以指甲掐人中，不应，继用针刺手、足十宣及人中、百会等穴仍不应，又以麝香线蘸麻油焠人中、颊车、地仓、大椎，亦不应，又焠百会穴，不慎连头发燃着如山火状，患儿非但不应，且挺直身躯，四肢不动，双目无光矣！猛悟"急惊散"可用，急破箱取出，倒出少许，以温水些许搅匀，用筷子撬开口灌之，药下两口，患儿"哇"一声哭出来，四肢随动，身躯渐软而温，神识亦苏，全身微汗，十余分钟后，热退病愈。

急惊散急惊风治验二

任某，男童，4 岁。1976 年 8 月 3 日夜急诊。见患儿面色深红，瞪目握拳，牙关紧闭，痰声辘辘，惊惕抽搐，四肢逆冷。急用三棱针刺手、足十宣穴令出瘀血，惊抽随缓，继见肛门处有瘀积乌疱，亦挑破出血，色乌黑，随见全身微汗出，热亦渐退，抽搐平息，诸症续缓。问其起始何状？其母曰：发热已 3 日，心烦不宁半天，入夜见其惊惕不安，四肢微颤，高热神昏，将至半夜，猝闻惊叫一声，便四肢抽搐，呼之不应。热极生风，肝风内动，上扰心包，以致痰盛惊厥也。治宜清热涤痰，息风镇惊。方用自配祖传"急惊散"0.9g，分 3 次温开水调服，一日夜服尽（方药见前急惊风例）。

随访，上药服后诸症悉退，其病若失。我用此药治多例急惊风闭证、实证，温开水或蜂蜜调服，均见速效。脱证、虚证禁用。

针刺食厥治验

任某，男童，5 岁。1978 年 9 月 30 日午夜，猝感腹胀如鼓，四肢逆冷，双目直视，呼吸急促，无汗不热，面色暗青，脉来促急，其候甚危。速以三棱针刺手、足十宣，令出血，挤出之血色黑而稠，即见患者四肢返温，目睛转活，腹胀随矢气亦缓缓消软。续用陈皮 9g，紫苏叶 6g，炒莱菔子 9g，陈大曲 15g(炒焦)，生姜2片，水煎温服，1剂服下其病若失。随访数日，一切如常，毫无病状。

数日前后，邻居闵某，3岁；周某，4岁；闵某，7岁，俱患猝然头痛发热，肠鸣腹胀，四肢逆冷，甚至吐泻交作，腹痛难忍，昏迷不醒，四肢抽搐，俱用上法治之而速愈。除小儿外，成人亦不鲜见，加刺曲泽、委中及肛门静脉凸疱出恶血，则立见效验，病多速去而愈。从无一例因简单速治而不愈者。

思其病因病机，多为暴饮暴食，复感时气外邪，表里两感，气机失和；或因食剩腐有毒之物；或新食暴怒，以致气逆血凝，腠理不通，清浊不分，因而猝起腹胀，甚至吐泻交作，昏不知人。先刺手、足十宣出血，毒随血解；再刺他穴，行泻法，以疏其壅；复以消食导滞之味服之，以祛其积，如此则瘀散滞通，气机和矣，表里通矣，故病亦速愈耳。

注：陈大曲，即酿酒所用陈久之大曲，功效类似于陈神曲。味辛甘，性温。功能健脾和胃，消食调中。主治饮食停滞、胸痞腹胀、呕吐泻痢、产后瘀血腹痛、小儿腹大厌食等症。口服1日量6～15g，水煎温服。

针刺腹痛痧治验

王某，男，28岁，工人。1974年8月27日晚饭后，陡觉胸闷，腹胀，通身郁闷，手指紫暗，头昏目胀，继则胁腹窜痛，诊其脉隐匿若无。急用温水拍打曲池、委中上下，肤间隐隐红点显露，以针点刺出乌黑色血，如此数遍，继觉胸腹舒松，各症俱减。继以解毒化滞法，用金银花30g，赤芍15g，煎水送服自配"金灵散"6g，顿见噶气、矢气频作，诸症随平。

金灵散： 净血灵30g，郁金末15g，细辛6g，莪术15g，阿魏12g，炙枳实12g，酒炒延胡索15g，沉香15g，乌药12g，广木香15g，净明矾15g，降香9g，甘草4.5g，共为细末，瓶装密贮备用。每次服1.5～6g，温开水或因病加药引煎水送服。孕妇忌服，小儿及体虚者忌用或慎用。功效：理气化积，降逆止痛。主治一切饮食积滞、气郁血瘀、胸腹猝痛者。此药已配数料，用之皆验。

刺穴暴发火眼治验

我于1964年7月3日，入深山老林采药，由于天气炎热，加之林深光暗，热闷交加，忽于中午时分，双目骤痛难忍，同伴视之，如血泼目，赤肿如血桃，热泪汹流，视物模糊，行走困难，即以青竹叶尖刺内迎香穴令出血，稍事休息，眼痛即缓。回家后又以三棱针刺两手少商穴，令出血，至晚饭时两目顿觉清爽，其病若失。

三棱针针刺心痛痧治验

王某，女，21岁，学生。1964年正月初三晚9时许，正半卧床上看书，突然尖叫，连呼心痛，随见目瞪口噤，手足乱舞，面色青白，四肢冰冷。父亲命我急以麝香线蘸香油焠背心1焠，双委中各1焠，即见患者苏醒，诸症平息。

正月十五夜，患者前症复作，先用三棱针刺手、足十宣穴微出血，症状又息。继又以麝香线焠曲池、委中、背心、地仓等穴各1焠；内服安息香散（自配。安息香、苍术、石菖蒲、檀香、橘红、雄黄、天竺黄、川贝母，研粉），每服3g，微温开水送服，日服2次。

10个月后随访，上药共服9次痊愈，后未再发。林药樵曰："心痛痧属气则时疼时止，痰涎迷闷，刺手臂，服顺气药为主。"麝香有通经络、宣脏腑、止疼痛之功；安息香顺气解郁。一服一焠，表里通而病去矣，况加针刺微出血以泄毒热，故效速而病愈。

三棱针针刺闷痧治验

任某，男，19岁，农民。1964年8月16日午夜，两人将其架来，自云：平日无恙，入睡不久先感脘胀背痛，继而胸腹胀满，心烦气闷，四肢指趾麻木，干呕欲吐，吐之不出，全身胀痛。切其脉沉匿不现，时而弦涩，视其面色淡紫而暗，唇舌色暗，苔厚灰腻。此必饮食所伤，或毒邪直中，以致脉匿、色暗，而成闷痧也。急则治标，先用三棱针刺手、足十宣穴，挤出之血稠而黑，又刺肛门紫疱3枚，血色紫黑。此时患者四肢渐温，肤色微泽。继令其脱去上衣，坦露胸背，用温水半碗，麻油少许，以酒盅蘸水，口向下，对准患者胸、背、双臂，自上向下、自内而外，由轻渐重刮之，勤蘸水令盅口滑。如此刮治约10分钟，患者嗝声不断，随又矢气连声，脘腹胀痛随减，烦闷亦轻。刮后复用针刺曲泽、委中（双），病又减轻，再以自制安息香散服之，约1小时诸症悉失而愈。随访20年，心身无恙。

三棱针针刺中暑治验

李某，女，28岁，农民。1979年6月27日初诊。正值末伏之时，暑热甚炎，患者连日露天工作，过度疲劳，忽于晚饭后头剧痛，胸闷腹痛，气出粗急，躯身大热，四肢微冷，脉象洪大而数。此中暑证也。急以三棱针刺手、足十宣穴及合谷穴，以泄其暑热，继用辰砂益元散（滑石 180g，甘草 30g，朱砂 9g，共研细粉和匀）9g，以冷开水调服，约 1 小时后诸症渐息，次晨如常上班。

自拟双解汤冬温里热炽盛治验

孙某，男，45 岁，干部。1998 年 9 月 17 日来诊。自述初起感冒，发热头痛，身强，口干，咳吐黄痰，自购伤风胶囊、川贝片、板蓝根冲剂混合服 3 天未见效，头痛身困，脘腹胀闷，饮食恶纳，大便 3 日未解。望其形体健壮，面色似垢，口唇暗红，舌质红，苔厚、黄腻，脉象滑实有力，微兼数，体温 38℃。问及饮食习惯，平素好饮酒，吃火锅，熬夜，吸烟（日平均 2 包）。综上所见，乃素禀体实，肺胃积热，经常表里失和，口干脘闷，头痛体强。此外寒内热实证也。治当祛邪为主，解表通里，方用自拟双解汤加减。处方：薄荷 12g，荆芥 9g，防风 9g，柴胡 9g，黄芩 15g，板蓝根 15g，枳实 12g，酒大黄 15g，天花粉 15g，葛根 15g，紫草 15g，金银花 24g，麦冬 24g，3 剂。

9 月 21 日二诊。自述上药服至 2 剂，病情明显好转，3 剂服后仅剩吃饭不香，精力略差。诊其脉，数滑之象已去，病势退矣。复以调理脾胃、清除余热为大法，用清热养阴、疏肝健脾法治之。处方：麦冬 30g，石斛 30g，葛根 15g，黄芩 12g，沙参 30g，板蓝根 15g，金银花 15g，白术 9g，茯苓 9g，砂仁 9g，木香 9g，陈皮 9g，甘草 6g，3 剂。9 月 24 日患者来告知：诸症悉除，病已痊愈。

自拟养阴清温汤冬温气阴两虚治验

杨某，女，64 岁。1998 年 10 月 19 日来诊。患者素禀气阴两虚，加之入秋以后天旱无雨，气候反常，偶感风寒，便口干纳呆，头痛体倦，心悸气短。前医以解表药与服，随即口干益甚，心悸晕眩。虽用中西药频服，而病势愈加益盛，汗出头痛、烦渴气短等症日甚。观其形色，肤色干糙，口唇深红微裂，舌质红乏苔，脉细数。此乃气阴两虚，复感冬寒，以致正虚邪恋之冬温证也。治宜扶正祛邪，表里两解。方以自拟养阴清温汤治之，薄荷 9g，紫草 9g，金银花 15g，桔梗 9g，黄芩 9g，大青叶 12g，玄参 9g，麦冬 15g，沙参 24g，砂仁 6g，酒大黄 6g，天花粉 9g，生甘草 6g，2 剂。

10 月 20 日二诊。舌质、口唇红退，苔薄不匀，津稍回，脉微数。自述头痛、唇燥、心悸减轻，食知味，量稍加。药已中病，正复邪退之征也。另拟益气清里法续调之，党参 30g，麦冬 24g，茯苓 9g，熟酸枣仁 9g，沙参 15g，百合 15g，甘草 6g，地骨皮 9g，知母 9g，金银花 12g，连翘 9g，黄芩 9g，砂仁 6g，2 剂。随访，患者上药服后痊愈，饮食、精神与病前无异。

自拟平喘汤哮喘治验

孔某，男，33 岁，汽车司机。1997 年 9 月 5 日邀诊。患者自述患气管炎已近 30 年，父母说是从几岁时出麻疹后开始咳嗽气喘，时发时止，至今不愈。近 10 年来除春、秋各大发作 1 次外，平时遇饮酒、感冒、劳累过度、吸烟过多都可引起发作。诊其脉象，虚大而散，舌质淡红，苔薄白微腻。辨证：脾肺气虚，肾失摄纳。治宜温肾纳气，健脾固肺。方用自拟平喘汤加减，人参 15g，白术 9g，茯苓 9g，五味子 9g，蛤蚧粉 1.8g（分 3 次吞服），橘红 9g，炒白果仁 15g，杏仁 9g，炙甘草 9g，炒白芥子 9g，桔梗 9g，姜厚朴 9g，炙麻黄 6g，5 剂。

9 月 12 日二诊。上药服 3 剂后咳嗽气喘明显减轻，5 剂服完，咳喘大减。服药时微觉口干，尿量微减。诊其脉虚大而不散，舌质色正，苔不腻。原方减去麻黄、杏仁、白芥子各半，另加炙款冬花、炙紫菀各 9g，百合 15g，续服 5 剂。另加外用敷贴穴位法，先用生姜烘热擦大椎穴自上而下并两旁，擦至局部潮红发热；白芥子 90g，轻粉、白芷各 9g，白胡椒 6g，共研细末，蜂蜜调匀做饼，厚约 1cm，大如酒盅口，火上烘热贴大椎穴、肺俞穴，饼冷则翻面烘热再贴，每次贴 2 小时。贴必痛，宜尽量忍耐，以拔病根。连贴 5 次，每晚贴 1 次，忌一切生冷、油腻、发物百日。半个月后复诊，诸症悉平，痊愈矣。随访 5 年，未再复发。

自创抗痨方肺痨危症治验

余某，女，20 岁，农民。1993 年 7 月 10 日就诊。患者自述：初起发热，咳嗽，全身不适，在当地卫生院诊断为"上感"，治疗 1 周后未见好转，后又诊断为"右上肺肺炎"，治疗 1 周仍无好转，咳嗽带血，低热不退，出院到此求治。观患者面色苍白，两颧潮红，形体消瘦，脉象细弱无力，时见微数，舌少苔，质光红，声微气弱，咳咯声哑。拍胸片提示：右上肺浸润型肺结核空洞形成，合并双肺支气管炎性感染。辨证：气阴两虚，肺痨中期。住院治疗 20 余天后，见患者气息微弱，咳呛嘶哑，消瘦羸弱，一派危象。问其故，亲属答曰："入院前 7 日，咳嗽减轻，咯血已止，第 9 日夜里忽又发热，继而高热不退，神识不清，饮食不思，病情迅速加重。又治十余日，病情仍无好转。医院连下 3 次病危通知书，经与他院联系拒收，无奈出院回家。"诊其脉，细弱，时代复还，似虾游，亦类雀啄，此乃肺痨极危之象也。沉思多时，患者家属曰："您勿惧怕，病已至此，只有死马当活马医。如有差错，有我等作证，决不会连累您！"至此，谨遵古训"存人治病"，先存其人，后治其病。拟益气健脾、滋阴复脉法，方用十全大补汤加减，人参 15g，炙黄芪 15g，白术 9g，茯苓 9g，当归 9g，熟地黄 9g，白芍 9g，龙眼肉 9g，麦冬 9g，五味子 6g，砂仁 6g，陈皮 6g，炙甘草 9g，百合 9g，红枣 3 枚，3 剂。一日夜进服 1 剂，多次少量频服。

3 日后往诊，患者神已清，问之能答，已思饮食少量，体温近正常，脉象虽细弱，代促、雀啄等危象已减，病有好转，可治之。嘱原方续服 3 剂。

三诊。患者已能起坐，诸症悉有好转。脉仍细弱，但无代象，食欲食量亦如人意。此时人已存，改用扶正抗痨法，用自创抗痨方治之。鹿衔草 24g，生黄芪 15g，金银花 9g，百合 15g，贝母 9g，地骨皮 9g，桔梗 9g，白及 15g，党参 15g，茯苓 9g，陈皮 6g，生甘草 6g，5 剂，水煎服，早、中、晚各服 1 次，1 剂煎 3 次，每煎半碗（约 300mL），饭后温服。

四诊。患者胸闷、咳嗽等症已减半，咯血止，诸症明显好转。嘱原方续服 5 剂，服法同前。

五诊。咳嗽渐平，胸闷减轻，精神向好，食欲日增，睡眠正常，病续好转。续服抗痨方 10 剂，服法照旧。另加服西药利福平、异烟肼、肌苷片等抗结核、护肝药。

六诊。患者自觉精神较前段差，食欲减弱，似感脘胀不适，恐为利福平等抗结核药副作用所致，嘱其查肝功能，果然谷丙转氨酶偏高。停服西药，续用纯中草药抗痨方，再服 5 剂。

七诊。患者精神、饮食恢复正常，上诊自感脘腹不适症状消除，病情复趋稳定。原方稍作加减，续服 5 剂。

八诊。已服中草药 41 剂，病情稳步好转，患者除右下胸有一小块偶感不适，稍觉隐痛外，几与常人无异，嘱其续服上药 5 剂，以巩固疗效，并要求拍胸片复查。患者第 2 日送来胸片报告单，提示：双肺炎症消除，结核病灶基本吸收，空洞已不明显，右胸下缘有一小片浑浊不清（少量积水）。

九诊。患者共服中草药 46 剂，现已自感如常人，且体重较病前增加 3 公斤，右胸下缘不适感已基本消失，病已痊愈矣。嘱其 4 个月后再复查 1 次。

半年后随访，患者 2 次拍片复查：空洞钙化，积水吸收，病已痊愈。

1 年后随访，共服 46 剂中草药后，未服其他药物，1 年半来一切正常，亦未患他症。随访 3 年，未见异常，现已结婚生育，母子平安。

按语：本例肺痨危症，病情从极危到好转，40 余日治疗基本无反复，身体同时康复。属一例纯中草药治疗垂危肺痨之典型病案。

自配顺气散气厥治验

陈某，女，51 岁，农民。1976 年 6 月 11 日往诊。见患者目瞪上视，牙关紧咬，格格作响，面色青白，四肢冰冷，指趾挛蜷，两拳紧握难开，出气粗急，呼之不应。由于痉挛抽搐剧烈，难以切脉。问及患者亲属，曰："屡发此状，触怒便发，凡发难以苏醒，醒后数日亦语言不逊，今与老伴斗嘴，猝然至此。"急则治标，速以毫针刺百会、人中、地仓、颊车、内关、合谷、大敦等穴，行泻法，以通经开闭。经用上穴轮番针刺约 5 分钟，痉挛稍定，呼之能应，共刺十余分钟，手乃开，口亦松，眼珠能上下移动矣。待上症基本消除，切其脉，仍沉伏，时一现亦极沉涩微弦。此气厥也，治宜开郁理气，先服自配顺气散（苍术、香附、乌药各 15g，紫苏子、郁金、广木香、枳壳、陈皮、细辛、小茴香、胆南星、川芎各 9g，为末）6g，温开水调，缓缓灌下。药下口不及 5 分钟，嗝声连出，神志渐晰。复切其脉，乃见弦迟微沉之象，舌质暗，苔滑腻。此因暴怒伤肝，气机逆乱，夹痰湿上扰所致也。细问患者素况，脉症同参，乃知为体气不实，正气不堪邪干之虚实夹杂证候，当以扶正祛邪，用归脾汤加减治之，寄希根治。处方：龙眼肉 12g，潞党参 15g，川芎 9g，当归 12g，决明子 12g，青木香 3g，广郁金 9g，醋制香附 6g，酒制白芍 9g，紫苏梗 12g，石菖蒲 6g，胆南星 4.5g，甘草 4.5g，3 剂。随访 2 年余，未再复发。

自拟脾肾双培汤胃脘痛治验

王某，男，53 岁，教师。1983 年 7 月 18 日首诊。患者因胃脘痛多年不愈，在某医院做多种检查无结果，后做胃镜查出"慢性浅表性-萎缩性胃炎、贲门口炎"。中西药治疗效果不稳定，经常复发。胃脘胀闷，隐隐作痛，常呃逆，打嗝，食欲差，消化力不佳，身体易困倦，精神欠佳，影响工作。视患者面色萎黄失于润泽，舌质淡，苔薄不匀，脉缓无力。辨证：脾胃虚弱，肾气不足，正虚邪恋。治宜温肾健脾、理气降逆法，方用自拟脾肾双培汤加减，紫河车粉（吞服）

6g，炒山药 15g，益智仁 9g，茯苓 9g，党参 30g，白术 9g，砂仁（后下）9g，木香（后下）6g，炒薏苡仁 15g，香橼皮 9g，延胡索 9g，红枣 5 枚，柿蒂 5 个，丁香 1.5g，3 剂，1 日 1 剂，水煎温服。

7 月 22 日二诊。上药服后胃脘胀闷减轻，打嗝少，矢气多，胃痛亦觉减轻。原方续服 5 剂。

7 月 28 日三诊。视患者面色稍润，精神好转，舌质稍转红润，苔薄匀，津液不足，脉缓弱无力。诸症有转机，守原方，加芦根 9g，石斛 9g，以生津安胃，续服 5 剂。

8 月 5 日四诊。观舌苔白，微厚，质红近常色，脉缓不散，面有光泽，精神见振，诸症有好转。患者自述胃已基本不胀不痛，饮食增加，就怕病情反复。综上所见，正气已渐复，症状已去半，可改用丸散缓服治之。守原法，仍以健脾肾为主，理气止痛为辅，以丸药 1 料续调之。处方：人参 120g，焦白术 90g，茯苓（人乳伴蒸，晒干）90g，炒山药 150g，紫河车粉 90g，酒炒黄连 60g，吴茱萸（泡淡）18g，砂仁 60g，白豆蔻 60g，煨广木香 60g，炒延胡索 60g，炒川楝子肉 60g，佛手 60g，海螵蛸 60g，煅牡蛎 60g，石斛 90g，炙甘草 60g。上药共为细末，和匀，另用陈米 120g，大枣 1000g，放砂锅内，宽水煮熟，去枣皮、核，以枣米糊和药末，做丸如豌豆大，晒干，收贮，勿令受潮霉变。每日服 2 次，每服 9g，渐加至 15g，早、晚各用稀粥或白开水送服。忌烟酒、绿豆、豌豆、蚕豆及一切辛辣刺激、生冷硬食 2 年。随访近 5 年，患者复查胃镜 2 次，病情稳定，明显趋于好转。已近退休，工作正常。

复元活血汤合茵陈蒿汤胁痛治验

王某，男，48 岁，干部。1994 年 5 月 10 日初诊。患者形体肥胖，体重 98 公斤，一身赘肉，尤以腹部最为明显。观其面色似蒙垢尘，舌质暗，苔厚滑腻，脉沉细微兼弦滑。一派湿滞中焦、肝脾不和之象。自述患重度脂肪肝及血脂高已 3 年，时常肝区闷痛，胃部胀满，偶感肝区刺痛，身体困乏，两腿无力。经常治疗服药，效果不佳。辨证：湿滞肝脾，气郁血瘀。治宜疏肝理脾，利湿活瘀。方用复元活血汤合茵陈蒿汤加减，柴胡 9g，天花粉 9g，当归尾 15g，红花 9g，炙穿山甲 6g，桃仁 6g，酒大黄 9g（后下），生薏苡仁 30g，茵陈 30g，山栀子 9g，生山楂 30g，延胡索 9g，甘草 6g，3 剂。1 日 1 剂，水煎温服。

5 月 14 日二诊。患者自述服上药腹部隐隐作痛，大便溏稀，日解两三次，解后似觉胁腹及胃脘宽舒，余无明显变化。此为药效已中病所，当续治之。原方加广木香9g，续服5剂。

5月20日三诊。观患者面垢已退，舌质已不灰暗，舌苔退去见半，脉细兼滑。自述肝区明显宽舒，走路腿亦轻松。遵《内经》"衰其大半乃止"之意，改拟疏肝解郁、利湿消脂法，方用自拟消脂汤加减，生山楂60g，丹参30g，龙胆草9g，柴胡9g，木香9g，枳壳9g，酒大黄6g，茵陈15g，生薏苡仁24g，全当归9g，郁金9g，甘草6g，7剂。

5月28日四诊。复查肝胆B超：肝脏大面积"云雾状"明显缩小，从重度已降至轻–中度（脂肪肝），血脂下降明显。患者亦曰："轻松多了。"嘱原方续服7剂。1年后偶见患者，问及病情，答曰："后7剂服后半个月，又复查1次，医生说：'已经好了，血脂正常，脂肪肝已不明显，不用再服药。'自我感觉亦良好，无不适症状，至今未再服药。"

自拟疏肝解毒汤乙肝大三阳治验

庹某，女，31岁。1997年12月22日初诊。患者主动拿出血生化检验单：HBsAg（＋）、HBeAg（＋）、HBcAb（＋），并自感胃脘、右胁腹饱闷、隐痛，食欲差，疲倦。观其形色，精神欠振，面失华泽，舌质暗，苔灰腻，脉弦滑。辨证：肝气郁滞，脾失运化，以致肝脾不和，毒滞刚脏（肝）。治宜疏肝解郁，活血解毒。方用自拟疏肝解毒汤化裁，丹参30g，柴胡6g，红木香（即五味子之根）30g，鸡矢藤30g，茵陈30g，大黄6g，山栀子9g，大青叶18g，白茅根18g，野菊花9g，叶下珠18g，生何首乌12g，生甘草3g，青皮、陈皮各6g，黄花败酱草9g，1日1剂，1个月后复查"两对半"。

1998年2月25日二诊。自述上药服5剂后症状基本消失，共服43剂（春节期间未服药），再抽血化验，五项（"两对半"）全部转阴。观其化验单："两对半"五项均示阴性。8个月后复查，未见复发。随访10年，复查多次，肝功能、"两对半"均正常。

自拟降酶汤胁痛治验

张某，男，46岁，小车司机。1992年6月10日首诊。自述患乙肝（大三阳）8年，每年因肝功能升高住院治疗1～2次，每次须20～60天。这次住院已近2个月，进院时谷丙转氨酶（ALT）589 U/L、谷草转氨酶（AST）421 U/L，余项亦偏高。肝区胀痛，纳差，厌油，体倦乏力，时有低热。住院期间病情时好时坏，肝功能查过 5 次，最佳一次 ALT 289 U/L、AST 199U/L，最差一次 ALT 868 U/L、AST 384U/L。后半月来 1 日难进 2 两主食，肝区胀痛加重，进食益胀，体倦愈甚。观患者面色憔悴，神情不佳，舌质暗，苔厚灰腻，脉象沉涩，时兼微弦。辨证：肝气郁结，脾阳不振。治宜疏肝解郁，和胃健脾。方用自拟降酶汤出入治之。未处方前，再三嘱其忌酒，荤腥油腻及发病之物忌食 3 个月，并注意休息，防感冒，少熬夜，以配合治疗。处方：红木香 30g，鸡矢藤 15g，赤芍 15g，当归 9g，香附 9g，柴胡 6g，生大黄 9g，白术 9g，黄木香 9g，茵陈 30g，虎杖 9g，丹参 30g，7 剂。

6 月 18 日二诊。自述上药服后肝区胀痛减轻，精神见好。大便 1 日一两次，软便褐色。诊其脉细而弦，舌质暗红，厚腻之苔见退，有津。原方续服 8 剂。嘱其复查肝功能，下次带来。

6 月 26 日三诊。视患者精神有好转，面色黄润，舌质红，苔薄不腻，脉沉涩弦之象已不见，六部细缓。病已明显好转。患者出示化验单：ALT 78U/L，AST 53U/L，已接近正常。病变药亦变，改拟疏肝和脾、活血解毒法，用自拟解毒护肝汤加减续治，红木香 24g，灵芝 15g，紫金牛 15g，叶下珠 15g，大青叶 15g，丹参 30g，酒大黄 6g，茯苓 9g，白术 9g，党参 24g，黄木香 6g，柴胡 6g，甘草 6g，8 剂。

2 个月后患者来述：上药尚未服完，食欲大增，日进四餐仍感饥饿，尤思食肉饮酒，肝区已不胀不痛，精力恢复。7 月 5 日复查肝功能，各项指标正常。已上班多日，特来告知。余嘱：所嘱禁忌，切勿轻犯，以免复发。

1993 年 7 月 3 日患者又来求治旧疾，愧曰："未记先生所嘱，自谓病愈 1 年有余，从无不爽，因而忘乎所以，重饮高度白酒，一次饮七八两，月余无妨，前数日重感冒发热，又觉肝区胀气隐痛，食欲大减，精力下降，难以上班。经查肝功能 ALT 382 U/L、AST 285 U/L，求您再给治之。"我说："如这次治愈再犯禁发病，我亦无力再治矣。"复用上年之方，原药调服 20 剂，肝功能正常，症状消除，正常上班。随访 5 年，复查肝功能多次未见异常，生活、工作无异常人。

自拟排石汤腰痛腿麻治验

李某，男，38 岁，干部。1997 年 7 月 2 日首诊。自述因腰痛及右腿麻木，睡觉不能向左侧卧，卧必右侧，左侧卧则腰腿疼痛益甚。在某医院检查诊断为

"双肾结石，左肾水肿，肾如棱形，体积超过右肾 1 倍"。治疗 2 月余，效果不佳。诊脉象沉滑，两尺不实，舌质暗，苔滑腻。辨证：湿热下注，气化失职。治宜清热利湿，方用自拟排石汤加减，海金沙 30g，过路黄 30g，连钱草 15g，车前草 30g，苎麻根 15g，白木通 12g，茯苓 15g，橘核 9g，土茯苓 15g，三颗针 15g，5 剂。

7 月 10 日二诊。自述服上药尿量增加，腰痛稍减轻，右腿麻木有好转。嘱原方续服 7 剂。

7 月 20 日三诊。自述服药中间腰腹突感酸胀，尿急，有 2 次解小便如倒水状，量陡增，色如浓茶。服至 5 剂，腰腿轻爽，效果甚佳。原方续服 7 剂。

9 月 30 日四诊。因出差近 2 个月未服药，腰腿痛已不明显。5 天前做 B 超复查：左肾水肿消去 1/3，右肾结石已不见。病已明显好转，原方加薏苡根 30g，桑寄生 15g，木防己 9g，续服 10 剂。

1 年后询访，患者症状完全消除，工作正常，余况不详。

济生橘核丸合金匮肾气丸气淋治验

江某，男，45 岁，干部。1997 年 7 月 2 日首诊。2 年前因腰痛、尿淋沥不净、小腹以下不适 1 月余，在某医院诊断为"前列腺肥大及前列腺炎"。住院治疗 2 个月，效果不明显，后转中医治疗，服汤药 70 余剂，成药"前列康"30 余盒，症状仍无明显减轻。腰腿酸痛，小便淋沥，小腹及睾丸胀急日甚。视舌质暗红，苔厚而腻，脉沉细兼弦。辨证：下焦虚寒，气化失常。治宜温肾散寒，疏肝理气。方用济生橘核丸合金匮肾气丸加减，熟地黄 30g，山药 15g，牡丹皮 15g，泽泻 9g，茯苓 15g，山茱萸 15g，附子 6g，肉桂 6g，川楝子 12g，橘核 15g，荔枝核 15g，小茴香 9g，木香 9g，延胡索 15g，5 剂。

7 月 10 日二诊。上药服后已见效，小腹、睾丸胀痛减轻，腰痛无明显变化。原方木香易沉香，加杜仲 24g，牛膝 12g，续服 5 剂。

7 月 18 日三诊。复诊脉舌，脉沉细，舌质稍暗，苔厚不腻。原方加巴戟天 15g，续服 5 剂。

7 月 23 日四诊。自述腰腿酸痛减轻，小腹及睾丸不适明显好转，淋沥不净已消除。原方续服 5 剂。

7 月 29 日五诊。诊其脉舌，脉缓，舌质微红，苔少有津，病趋向愈之象也。另拟温肾固本法，用自拟益肾汤加减续治，熟地黄 30g，当归 15g，山茱萸 15g，山药15g, 五味子9g, 益智仁9g, 茯苓15g, 杜仲15g, 巴戟天15g, 乌附子6g, 小茴香9g, 橘核15g, 沉香9g, 补骨脂15g, 7剂。

8月8日六诊。自述腰痛睾胀、小便淋沥等症已基本消除，唯性功能差。诊其脉舌已无病象，为图巩固，续当益肾。上方益智仁、乌附子、沉香、小茴香量各减半，去橘核，加制何首乌30g，枸杞子24g，鹿茸3g，海马6g，菟丝子15g，取10剂。上药10剂合研细末，蜜丸如梧桐子大。每服9g，日服2次，早用淡盐水、晚用少量温黄酒空腹送服。

1998年春、夏，患者3次来告知：病愈未发，性功能基本恢复。

自拟活瘀通络汤痛风治验

袁某，男，38岁，干部。1990年8月5日首诊。自述初起右下肢内踝上缘皮肤发红，疼痛灼热，到某医院诊断为"痛风"，治疗1周后红退痛轻。未及3日，足背又大面积发红灼痛，继而膝外侧又红一块，近乎掌大，亦发红热痛，行走困难。又治疗半月余，症状小减，行走仍不便，右脚一落地，腿便觉无力而痛。住院治疗2月余，病情基本稳定，唯足背尚留红肿而出院。上班不到1周，偶因饮酒过量，于7月20日夜病发如前。复住院治疗10余天，效果不佳，疼痛不休，特来求诊。观患者右足背、内踝、膝外侧三处暗红，触之叫痛，皮肤发热。舌质红绛，苔微黄厚、乏津，脉滑数。辨证：热郁血瘀，脉络受阻。治宜清热疏风，活血通络。方用自拟活瘀通络汤治之，生黄芪24g，防风9g，荆芥9g，薄荷9g，僵蚕9g，赤芍15g，牡丹皮15g，红花15g，牛膝12g，络石藤24g，白芷9g，生地黄15g，葛根15g，忍冬藤30g，生甘草9g，5剂。水煎，空腹温服。嘱其忌烟酒及一切辛辣、海鲜、猪头、蹄肉等荤腥发病之物3个月。

8月11日二诊。患者自感疼痛稍轻，红肿消去1/3。原方加当归尾15g，炙穿山甲6g，续服5剂。

8月16日三诊。诸症续有好转，行走已不甚跛，舌质红而不绛，津见润，脉滑数之象稍减，病已明显减轻。改拟活血通络、消肿止痛法续治。处方：生黄芪30g，金银花30g，酒炒生地黄24g，牛膝15g，天花粉15g，赤芍15g，牡丹皮15g，紫草15g，当归尾15g，炙穿山甲9g，地龙15g，制乳香、没药各9g，生甘草9g，5剂。

8月22日四诊。见患者行走已正常，面带笑容，进门便说："病好多了。"细观其患肢膝、内踝肤红全消，足背尚存一小块微红，触之不甚痛。切其脉缓和之象，舌质已不红，苔薄津润，病去已十之七八矣。原方微加减，另加土茯苓30g，续服7剂。3年后随访多次，病未复发，工作、生活一如病前。

按语：此例痛风症用药顺利向愈，其要有二：患者谨遵医嘱，不犯禁忌；治风先治血，血行风自灭。故初用活血凉血、疏风通络法为主，如生黄芪、荆芥、防风、僵蚕等；红肿见退，复以活血通络、凉血通络药，如忍冬藤、红花、当归尾、赤芍、穿山甲等，风疏热退，血活络通，所以红肿消而疼痛止。此病忌口十分关要，即使痊愈，亦当注意。尤其是腥辣之物，水中所生一切动物，如鱼、鳖、虾、蟹、黄鳝、泥鳅等；更有酒、肉、辣椒、椿芽等，食之便发病，比起药来，灵验多矣！若想此病治愈，患者必先忌口。

自拟冲和汤乳癖治验

鄢某，女，26岁，已婚，工人。1996年6月10日首诊。自述右乳房有一肿块，质不硬，推之能动，边缘光滑。在某医院穿刺化验诊断为"慢乳病"，并建议手术切除。因见同事赵某亦患此症，2年手术3次，因而惧怕未允。经另一同事宋某介绍，12年前亦患此症，经您治疗3次痊愈，至今未复发，特来求治。脉细无力，微弦，面色萎黄少华。经期乳房症状明显，胸胀隐痛，四五日不解。综上所见，乃属乳癖，心脾不足、思虑气结所致。治宜温养气血，解郁散结。方用自拟冲和汤化裁，生黄芪30g，人参12g，当归15g，熟地黄15g，陈皮9g，白芥子9g，香附9g，肉桂6g，炮姜3g，鹿角胶9g（烊冲），川芎9g，生甘草9g，7剂。

6月18日二诊。自述胸闷减轻，精神显好，余无明显变化。原方加炙穿山甲6g，续服7剂。

6月25日三诊。胸闷隐痛消失，肿块缩小2/3。原方续服7剂，另加服小金丸，1日2次，1次1.5g，温黄酒送服（饭后服）。

7月22日四诊。肿块已消尽，经期症状已不明显。原方汤、丸续服15天，巩固疗效，以防复发。3年后随访：多次检查，肿块未见，症状完全消失。

卷四 医苑杂谈

《内经》双格塞通治法

《素问·至真要大论》曰："热因寒用，寒因热用，塞因塞用，通因通用，必伏其所主，而先其所因，其始则同，其终则异，可使破积，可使溃坚，可使气和，可使必已。""诸寒之而热者取之阴，热之而寒者取之阳，所谓求其属也。"

李念莪曰："寒病宜热，然寒甚者格热，须热药冷服，此热因寒用也。热病宜寒，然热甚者格寒，须寒药热服，此寒因热用也。塞因塞用者，如下气虚乏，中焦气壅，欲散满则更虚其下，欲补下则满甚于中，治不知本，而先攻其满，药入或减，药过依然，气必更虚，病必转甚；不知少服则壅滞，多服则宣通。峻补其下则自实，中满自除矣。通因通用者，或挟热而利，或凝寒而泄，寒者以热下之，热者以寒下之。伏其所主，利病之本也。先其所因者，求病之由也。其始则同，言正治也；其终则异，言反治也。明于反治，何病不愈。""用寒药治热病而热反增，非火有余，乃阴不足也。阴不足则火亢，故当取之阴，但补阴则阳自退耳。用热药治寒病而寒反增，非寒有余，乃阳不足也。阳不足则阴寒，故当取之阳，但补水中之火，则寒自消耳。求其属者，求于本也。一水一火，皆于肾中求之。故王太仆曰：益火之源，以消阴翳；壮水之主，以制阳光，六味、八味是也。"

此段经文、释义，既言治法，又言辨证。尤伸审证求因之要，谓不能见症治症，而忽其本也。本者，或本于阴，或本于阳，或本于热，或本于寒，必别先后，以知所因；正治反治，视其故也。知用正治，何病不愈？是故寒因寒用，热因热用，塞因塞用，通因通用，即此义也。概言从治也。如东垣治饮食劳倦伤脾，身热而烦，倦怠喘满，脉大而虚者，反以甘温之剂，补脾升阳，所谓劳者温之，损者益之，以甘温除大热之法，治之而愈者，补中益气汤也。能审证求因，何言不能伏其所主，而先其所因也。故知标与本，万举万当，不知标本，是谓妄行也。故反治者，治其常病也；从治者，以热治热，以寒治寒，何言阴阳格拒之证难识耶。余用四逆治发热进退，四肢不温；以八味治阴证格阳，惊躁不食；以阳和治诸疮，久溃不敛。每获奇功，此正治之验也。

　　然不谙脉理，不识证因者，不可为之耳。故有胆识者，万病纷然，但求其本，标本即明，病邪焉逃！病由即知，治法自出矣。或攻或补或和，或正治反治，皆能回春，寒热温凉，运用自如，何愁沉疴不起耶？若患者有中满、大小便不通及吐泻难进饮食者，当先治标，谓其急也！即所谓急则治其标，缓则治其本也。除中满、大小便不通及吐泻不进饮食外，皆当治本，虽有数症，无不去矣。然疑似之间，须当审别，如至虚似实，泻之正脱，大祸立至；大实似羸，补之增疾，其祸莫测！医系人命，可不慎之哉！然常有阴证格阳者，数医沿用寒凉，病愈治愈甚，更一"高手"，方药如前，寒之更甚！患者躁动不安，饮食难入，医仍不思其过。病机明若列眉，续用寒治热，称何道哉？皆沽名钓誉辈也！故谓医者，意也。唯有智者，见微知著，观始知终，诸葛、扁鹊是也。

重温病机十九条

第一条：诸风掉眩，皆属于肝。

风性善动，木气同之。掉眩，摇动貌。

诸风者，风之为病不一也。掉，摇动也；眩，昏花也。风性善动，肝家之证也。掉眩虽同，而虚实有别，不可不察焉。

第二条：诸寒收引，皆属于肾。

寒性收缩，水气同之。收引，收敛状。

收，敛束也；引，牵急也。筋脉挛急，本是肝证，而属于肾者，一则肝肾同源，其治略同；再则肾主寒水之化，肾虚则阳气不充，营卫凝泣，肢体挛蜷，即所谓寒则筋急也。

第三条：诸气膹郁，皆属于肺。

凉至气热，金气同之。膹郁，气上壅满也。

膹者，喘急上逆；郁者，痞塞不通。肺主气，气有余者，本经自伏之火；气不足者，则火邪乘之。虚实之分，极易淆误，所当精辨。近世庸医，即指为肺热，而攻其有余，虚虚之祸，良可嗟叹。

第四条：诸湿肿满，皆属于脾。

湿性同土，土气同之。肿满，肢肿腹满也。

脾司湿化，又主肌肉，内受湿淫，肌体肿满，故属于脾。土气太过，则湿邪盛行，其病骤至，法当分疏；土气不及，则木乘水侮，其病渐成，法当培补。二者易治，比于操刃。

第五条：诸热瞀瘛，皆属于火。

火亢之征，合之于心。瞀瘛，神昏抽掣状。

昏闷曰瞀，抽掣曰瘛。邪热伤神则瞀，亢阳伤血则瘛。此皆属火，亦有虚实之分。丹溪曰：实火可泻，芩连之属；虚火可补，参芪之属。仁人之言哉！

第六条：诸痛痒疮，皆属于心。

痛痒由之心，静则痛微，躁则痛甚。

热甚则疮痛，热微则疮痒。心主热火之化，故痛痒诸疮皆属于心也。

第七条：诸厥固泄，皆属于下。

气逆禁固，下焦失守也。下焦，肝肾主之。

厥者，自下而逆上也。阴衰于下，则为热厥；阳衰于下，则为寒厥。固者，二便不通也。阳虚则无气，而清浊不化，寒也；火盛则水衰，而精液干枯，热也。泄者，二便不固也。命门火衰，则阳虚失禁，寒也。肾宫水衰，则火迫注泻，热也。肾开窍于二阴，肾主二便，居下故也。

第八条：诸痿喘呕，皆属于上。

上，心肺气也。炎热薄烁，热郁化上也。

痿废应属下部，而属于上者，何也？肺热叶焦，发为痿躄。气急曰喘，病在肺也。有声无物曰呕，肺胃司之。总属在上之证。

第九条：诸禁鼓栗，如丧神守，皆属于火。

热之内作，禁犹噤，寒战也。

禁，即口噤也，寒厥咬牙曰噤。鼓，鼓颔也。栗，战栗也。寒战而神不自持，如丧神守，皆火也。心火亢极，反兼胜己之化，此火实也。阳虚阴盛，气不卫外而寒战者，此火虚也。

第十条：诸颈项强，皆属于湿。

太阳伤湿，故见颈项强，项背重滞也。

痉者，风湿而屈伸不利也。项属足太阳寒水，水即湿也，故皆属于湿。

第十一条：诸逆冲上，皆属于火。

火性炎上，故逆而冲上，气满咳逆也。

喘咳呕吐，气满逆急，皆冲逆之证。火性炎上，故皆属于火。

第十二条：诸胀腹大，皆属于热。

热郁于内，气胀生也。

热气内淫，变为烦满，故曰皆属于热。近世执此一句，因而误人，不可胜数。独不闻经曰：寒水太过，腹大胫肿。岁火不及，胁满腹大。流衍之纪，病胀。水气之发，善胀。太阳之胜，腹满。阳明之复，腹胀。又曰：适寒凉者胀。又曰：脏寒生满病。又曰：胃中寒则胀满。此九者，皆言寒胀也。故东垣曰：大抵寒胀多，热胀少。良由本矣。

第十三条：诸躁狂越，皆属于火。

热盛于胃，而达于四肢也，故躁越。

躁者，烦躁也。狂者，妄乱也。越者，如登高而歌之类。火入于肺则烦，火入于肾则躁。又有阴盛发躁。成无己曰：阴躁如坐井中，但欲饮水，不得入口。东垣曰：阴躁欲坐井中，阳已先亡，医犹不悟，重以寒药投之，其死何疑！故曰：内热而躁者，有邪之热也，属火；外热而躁者，无根之火也，属寒。经之论狂屡见，属虚寒者凡四条，是狂亦有寒热之辨矣。

第十四条：诸暴强直，皆属于风。

阳气内郁，阴行于外，故强直也。

暴，猝也。强者，筋强。直者，体直而不能屈伸也。肝主筋，其化风，故曰属风，非天外之风也。内风多燥，若用风剂，则益燥，故有治风先治血、血行风自灭之说。轻与疏风则益燥，且腠理开张，反招风矣。

第十五条：诸病有声，鼓之如鼓，皆属于热。

热伤于内，气滞如鼓而有声。

有声，谓肠鸣也。鼓之如鼓，谓腹胀也。皆阳气逆壅，故曰属热。二证多有属于寒者，尽信不如无书，其是之谓也。

第十六条：诸病胕肿，疼酸惊骇，皆属于火。

热气多而郁于内，故有此状。

胕肿者，浮肿也。疼酸者，火在经也。惊骇者，火在脏也。然胕肿酸疼，属于寒湿者不少；惊骇不宁，属于不足者常多也。

第十七条：诸转反戾，水液浑浊，皆属于热。

反戾，转筋也；水液，小便也。

筋转挛蜷，燥热所致；小便浑浊，清化不及，故皆属热。然而寒则筋急，喻如冬月严寒，则角弓增劲；心肾不足，多有便浊。经云：中气不足，溲便为之变。读者盖通会之可耳。

第十八条：诸病水液，澄沏清冷，皆属于寒。

水之吐溺所出，清冷者，寒也。

澄沏清冷者，寒水之本体，故皆属寒。

第十九条：诸呕吐酸，暴注下迫，皆属于热。

火性炎上，吐酸，迫下热甚，实证也。

呕逆者，火炎之象；吐酸者，肝木之实。暴注者，火性疾速；下迫者，火能燥物，此特道其常耳。虚寒之变，数证常作，不可不知也。

临证之时，务分表里虚实，治之方无误也。故大要曰：谨守病机，各司其属，有者求之，无者求之，盛者责之，虚者责之，必先五胜，疏其血气，令其调达，而致和平。

按语：启玄子深明病机之变，其所注疏，真《内经》画龙点睛手笔也。如其所言："如大寒而甚，热之不热，是无火也，当助其心。又如大热而甚，寒之不寒，是无水也；热动复止，倏忽往来，时动时止，是无水也，当助其肾。内格呕逆，食不得入，是有火也。病呕而吐，食入反出，是无火也。暴速注下，食不及化，是无水也。溏泄而久，止发无恒，是无水也。故心盛则热，肾盛则寒。肾虚则寒动于中，心虚则热收于内。又热不得寒，是无水也；寒不得热，是无火也。夫寒之不寒，责其无水；热之不热，责其无火。热之不久，责心之虚；寒之不久，责肾之少。方有治热以寒，寒之而水食不入；攻寒以热，热之而昏躁以生，此则气不疏通，壅而为是也""纪于水火，余气可知。"故曰有者求之，无者求之，盛者责之，虚者责之，令其通调，妙之道也。五胜，谓五行更胜也，先以五行寒暑温凉湿，酸咸甘辛苦相胜为法也。深乎圣人之言，理宜然也。薛雪曰："启玄此语，为岐黄传神，常自诵忆，并勉同志。"

病状繁多，各宜细察，然总不外乎虚实也。谨守者，防其变动也。病而曰机者，状其所因之不齐，而治之不可不圆活也。属者，有五脏之异，六腑之异，七情之异，六气之异，贵贱之异，老少之异，禀赋有虚实之异，受病有标本之异，风气有五方之异，运气有胜复之异，性情有缓急之异，有常贵后贱之脱营，常富后贫之气离守，各审其所属而司治也。"有者求之"二句，言一遇病证，便当审其所属之有无也。"盛者责之"二句，是一章之大纲，于各属有无之间分别虚实而处治也。然至虚似实，大实似虚，此又不可不详为之辨也。必审五胜者，如木欲实，金当平之之类是也。疏其血气，非专以攻伐为事，或补之而血气方行；或温之而血气方和；或清之而血气方治；或通之而血气方调，正须随机应变，不得执一定之法，以应无穷之变也。此治虚实之大法，一部《内经》之关要也。

病机十九条，文出《素问·至真要大论》。其中言火者，五条；言热者四条，五脏各一条，言其上、下者各一条，言湿一条，言风一条，言寒一条，计十九条。经言者，其常也；经注者，其变也。若非启玄、念莪、立斋等贤，精辟之注释，则表里虚实难明，阴阳之义莫详，何以令其调达，而致和平耶?! 故注解者，伸发经义所未发，而为岐黄传神也。今重辑之，随余身影，读之不厌，常有新悟耳。

四诊浅悟

《素问·脉要精微论》曰："诊法常以平旦，阴气未动，阳气未散，饮食未进，经脉未盛，络脉调匀，气血未乱，故乃可诊有过之脉。切脉动静而视精明，察五色，观五脏有余不足，六腑强弱，形之盛衰，以此参伍，决死生之分。"过，谓之异于常脉或偏盛；精明，穴位名，在明堂左右两目内眦近于目，故曰精明。言以形气盛衰，脉之多少，视精明之间气色，观脏腑不足有余，参其类伍，以决病之所在，轻重死生之分。

李念莪曰："人身营卫之气，昼则行于阳分，夜则行于阴分，至平旦皆会于寸口，故诊脉当以平旦为常也。阴气正平而未动，阳气将盛而未散，饮食未进，虚实易明，经脉未盛，络脉调匀，气血未尝因动作而扰乱，乃可诊有过之脉。过者，病也。……切者，切近也，手按（寸口）近体也。切脉之动静，诊阴阳（盛衰）也。视目之精明，诊神气（有余不足）也。察五色以观脏腑之虚实，审形体以别病势之盛衰。以此数者，与脉参伍推求，则阴阳表里，虚实寒热，自无遁状，可以决死生之分矣。不齐之谓参，剖其异而分之也。相类之谓伍，比其同而合之也。脉唯一端，诊有数法，此医家之要道也。"岐伯曰："治之要极，无失色脉，用之不惑，治之大则。"

《难经·六十一难》云："经言望而知之谓之神，闻而知之谓之圣，问而知之谓之工，切脉而知之谓之巧，何谓也? 然：望而知之者，望见其五色，以知其病

《灵枢·五色》述之最详）。闻而知之者，闻其五音，以别其病。问而知之者，问其所欲五味，以知其病所起所在也。切脉而知之者，诊其寸口，视其虚实，以知其病，病在何脏腑也（《素问·三部九候论》："独小者病，独大者病，独疾者病，独迟者病，独热者病，独寒者病，独陷下者病。"此乃七诊之法。独者，谓于三部九候之中，显其独异于诸部者，而辨其病之所在也）。"

吴谦说："医家造精微，通幽显，未有不先望而得之者。近世惟事切巧，不事望神，大失古圣先贤之旨。"临证唯有四诊合参，审析脉证之理，治本治标，当以先后有序。加以参考现代辅助检查，务使疾病诊断无误，而后综合所得，审慎辨证，治则方药，续而随之，唯有如此，施治方效。其中潜在隐患，以及服药后病情变化等，均应尽力预估之。不然，事出不测，难以应对。此亦"治未病"之义，并应引起警觉。老年体弱，多病一身，病久脉证错杂，用药治此碍彼者，尤当慎之再慎。

精于望色者，观五官五色，可晓病之所在，病因变化了然于心中。《灵枢·五色》述之最详，能熟读铭记，深悟其理，便知其要。然而涉及部位、气色，以及五行生克变化等内容，实难详记辨别，故不易熟谙掌握与运用。唯扁鹊与麻衣，心灵通天，用之出神入化，令人叹服！余为凡夫俗子，所识肤浅，仅知其面部天庭、迎堂、鼻准头等处，不可出现灰、黑、瘀、滞、暗、青、㿠白、萎黄等色，若有此等色现，前者多为气滞血瘀或秽浊所侵，后者则属正气不足、虚赢者居多。遇此类患者，当格外审慎。临证所见诸色，有助于诊病辨证。但就望色而言，余识甚浅，不过皮毛而已。欲其诊病无误，尚需结合切脉等诊法同参。望色不精，岂敢妄言。"望而知之谓之神"，可望而不可及其深奥也。知之为知之，不知为不知。以下简要举例，即是个人望色诊病之肤浅应用，自知同仁应用更为精妙，仅不揣鄙陋，小结体会，或对初学者小有裨益。

首诊患者，当先观其精神气色、形体动作。若面色萎黄，形体消瘦，甚或精神委靡，动作乏力，舌薄质淡者，应大致知其为脾胃虚弱，正气不足。在相互打招呼间，顺便闻其声音，若丹田之气不能上扬，且声微颤弱，甚或气息不接者，脾虚气陷无疑，甚至脾肾两虚，病久赢弱。

面色黄赤为阳，风热偏盛，或头痛牙痛，或口渴欲饮，或头面疹毒痒痛等症。青、白、黑色为阴，主寒，主痛，甚则筋脉拘挛麻痹。㿠白之色，浅淡而色白，多因大病后元气损伤，或因吐衄失血、大汗伤阴、泻痢脱水等所致，无此则多为心脾两亏、气血大虚所致。微黄、微黑，皆为诸虚之候。唯两颧色红者，须防虚损痨热,轻者为阴虚肺热,此为望诊之大概。

面色隐隐淡青,两颊微微暗红,动作敏捷,舌质红绛,舌苔色黄,声洪气粗者,病离肝胆不远,且气盛火旺可知。在女子或兼痛经胸胀、心烦易怒等症。眼圈微黑,精神欠佳,甚或虚烦,倦怠者,多为失眠多梦,或伴夜寐盗汗、腰酸腿疼等症。气色精神无碍,唯独步履不便,坐下就诊时身体微侧者,多为腰腿疾患,腰椎突出、坐骨神经痛或扭挫伤痛等症。

面色乏泽,呼吸不畅,或动作迟缓,说话声音闷浊者,多为痰嗽、慢性支气管炎、哮喘等肺部痰湿阻滞之患,舌质淡,苔白腻,脉象浮滑或滑迟等,并可佐证。面颊微红而糙,唇干舌红,苔少乏津,咽喉周围微红,或说话声音沙哑者,多为肺胃津虚,火旺伤阴,即俗称肺热干咳、慢性咽炎等症,甚者须防肺痨征兆。

面色如蒙垢尘,动作显现倦怠,舌质暗淡,舌苔白滑或灰腻,如在夏秋季节,多为感受暑湿秽浊之气,即习惯称谓"伤阴暑";平时则多为湿浊困脾,运化失常。面红汗出,壮热头痛,舌红苔黄,甚至烦渴引饮,在暑季露天作业者,多为中暑热证;平时面目红赤异常,或兼心烦口渴,鼻衄,尿黄,大便秘结等症,则为三焦火旺,血热实证。

疮疡肿毒,患生速急,红赤高肿焮痛,溃后脓稠色黄,尿黄便秘,舌红苔黄者多为热毒阳实痈证,疔疮、丹毒、热疖、无名肿毒等,皆属其类;平塌漫肿色淡,肿硬不易消散溃脓,隐隐作痛,二便不实者,多为虚寒阴疽,痰核、瘰疬、鹤膝风等患,性质相近。阳实证易愈,寒凝证难疗。若治不得法,误用寒凉过度,阳实证亦可转为虚寒而难疗,甚至肢体关节致残。

丹毒、疱疹、疥癣、湿毒、干湿脚气,以及斑秃脱发等体外可见之患,皆多以望诊为主,以辨其寒热虚实,风、湿、虫(真菌)、毒、秽浊等,以便针对性治疗。对于虫蛇咬伤,首应防止毒邪入内,需要迅速排出毒液等,随之问清是何毒虫,若为剧毒虫蛇咬伤,当迅速到医院救治。跌打伤损,亦是望诊为主,配合双手抚摸,迅速甄别伤情,及时采取救治。若仍按部就班、四平八稳地望闻问切,斯文辨证,岂不是"刻舟求剑",简直就是个迂腐呆子!

妇女面色隐隐透青,舌质乏泽,甚则瘀暗,舌面或两侧、舌尖等处有瘀点,舌苔灰腻或白滑,多为肝脾失和,气滞血瘀,胁胀,痛经,血色紫暗有块,经期前后乳房胀痛,纳差疲倦,多梦易醒等症。

面部虚浮,如蒙尘垢,舌胖边有齿痕,苔滑而腻,多为寒湿下注带下,或劳倦伤脾湿困，腰胀腿沉，下肢水肿等症；面色黄润，舌质暗红，舌苔黄厚而腻，多为湿热下注，带下黄稠气浓，胁腹满闷，腰腿胀痛等症。

面色暗红，形体偏瘦，动作语言急躁，舌质深红，苔少乏津者，多为肝肾阴虚，手足心热，经期超前量少，甚或经期鼻衄等症。形体偏胖，面色㿠白，语言动作迟缓，舌胖齿痕明显，舌苔白润或腻者，多为湿滞下焦，经血量少色淡，甚或经行不畅，腰腿酸胀，夹杂白色带下等症。面部痤疮痘疹，红赤痛痒，舌质红绛，苔黄乏津或微腻，声音干涩或沙哑，或大便秘结，小便黄短，心烦口渴等症，多为嗜食辛辣油腻过度，湿热毒滞营血所致。

妊娠期间，面色萎黄或㿠白，形体消瘦，精神欠佳，多为恶阻呕吐，水米难进，气血不足所致。哺乳期间，经血数月不行，饮食、精神正常，面色红润，无任何不适感觉，则不属病象。面色失华，皱纹增多，甚或暗斑渐多，多为思虑伤脾、心血不足所致。眼圈微黑，面色萎黄或㿠白，精神欠佳，甚或头晕心悸，语言无序，惊悸健忘等症，多为心脾两虚，血不营心，严重失眠所致。

面色萎黄或淡白，舌淡苔少，唇无血色，精神不振，步履艰难，两眼无神者，多为崩漏失血，或大病、产后失于调养等原因所致。女子以血为本，血热则妄行，经期大多超前量多，或崩或漏，或鼻衄便血，面生痤疮毒疹等症；血虚则经乏，量少色淡，甚或数月不行，面色萎黄或㿠白，甚或头晕心悸，动则汗出等症。

小儿麻疹，观色尤为重要，疹色鲜红，自头面、颈项、胸背向四肢渐出而热亦减退，神清，不夹咳逆呕吐等症者顺；反之，疹正出时突然隐没，肤色郁暗，壮热复起，神识昏迷不清，或兼咳逆呕吐者逆，谨防重症肺炎、惊厥抽搐等险症。

小儿面色萎黄或㿠白，指纹淡青隐隐，舌薄色淡、夜寐露睛（睡着后双目半睁），身体消瘦，精神不振，或兼腹部膨胀，青筋隐隐，入睡俯卧（俗称趴着睡），大便时溏，小便清长或遗尿，时常消化不良，或兼腹痛腹胀，或吐或泻，甚或四肢不温等症，则多为脾肾阳虚，运化失常，营养不良，甚则有脾疳、肝疳、虫积等症。

小儿神情不宁，时或惊惕不安，甚则眉毛竖起、交叉、皱眉，眉间潮红或微青，指纹隐隐淡青，入睡突发啼哭，乳食失常等症，则多因受到惊吓所致；不时啼哭，双手捧腹，或腿蜷侧卧，多为受寒腹痛。

湿疹、风疹、胎毒，皮肤瘙痒啼哭，色淡者偏于风寒湿邪，红赤者因于热毒为患。感冒咳嗽，亦为小儿常见之患，但若突发咳呛急促，面色通红，呼吸气急，烦躁啼哭不止，须防喉蛾、喉痹等咽喉疾患的发生，急应观之，如有血疱，须速用消毒三棱针轻轻刺破出血，即可解除危急。新生儿7天之内，若发现吮乳口松，身发寒热，神情不宁，甚或呕吐等症，谨防脐风险症。

小儿疾患，古称"哑科"，全凭医者、家人仔细观察，看指纹，观苗窍（鼻孔为肺之外窍，耳与二窍为肾之外窍，口唇为脾胃之外窍，舌为心之苗，目为肝之外窍），看神情、寒热、乳食等，是否异常，以辨其表里寒热虚实之患。故望诊在小儿尤为重要。

平素健壮之人，突然面色㿠白，甚或冷汗淋漓，惊恐不已，语无伦次，心怯萎缩等症，多为惊恐、失血、气脱等所致。若为面色晦暗，懊恼郁闷，脘腹胀痛，肢体强滞，舌质乏泽，舌苔灰腻，甚或二便秘涩等症，应首考虑痧症为患，夏秋季节，多为感受暑湿秽浊之气，急应拍痧、扯痧、刮痧，看其有无痧毒瘀点出现，有则刺痧、放痧，大多都可速愈，不愈者用痧症方对证治之，并排除常见急病如中风（脑出血）、肠痈（急性阑尾炎）及其他突发性急症（包括脏器衰竭）等，以防因为所虑不周，而出现疏漏，影响及时正确治疗。

望诊之所以为首者，观一眼即略知其正气盛衰之大概，进而四诊合参，以断病之表里脏腑缓急，故习称"看病"。无奈个人领悟肤浅，运用于临证，如上举例所见，皮毛而已。欲其诊断无误，则需终生参悟其妙，并结合现代医学相应检查，以求准确诊断疾病，而后辨证施治，制定治法方药，以减少疏漏、失误。

《素问·脉要精微论》云："持脉有道，虚静为保。春日浮，如鱼之游在波；夏日在肤，泛泛乎万物有余；秋日下肤，蛰虫将去；冬日在骨，蛰虫周密，君子居室。故曰：知内者，按而纪之；知外者，终而始之。此六者，持脉之大法。……夫脉者，血之府也。长则气治，短则气病；数则烦心，大则病进；上盛则气高，下盛则气胀；代则气衰，细则气少，涩则心痛；浑浑革至如涌泉，病进而色弊；绵绵其去如弦绝，死。"

薛立斋云："脉者，血气之征兆也。病态万殊，尽欲以三指测其变化，非天下之至巧者，孰能与于斯！许叔微云：脉之理幽而难明，吾意所解，口莫能宣也。可以笔墨传、口耳授者，皆粗迹也。虽然，精者未谙，精者从何而出？析而言之，二十四字犹嫌其略，约而归之，浮沉迟数已握其纲。所以脉不辨阴阳，愈索而愈惑也。……滑伯仁曰："察脉须辨上下来去至止，不明此六字，则阴阳不别也。上者为阳，来者为阳，至者为阳；下者为阴，去者为阴，止者为阴。上者，自尺上于寸，阳生于阴也。下者，自寸下于尺，阴生于阳也。来者，自骨肉而生于皮肤，气之升也。去者，自皮肤而还于骨肉，气之降也。应曰至，息曰止。此义至浅而至要，行远自迩，登高自卑，请事斯语矣。"

《伤寒论·平脉法》云："凡脉大、浮、数、动、滑，此名阳也；脉沉、涩、弱、弦、微，此名阴也。"阳道升发，大、浮、数、动、滑五者，乃为有余之象，故谓之阳。阴道常静，沉、涩、弱、弦、微五者，则为不及之征，故谓之阴。此脉之阴阳也。阴静阳动，此为常理。然阴阳变化无穷，时有越乎其常者。故临证之时，需要把握进退来去，"以意消息"，无失病机，治则方药方能"正中肯綮"。

《素问》"七诊之法"，亦是诊疾之时加以比对而得之异于诸部者，依此推求病之所在，进而分析阴阳盛衰及表里虚实，以作断病用药之依据。在脉证纷繁复杂中，可谓便捷之法。然而病因脉证复杂，欲速知内伤外感、脏腑气血、肢体经络之患，确非易事。运用七诊之法，可谓切脉诊疾捷径之一。古人将二十四、二十七、二十八脉之浮、沉、迟、数、滑、涩、长、短八脉为纲，余脉类属之，依此提纲挈领，进而辨别纷繁复杂之疾患，亦属驭繁从简之法也。余常用七诊之法，配合八脉，结合望、闻，分析症状所见，亦是力求尽快诊出疾病，以制定治则方药。即如是，诊治一人，仍须 10 分钟以上，不少患者尚不愿离去。至于问诊，余放在最后，目的在于印证望、闻、切所得，断病辨证，是否有误？"你一号脉就知道，还用问？"无奈矣！缘何病人总不愿主动告知病情？医者煞费苦心地总想诊断无误，用药有效，早去其患，然而少了患者配合，岂不影响正确诊断与用药疗效？但是患者总认为一号脉就能知道一切，一问就觉得医生没本事，因而余把问之一法，尽量少用、不用，以免自讨没趣。

诊病之法，《内经》《难经》《伤寒论》，述之甚详。王叔和《脉经》、杨上善《太素脉法》、李时珍《频湖脉学》、张璐《脉象》、滑寿《诊家枢要》、《医宗金鉴·四诊心法要诀》等众多诊疾专著，可谓详之又详矣。然而临证所见，多为脉证不一，甚至脉与证悖，多病脉象错杂者，司空见惯，故仓促间难辨，可谓常常相遇。"越辨越惑"，皆因诊法既细又繁，然而太简则又难应对复杂之患。隐逸人说："天地气化无穷，人身之病亦变化无穷，仲景之书，载道者也。医之良者，引例推类，可谓无穷之用。"《伤寒》《金匮》，华佗称为"活人书"，万世之师也。仲圣认证缜密，脉证紧扣，制方严谨，用药精纯，少而不漏，多而不乱，用量服法正中肯綮，药到病有转机，乃至如期治愈之奥，能悟到深邃之义一二，亦可为中上之医矣。所以圣贤与凡俗之别，霄壤之分也。欲其超凡脱俗，得道达德，有石破天惊之举者，世间罕有之。所以常人、圣贤有别也。

余作为时医、小医，既不自卑，亦不妄言，谨遵艺无止境，终老求知不止。诊病能够少些疏漏，辨证力求无误，治法选方用药，不夹臆断擅妄，一心寄希有效，乃吾之唯一祈望。纵然治愈大病，亦从未有过稍喜；面临寻常小患，也从不敢稍存懈怠。一生战战兢兢，如履薄冰，力求做到：勿因已之失误而给患者加灾，无时不在"祈祷"，缘何做医，如此难耶？累耶？"医为危任"之说，余深有体会。勤、谨二字，是余命中注定，不认也得认！能得到患者满意，只闪现一丝慰藉，依然求知不止，祈望提高医技。

临证已五十余载矣，浅悟诊疾之要，自知仍是管中窥豹、井蛙观天而已。不耻大雅讥之，唯将学悟运用体会小结，或许对后之习中医者，小有裨益。能如是，方不枉废寝忘食、不辞辛劳之为也。

八纲证治叙要

《八纲叙要》一文，粗论疾病分类，裨医者临证，识其寒热表里、虚实阴阳也。然辨治未及者，恐其繁也。续以提要以示证治，亦言其概也。医能深而细之，善施其艺，其要在于对证无误也。

表证

表证，言邪在其表也，如六淫、疹疡等。风寒束表，畏风恶寒，发热肌强，脉浮微紧，苔白津润，治宜微辛解肌，桂枝汤主之。风热袭表，畏风自汗，发热头痛，脉浮或数，苔白少津，治宜辛凉透邪，银翘散主之。

温热伤营，烦渴不宁，时有谵语，脉数微洪，舌绛无津，治宜凉血清心，清营汤主之。温热伤血，汗出神昏，时见斑疹，脉来洪数，舌暗而干，治宜凉血化斑，化斑汤主之。

中暑大汗，面赤恶热，壮热烦渴，脉来浮洪，舌绛少津，治宜辛凉重剂，白虎汤合益元散主之。中暑无汗，面垢畏寒，肌强头痛，脉来濡紧，苔白或腻，治宜辛温解暑，香薷饮主之。

暑温伤脾，面赤口渴，汗出畏风，脉右洪大，左脉反小，苔厚而腻，治宜清暑益气，清暑益气汤主之。暑温伤肺，咳嗽声浊，痰多不渴，胸脘痞闷，脉见滑濡，治宜化湿宣肺，小半夏加茯苓厚朴杏仁方主之。湿温所伤，头痛恶寒，胸闷纳呆，身重不渴，脉细而濡，苔白微腻，治宜化湿清热，三仁汤主之。

燥伤卫气，干咳胸痛，肌热肤燥，舌红口干，脉浮或数，治宜清热润燥，桑杏汤主之，沙参麦冬汤、清燥救肺汤并主之。燥气伤肺，头痛恶寒，咳嗽痰稀，鼻咽不爽，脉浮苔白，治宜微透宣肺，杏苏散主之。夹湿夹热，因证化裁。

阳明湿热，汗出而黏，腹满便燥，小便黄赤，眼黄肤黄，脉滑数有力，舌绛苔黄，治宜利湿退黄，茵陈蒿汤主之。疟痢两兼，发热头痛，似疟痢下，脉浮或弦，苔白少津，治宜表里两解，荆防败毒散主之。实热所伤，烦渴引饮，恶热不宁，脉洪而实，舌绛而燥，治宜清热解毒，黄连解毒汤主之。

冬伤于寒，头痛肌强，身热无汗，畏风恶寒，脉浮而紧，苔白津润，治宜辛温解表，麻黄汤主之。寒邪束肺，胸闷而嗽，痰多而稀，脉浮而迟，苔白津滑，治宜宣肺散寒，小青龙汤主之。

邪在少阳，畏热恶寒，往来寒热，胁满口干，脉弦时数，苔白或黄，治宜和解少阳，小柴胡汤主之。邪客少阴，其背恶寒，口和不渴，脉来细迟，苔白津润，治宜甘辛，以去客寒，麻黄附子细辛汤主之。

痈疔初起，红肿疼痛，身发寒热，脉数有力，苔白或黄，治宜消散，以消其毒，仙方活命饮主之。阴疽痰核，不红不肿，或硬或软，脉细无力，苔白舌淡，治宜温化，以化其凝，阳和汤主之。

麻疹出没，关乎表里，发热 3 日，疹必透出，色正红亮，是为顺也，葛根升麻汤主之。若透出不顺，闭郁咳喘者，治法另详。

里证

里证繁多，病情复杂，难以一一举治。临证之时必细辨之，以免漏误耳。

胸痹喘息，肩背胀痛，咳唾短气，脉涩或弦，苔白或腻，治宜宣通胸阳，瓜蒌薤白白酒方合丹参饮主之。

阳虚气弱，饮食少进，倦怠懒言，脉缓无力，苔白舌淡，治宜补脾，四君子汤主之。凡气虚者，此方为主，辨其微甚，以作加减。

心下痞满，噫气呃逆，有升无降，胃气逆也，脉来弦绝，苔白质淡，治宜和胃降逆，旋覆代赭汤主之。

久病胃虚，呕逆不已，或吐利后虚，呕哕不已，脉细微弦，苔少舌淡，治宜温胃理气，橘皮竹茹汤主之，丁香柿蒂汤亦可。

忧思气郁，呃逆口气，喘闷不食，脉细沉涩，苔白或腻，治宜理气解郁，四磨汤主之，逍遥丸亦主之。

蓄血发热，腹硬狂躁，里有瘀血，脉弦而沉，舌暗而腻，或有瘀斑，治宜活血散瘀，抵当汤主之。

外邪化热，二便秘结，小腹胀满，脘闷胁痛，脉沉数实，苔黄而燥，治宜活血通闭，桃仁承气汤主之，无瘀血去桃仁。胃不和者，保和汤主之。

痢下脓血，里急后重，痢下稠黏，脉来弦滑或沉涩弦，治宜清热和营，芍药汤主之，白头翁汤亦主之。肠风下血，脏毒便血，腹痛或不痛，脉和或芤弦，治宜清燥止血，槐花散或地榆散主之。

胃火炽盛，吐血衄血，脉来洪数，苔黄口渴，舌绛而干，治宜凉血泻火，犀角地黄汤加鲜侧柏叶、鲜白茅根、大蓟主之。

思虑过度，劳伤心脾，健忘怔忡，惊悸盗汗，脉来涩沉，苔少色暗，治宜养血补脾，归脾汤主之，或养心汤亦可。

酒积内伤，或呕或泻，痞满头痛，脉来弦滑，苔厚黄腻，小便不利，治宜利湿解毒，葛花解酲汤主之。

寒邪直中，腹痛便溏，呕吐蛔虫，脉沉无力，苔白津润，治宜温中散寒，理中汤主之。蜷卧沉重，或清利不止，加附子、川椒。

寒伤三阴，身痛腹痛，下利清谷，恶寒不渴，四肢厥冷，或里寒外热，脉沉微细，苔白而滑，治宜温阳散寒，四逆汤主之。

肝胆实火，胁痛耳聋，口苦咽干，脉见滑数，苔黄而腻，治宜清热利湿，龙胆泻肝汤主之。

伤于秽浊，郁闷体困，精神恍惚，脉象沉匿或细濡，苔灰腻舌暗，治宜芳香化浊，藿香正气汤主之。

寒热

阳盛则热，阴盛则寒，此言寒热之实证也。然在表与里，或微与甚，阳虚则外寒，阴虚则内热，乃寒热之虚证也。今以寒热之虚证、实证概而提之，简而治之也。

阴盛则寒，澄澈清冷，畏寒下利，腹痛肢重，脉来沉细，苔白舌淡，治宜助阳散寒，真武汤主之，四逆汤亦主之。

阳盛则热，表里俱盛，狂躁烦心，大热咽干，脉来洪实，苔黄而厚，舌绛少津，治宜泻火退热，黄连解毒汤合白虎汤主之。

阳虚外寒，自汗畏冷，肢体倦怠，口淡少食，脉来细缓，或大而无力，苔薄而白，舌淡津润，治宜温阳固表，十四味建中汤主之。

阴虚内热，憔悴羸弱，腰酸盗汗，头目晕眩，脉细沉数，苔白少津，舌红咽干，治宜滋阴退热，六味地黄汤主之。

真寒假热，烦躁不宁，渴不欲饮，遇温则吐，脉大而虚，苔黑舌绛，而有津润，治宜引火归原，八味丸煎汤冷服。

真热假寒，懒言倦怠，渴而欲饮，遇寒则吐，脉象沉数，苔黄少津，舌绛咽痛，治宜壮水之主，知柏地黄汤热服。

虚实：有脉证俱实者，有脉证俱虚者；有大实小虚者，有大虚小实者，有真假虚实者，临证之时，当慎而辨之。

脉证俱实者，表实汗之，里实下之，壅急吐之；表里俱虚者，热而补之，虚而不甚，温补可也。假虚假实，慎重辨之，不可轻施补泻，以免致误耳。

实证

表实壮热，头痛肌强，身痛无汗，脉见浮紧，苔白口和，治宜解表透汗，方见表证诸条。

里实腹硬，胀急塞满，便秘溺赤，脉实有力，苔黄舌绛，治宜泻热通便，大承气汤主之。

痰涎壅盛，或中于毒，闭塞危急，脉乍隐现，喉中响雷，邪实而急，治宜宣通，以去痰毒，瓜蒂散或他法吐之、治之。

汗吐下后，正气未复，饮食少进，脉见细弱，少苔乏津，治宜和胃安正，香砂六君子汤主之。

热邪未清，口苦或干，懒进饮食，脉或小数，舌红苔少，治宜清热养阴，沙参麦冬汤合六君子汤出入。

寒邪未尽，口淡而和，饮食少进，脉迟细弱，苔白或腻，治宜和胃散寒，六君子汤加姜、枣、粳米调之。夹湿邪者，加藿香、薏苡仁。

余与里证、寒证互参。

虚证

大虚羸弱，气息难续，畏寒蜷卧，脉细欲绝，苔白舌淡，治宜峻补、热补，独参汤、右归饮、黄芪生脉饮并主之。

小虚不足，精神不振，不耐寒热，脉细或缓，苔白口和，治宜缓补，补中益气汤、人参养荣汤主之。小实微热，虚烦不宁，饮食欠振，脉或小实，苔白或厚，治宜清补同施，三阴煎、二阴煎主之。真假虚证，当四诊合参，辨别标本，审证求因，以阴阳为纲，审别真假，对证施治，庶免致误。

以上证治提要，言暂于此。虽涉证不多，所以言提要耳。然能知其要，而伸其细，皆在医者神而用之，伸而细之，自无漏焉。尚不先知其要，唯图其细，则终生难以明其理，忙乱不已矣。

故阳损阴，阴损阳，阳虚阴虚，阴阳两虚，阳盛阴实，七情郁极，五积化火，劳倦伤脾，膏粱厚味，寒热错杂，大积大聚，虚实并存，麻疹前后，痈疽治法，跌仆伤损，五官咽喉，眼耳口鼻诸病等，提要未涉者，多矣！乃执简驭繁，提纲简叙耳。若写教材，绝不可如此也！不过小叙经验耳。

速迟说

缪希雍曰："治虚无速法，亦无巧法……治实无迟法，亦无巧法。"无速，沉痼，劳倦，气血两虚，精气内夺，皆可从缓，不可过速，速则"虚不容补"，反生他患。然大虚大寒，精气脱绝，命及垂危者，又非峻补、热补所不能及。故余续之曰：常虚可缓，至虚速补，缓则命危矣！独参、术附、炙芪，须大剂浓煎，速速灌之，缓则莫及也。此亦悬崖勒马、急流挽舟法，先存其人，后理其病之大法也。待人存之，后缓治其病，安其脏腑，理其气血，次第有序，不可躁急，从阳从阴，从气从血，缓而调之，无巧可取，无速可投。倘无序而急，反生乱逆，必待元气渐复，病自愈也。

"邪气胜则实"，故去邪务速，迟则滋蔓，人受其害，"治实无迟法"，迟则生变也。治实，逐其邪也。如表实壮热急散之，汗而解之；里实便燥，烦闷谵语，当速下之，以通其便，而泄其热也。尚有大虚小实者，不可攻散，只可和解，大小柴胡类也。故余续之曰：大实可速，小实宜缓也。治虚用急，治实用缓，非悖缪理，乃视其证也。是以速补、缓攻，乃因其证而制也，虽不为巧，乃适其证也。故补泻宣通，必因证而制方。

"治虚无速法"，言其常虚也。如人素虚，或多病一身，或气虚，或血虚，或精虚、肾虚，或肺胃阴虚，津液不足，皆宜缓补，次第治之不可过速也。然有大虚失血，气随血脱，身冷脉微者，非参芪术附，孰能挽阴阳离散之危？若专止血，命必危矣！此极虚证也。故大虚垂危者，不在补无速法例也。如人虚极昏仆，气息奄奄，脉微欲绝，缓补则何济于事乎？非急补之，速复其正，以固元气，别无巧法也，亦不可缓也。

"治实无迟法"，言正实邪实，表里不虚者也。倘表实里虚，里实表虚，或有宿疾，复感新邪，或素体阴虚，内外俱热，或素禀阳气不足，复有里实表邪者，皆不可速攻，攻则伤正，以至重虚也。故有不攻其邪，而助其正，正复则邪自去矣。病变万绪，岂可以一言而蔽之？故从速从迟，必视其证，望闻问切，不可偏废；审证求因，当知先后，表里虚实，寒热微甚，尽当审之。如此，方言制急制缓也。粗陋数语，非抵前贤，乃伸而细之，适证而言也。为医者，穷理慎微，尽在济生，岂敢稍存懈怠耶？余言不过励己而已矣。

用药如用兵，智勇者胜

夫兵之用也，克敌平暴以安邦；药之用也，祛邪扶正以卫生，此用异而理同也。然，兵者凶器，将者危任。故善将者不恃强，不怙势，兵不得已而用之，必全国安邦为上。不然，必遭奇祸。药者偏性，医必慎之。故上医不恃能，不盲从，药必对证而用之，以全其正气为目的。反之，多有不测之乱。故恃武怙势者亡，滥投方药者祸。嗜服长寿丹者命短，滥服攻邪药者伤正。白起坑兵，项羽自怙，俱招杀身灭亡之祸，皆违其法度也。法，《太公兵法》《孙子兵法》《吴子兵法》《孔明兵法》等，皆兵法中之典范也；《内经》《难经》《神农本草经》《伤寒论》等，皆为医之经典也，经论即是法。若能循经绪纬，神而明之，临证临敌，不失圣法，必无失而获完全之功也。决死生者，可不慎之再慎乎！

用药如用兵，善将者所以动而胜人，成功出于众者，先知敌也；善用药者，所以祛邪速而正气早安者，用法明也。故医者意也，兵者机也。首明经之奥，详察敌之情，知病进退，明辨标本，则胸中自有雄兵百万，方药数千，运筹帷幄，以意消息，何愁不能决胜千里耶！

兵法云：夫以愚克智，逆也；以智克愚，顺也；以智克智，机也。夫必胜之术，合变之形，在于机也。非智者孰能见机而作乎？见机之道有三：一曰事，二曰势，三曰情。事机作而不能应，非智；势机动而不能制，非贤也；情机发而不能行，非勇。善将者必因机而立胜。胜，先知敌也，次知己也，应机而动先发制人也。反之则如猛兽失险，童子持戟以追之；蜂虿发毒，壮夫彷徨而失色，以其祸出不图，变速非虑也。在医者为病机，不知病机者，不知病情也，不知常变也。故早之一刻为太过，晚之一刻为不及，遣方用药，必当其时。大毒小毒，正中肯綮，病去大半，养而尽之，何言沉疴不起耶？若夫不明病之所在，而妄投方药者，其祸必甚于猛兽、壮夫耳。

夫善将上医所以称神明者，精于理也，用法明也。洞察阴阳，直穷标本，庶无误也；知己知彼，动而胜出于众，用而效若桴鼓者，毒药、兵戎之善用也。然有疑似之间，相持之时，却费剖析。如至虚有盛候，反泻含冤；大实有羸状，误补益疾；阴证似阳，清之者必败；阳证似阴，温之者必亡！病在腑而误攻其脏，谓之引贼入门；病在脏而误攻其腑，譬若隔靴搔痒。若疑似之际混而弗明，攻补之间畏而弗敢，虚虚实实之祸，尚忍言哉！故精于理者，只辨"虚实"二字而已。其中大实大虚，小实小虚，似实似虚，更贵精详。大虚者速以大补而温之，缓则无功也；大实者速宜峻猛而攻之，迟则生变也；小虚者七分补而三分攻，开其一面也；小实者七分攻而三分补，防其不测也。或攻邪而正复，或养正而邪自除。千万法门，只图存其正气耳。

嗟呼！实者误补，固必增疾，尚可解救，其祸犹小；虚者误攻，其气立尽，莫可挽回，其祸至大。生死关头，良非渺小，司命者其慎之哉！芩连姜附尽可回春，参术硝黄并能起死者，精于理，明于法，熟谙方药，识证察隐，明于秋毫也。若病因未详，虚实不辨，畏攻畏补，忧热忧寒，两歧必至于误生，广络遗讥于先哲，敢谓之智者乎！故良医上将，必随机而应变，料敌于预，不执一定之法，而应无穷之变也。此亦兵无常势、水无常形之义也。故孙膑以减灶法以赚庞涓，孔明用增灶术而欺司马，一减一增，取胜同者，以智克智，在于机也。长勺之战，官渡之战，皆以寡胜众之例，非智、贤、勇不能为也。

夫用兵之道，无非安邦；用药之法，无非祛疾。邦安则国泰，病祛则人安。用药用兵之理，大概于此矣。附案例以证用药如用兵之验。

例一：全其身躯，方为上谋

村民黄某，35 岁。1984 年 9 月初，因山野暮行，不慎被柘刺扎入右腿足三里穴处，深寸许，生水洗涤感染，随之水肿，周身发热，不数日通腿漫肿，皮色淡紫，伤处以下至踝成片紫黑，步履艰难。某大医院诊断为骨髓炎，肌肉坏死，欲速截去患肢。患者死不允。邀余诊治，视其状，病属阴疽类，证为虚寒毒滞，拟温阳化毒法，方用自拟黄芪中和汤加减内服、外洗，外用紫草膏涂之。5 日皮脱，膝外侧至踝露出九孔，流出污水酱油状。续用上法内服、洗、涂。又 5 日，肿消渐尽，脓渐无，足可任地。再 5 日，诸孔愈合，肉长皮生。共治二十余日，病痊愈，随访十余载，无遗患而劳作如常。

按语：余临证五十余年，治肌死骨坏数十例，其中十之八九为欲截去指、趾、足、腿者，经余治之皆痊愈，从无一例残其身躯，遗下后患者。

孙子有云，凡用兵之法，全国为上，破国次之。全卒为上，破卒次之。不战而屈人之兵，善之善者也。医者仁术。余凡遇大病、险症、错杂疑难症，虔敬岐、黄、仓、扁、仲景为至圣，崇尚孙、吴、管、乐、诸葛为大贤，采众家之长，用王维德全生良法，体恤患者疾苦，尽可能以善之善者之术以救患者，总以全其正气、全其身躯为最要，因而屡屡获全功耳。

例二：鼓舞正气，先存其人

村妇鲍某，64 岁。1999 年 12 月 19 日来诊。患者由两人搀扶，步履艰难，头倾声微，语不成句，面色灰暗，神情委靡，目无神光，舌胖淡紫，苔薄灰腻，脉细迟而代。家属言其在某大医院检查示脑梗死、高血压、高血脂、冠心病、脂肪肝、胃溃疡、糖尿病、胰腺癌（待排）。住院治疗数月，诸病未轻，精神日坏，已数日不思饮食矣。已是阴阳衰败，元气大坏，无言何病，唯存其正气，或可有望。用黄芪生脉饮合四物汤加术、苓、砂、草、大枣、煨姜，3 剂。头剂服下声出能语，思饮食，3 剂服后可操持家务矣。随访 3 年，身无大碍。

按语：此例患者已是大虚之证，正气已近败竭。若仍以某病用某药治之，是谓之"势机动而不能制"也。如此危象显露之人，若不用"急流挽舟"之法，速振心脾之阳而正气不得回，心阳振则脉复，仓廪开则胃气复，所以数日又可操持家务矣。若不速以存人、存正着眼，不出数日，病向谁医？！

例三：实邪之伤，攻不可缓

工人刘某，男，35 岁。1980 年 9 月上旬突患急性黄疸，面色、白晴深黄，便秘溺赤，壮热不退，脉滑实有力，舌质红，苔黄厚而腻，腹满恶食，全身倦怠，力嘱其住院治疗不肯，求余治之。拟清热利湿法，方用茵陈蒿汤加柴胡、黄芩、陈皮、木香等，重用大黄（24g，后下）。1 剂服下诸症未减，原方大黄加至 60g，2 剂服下后病仍如旧，仅觉肠鸣增多，大便未通。原方大黄加至 120g，另煎兑服，再加芒硝 15g 冲服，头煎服下腹痛肠鸣，大便通，先出燥屎黑硬如弹子，继出红黄色稀粪，恶臭难闻，二煎服下热退黄减，小便渐清，思饮食而觉身轻矣。原方去芒硝，大黄酒制用 15g，加丹参、板蓝根、党参、白术、茯苓等，续服 7 剂病愈。随访 5 年无恙。

按语：徐大椿《用药如用兵论》："实邪之伤，攻不可缓，用峻厉之药，而以常药和之，富强之国，可以振威武也。"此例患者被湿热实邪所困，正实邪实，即所谓富强之国，可以振威武，急攻其邪，邪退正自复也。缓之则非但无功，正必伤之。所谓常药和之，尊仲师"见肝之病，当先实脾"之训，以四君子汤以安脾胃；二黄清其湿热；柴、陈、木香疏其肝耳。故不出 10 日而获全功。盖兵贵神速，邪早平一日，则人少受一日之害也。

例四：正虚邪恋，本而标之

袁某，女童，5 岁半。病哮喘 4 年余，遍求名医及住院治疗不能除其患，病日甚，喘不已，且频频感冒，稍受外邪病益甚，纳差消瘦。患儿面色青黄黧黑，舌质淡，脉细濡。辨证：脾肺气虚。治本为要，方用玉屏风、六君子合小青龙汤化裁。头剂服下夜得眠。3 剂后咳喘渐息，食欲、精神向好。将上药加蛤蚧为丸与服，感冒咳喘发时加服汤剂。上方稍出入共调治 2 个月，病痊愈。

按语：首以玉屏风以防外感，即所谓阻其援；次以六君子以健脾燥湿，以断生痰之源，再用小青龙直捣其穴，以净储痰之窍。如此，敌之资粮焚，内应绝，前后不相应，而势自衰。无援之敌，犹无根之水也，岂能久之？元气得固，敌师老矣！病方衰，必穷其所之，更益精锐，所以捣其穴。然而，选材必当，布阵有方，加之"克期不衍"，所以获全功也。故兵家、医家，用药、布阵，其理同也。

治外感勿忘四时六气说

天行六气以生万物，地有四时春夏秋冬。六气者风寒暑湿燥火也。四时者，春生夏长，秋收冬藏也。春主风而温，夏为暑而热，秋主燥而火，冬主寒而凛。温之以生，热之以长，凉之以收，寒之以藏也，此其常也。春寒、夏凉、秋热、冬温，此其变也。变之则为灾为害，此六淫之由来也。天布和气以生，地因淫气以病。此无形之变化，医者窥之，知病之由来。然六淫伤人，非止一端，界限划分，难以尽然。故新邪伏气，并当明之。此外，人因地域之差，病有虚实之别。及诸饮食喜恶，或兼旧疾，又不可不明也。《伤寒论》《温病条辨》，合而则全。辨证治法，论述精湛。《伤寒论》以六经正治、传变、救逆、类病而辨；《温病条辨》以三焦风温、湿热、温毒等证而分，至于暑温、秋燥等，并为时邪之所伤。《伤寒》《温病》合而论之，分而治之，适时为度，则外感之病，可以无遗矣。

然今人治外感，往往用一方以统四时。无论春夏秋冬，仅以九味羌活汤以包揽之，或以柴葛解肌汤、荆防败毒散，终生只用一方，以应四时六淫之侵，笼而统之，不知更易。观其治验，中与不中，各居其半。中者对其证，适其时也，如外感风寒，壮热憎寒，头身强痛无汗者，用辛温之剂以解之，此对其证也；或用于正冬、初春，感于风寒，用之必中，此适其时也。若夫暑湿、燥热、火邪所感，何以置之？仍以辛温方解之，无异火上添油，故不中且增疾也。观伤寒首起麻黄汤，温散之也；温病始自银翘散，凉解之也。此二著乃外感病之左右翼也。余临证五十余年，治外感时病，虽未至理法精妙，亦守四时六气，所以少舛错也。若再以新感、旧疾合参，加审体之厚薄，辨其间甚，一并审之，则无误也。

夫春主风而渐温。如早春兼寒，畏寒无汗或微汗，头身重而痛者，桂枝汤微汗和解之；但热不恶寒而渴者，银翘散主之；或咳而身热不甚者，桑菊饮主之；或舌绛而燥，热入营中，清营汤主之。

夏暑炎热，且多兼湿。伤于阴暑，壮热，身重无汗，口渴不思饮食，香薷饮主之；壮热烦渴，面赤汗出，阳暑证也，人参白虎汤加麦冬、五味子主之；身重而痛，发热恶寒，洒然毛耸，手足不温，或大便不实，倦怠气短，少食懒言，清暑益气汤或六和汤主之；自汗心悸，动则汗出，气短乏力，或夜不得寐，生脉饮合益元散治之。

秋主燥气。或云燥不致病，多为伏邪为患。如燥伤肺胃阴分，或热或咳，渴欲饮，身热者，沙参麦冬汤主之；若干咳而呕，肺痿喘息者，清燥救肺汤主之；若有表证，头身微痛恶寒，咳吐稀痰，鼻塞无汗者，杏苏散加减治之。

冬主寒凛。寒气伤人在表，发热头痛，项背强，骨节痛，渴不思饮，畏寒畏风，桂枝汤、香苏饮主之，以温散表寒；胸闷咳逆，心下痞满而喘者，小青龙汤主之。兼证变证，又当明辨。

此仅举四时正感主方，至于伏邪、并病、变证、类病等，医者自当明之。

审之近来，冬多不寒，温暖为多。故外感寒证，十不一二，而内蕴伏热者，十之八九。故温散之方，须加慎用。治外必审乎内，散寒须防乎热。倘值秋冬少雨，或者冬暖，纵是三九，亦必防温。如是，麻、桂、青龙尤当慎用。故天布六气，变幻莫测，人顺之则安，逆之则病。知常达变，医者、病者，岂可忽哉！故治外感诸病，又不可概分四时也。然不辨四时六气，则失之远矣。知其要者，只分温散、凉散；审其兼者，当别新邪、伏气；欲其稳者，虚实、旧疾，并不可疏忽。得能速去其邪，而人获早安者，在医之善用方也。此论虽略，思过半矣。

附录魏念庭《伤寒论》跋语

六经既叙，仍得而汇言之。先言表里之义，三阳固为表，而太阳非表之表乎？阳明非表之里乎？少阳非表中之半表里乎？三阴固为里，而太阴非里之表乎？少阴非里之半表里乎？厥阴非里中之里乎？再言经与脏腑之表里，太阳经与膀胱也，阳明经与胃府也，少阳经与胆府也，非表中之表里乎？太阴经与脾脏也，少阴经与肾脏也，厥阴经与肝脏也，非里中之表里乎？表里之义得，而汗下之法可明矣。在表俱可汗，是阴经可汗也；在里俱可下，是阳经可下也。

请再言其升降之义。人之一身，胸膈居上，心居中之上，腹居中之下，少腹更在下。邪在上则越之可也，邪在上之中则泻之可也，邪在中之下下之可也，邪在下泄之可也。越者，升而散之也；泻者，徐而涤之也；下者，攻而除之也；泄者，就势而推致之也。故除发汗解肌治表之外，又有泻心诸方以泻中上之邪，有承气诸方以下中下之邪，有抵当等汤以泄少腹在下之邪。外有和解一方，以治半表里之邪，皆审邪之所在，顺邪之性而治之也，俱不外升降之义也。

请再言寒热虚实之辨。正实则邪必虚，正虚则邪必实，其常也。正虚而邪亦虚，正实而邪亦实，其变也。治其邪实，而必不妨于正；治其正虚，而必无助乎邪，方为善治也。热则脉证俱热，寒则脉证俱寒，其真也。热而脉证似寒，寒而脉证似热，其假也。治其热而必兼顾其阳，治其寒而必兼顾其阴，方为妙法也。其间有寒热错杂之邪为患者，则又有寒热错杂之治，而救阴救阳之理，愈可明矣。阴盛而阳衰，必驯至有阴而无阳，此扶阳抑阴，应图之于早也。阳盛而阴衰，必渐成亢阳而亡阴，此济阴和阳，应识之于预也。阳无阴而不独存，阴亡而阳不孤立，相维则生，相离则死，此又阴阳不可偏胜之大纲也。明乎此，则《伤寒论》六经之理已尽，而凡病俱可引申触类，其理无尽矣。此余之所以再为伸言也乎。

陈修园曰："寥寥数语，仲师之全论包括无遗，且能于全论中引而不发之意，一一阐出，与柯韵伯先生《论翼》不谋而合，而爽朗过之，真不厌百回读也……先生学问素高，此篇更另出手眼，疑有神助。"今将魏先生高论录之于此，以传其雅，而颂其艺也。其为医者辨治伤寒杂病之一大助尔。掠美之为，实为敬美也，见者谅之。

宿疾新患，治分先后

仲圣云："夫病痼疾，加以卒病，当先治其卒病，后乃治其痼疾也。"其深层奥义，难以尽明。但在临证之时，常常遇到身有宿疾、复感新邪者，若不及时治愈新患之"卒病"，必会直接影响到治疗先病之"痼疾"，还会迟滞新感卒病，使之新旧交织，旧病甚至加重。例如本病为心脾两虚、气血不足，症状有心悸气短，食少倦怠，或伴尿多，便溏，面色萎黄或㿠白，舌质色淡，脉象虚软或细弱，西医确诊有冠心病心肌缺血、慢性胃炎或胃十二指肠溃疡、失血型贫血等病。中药调理心脾、补养气血为大法，方用四君子汤、归脾汤、十全大补汤等方，乃为常用有效之剂。然而服药调治略见效果，面色萎黄、心悸气短等症减轻，而又不慎外感发热，或饮食伤胃，以致出现腹痛泄泻等症，若不及时治愈新患，热不退，食少难消，泄泻缠绵，非但补益气血之方不能奏效，续治痼疾，还会滞留新邪，犹如闭门捉盗，加重"痼疾"与"卒病"病情。尤其是妇女未绝经时，由于经血量过大，或者是崩漏淋沥不绝，因而导致血虚，即所谓"失血性贫血"，即使是服药取得一定效果，但若不能控制住经血量过多，或者崩漏不止，补益气血之药服之等于白费。所以必先调好月经，控制住失血，益气养血、调理心脾之剂方能有效，效果才能够巩固。

又如妇女妊娠期间，本应调养固胎为要，然而常见恶阻呕吐，身体消瘦；或偶感六淫时邪，发热头痛；或不慎跌仆，关节肿胀；或饮食不洁，伤及脾胃，腹痛吐泻；或感时疫，出现痄腮、发颐等。若依然认为妊孕期不能服药，亦可导致胎儿不育，孕妇身体受损。此为胎孕期间，一味拒绝进药调治之误也。此等情况，保胎固然最为重要，但卒病新患不能及时解除，亦可危及胎儿孕育，甚至滑胎不保。治之得法，诸症皆可及时治愈，以保胎儿正常孕育。但在用药之时，切记勿伤胎元。亦不可认为患上痄腮、发颐等流行性疾病，就非用西药不可，甚至打掉胎儿！余用清热解毒之味治疗此类疾患无数，观察两三代人，未见有任何不良遗患。但止呕勿轻易使用半夏（辛温有毒，孕妇忌之）、厚朴（辛温散满，孕妇忌之）等温热破气之味；清热解毒勿过用寒凉泻下之味，如黄连、大黄等；疏散解表勿发汗太过，如麻黄、细辛等味；跌仆损伤慎用活血祛瘀，如土鳖虫、红花等，这些都至关重要。虽然《素问》有"有故无殒"之言，但还是谨慎为要。余五十余年治疗无数例胎孕期间各种碍胎疾患，审慎调治，皆得病去胎安，正常孕育，足月生产，母子平安。若一味保胎，总以"补养"为不二方法，拒绝调治影响胎动不安的"卒病"，如发热、呕吐等，胎儿岂能安然无恙？大人身体安全不保，胎儿何以正常孕育？但若医者用药失慎，导致滑胎、小产不育者，亦不为鲜见。其中情由，医、患二家，皆当深思之。

又如调治各种癌症时，手术，或未手术，或手术后，或放化疗期间，或放化疗之后，饮食、精神等方面续有改善之时，不慎偶感风寒发热者，则治"痼疾"药当停，应及时治愈时病，而后续调宿疾。不然，"邪之所凑，其气必虚"，已恢复的正气必然受损，非但之前调治之功尽失，反会加重病情。此种情况，颇为常见。

又如喘嗽病人，最忌复感风寒及饮食寒凉，其中饮酒、吸烟、情志不舒、过度劳累等，皆可引起喘嗽症状加重。所以忌口及自我调养一块，认真注意则可减少新感触动旧疾，还有利于治疗本病。医者遇到新感时邪，急应疏其表邪，除其新患，而后治本病喘嗽，并加以慎避风寒，饮食温和，忌掉烟酒等，注意个人调养，如此治疗痼疾之喘嗽，方能有效。

又如妇女"宫寒"，小腹畏冷，滞经腹痛，腰以下不温，甚至在三伏天亦感双足畏寒等症，药用暖宫祛寒之味，畏寒腹痛减轻，血块化而经行顺畅。但有人又随之出现口干舌燥，甚至咽痛红肿，面生毒疹等症，其不适之感，甚至甚于宫寒痛经足凉等症。当此之时，唯有平时调治上焦火旺，经期前后调治宫寒腹痛。用药之时，慎用过于温热及寒凉之味，既治宫寒，又不使燥热上炎。医者审慎用药，即可减少此弊。所谓"上盛""下虚"之人，不仅见于中老年人，有时青壮年亦有之，虽然时有治上碍下、治下碍上之惑，但能用药审慎，亦可引火归元，使之阴阳和合。前人论治精详，用心体悟，自知其要。

常有夜寐盗汗，足心发热，甚至咽干口渴，小便黄短等肾阴不足者，方用知柏地黄汤为主加减，夜寐盗汗及足心发热明显减轻，随之又出现腹微痛及大便溏稀，甚至一日夜二三次，近似于泄泻。此为滋肾养阴之味如地黄、黄柏、知母等，有碍脾胃中和之气，药性滋腻滑肠使然。方中加入白术、赤石脂、乌梅、木香等味，既不影响治盗汗，又可避免腹痛腹泻，若不如此，泻久可导致脾阳不振，肺气亦虚，表卫不固，盗汗未愈，又出现自汗，阴阳俱虚，则治疗难度加大。故在治疗宿疾时，无论出现何种兼症，皆宜速去其"卒病"，否则，会直接影响治疗宿疾。以上略举其常见者浅言之，余可类推也。

圣训义奥，难以尽明。作为传统中医，仅言个人领悟，略举临证所见，痼疾与卒病治法之大概。不耻班门弄斧，还望大雅正之。

方源概叙

古人因病制方，方有奇偶，剂有大小，药分君臣，上下有序，各司其能，此方剂之由来也。黄帝尝百草，以著《本经》。伊尹调五味，而作《汤液》。蜀椒姜桂方以治寒痹，鸡矢醴以治臌胀，四乌贼骨一藘茹为丸、饮鲍鱼汁以治血枯等，计方十有余，可谓最古之方矣。岐黄问答之辞，包天地之万象。述医论道，无所不涵。因而《黄帝内经》作，乃万世经典，而医道具矣。理法方药之义，针砭敷摩之用，由此来矣。制方有度，文在《素问·至真要大论》，"君一臣二，制之小也。君一臣三佐五，制之中也。君一臣三佐九，制之大也。"夫用药必因病，故寒者热之，热者寒之，微者逆之，甚者从之。从少从多，观其事也。因而周设医师，以掌医之政令；聚毒药以共医事，使医分病而治；岁末考之，以定其食禄。十全为上，十失一者次之，十失二者又次之，十失三者再次也，十失四者为下。此医之等级明也，考绩制度具矣。行由经，出由户。医之始于岐黄，方之制出

《内经》，医道政令始于周也。医源于此，其道古矣。

欲诣扶桑，无舟莫适。欲已疴疾，必须良方。《灵枢》《素问》之奥，神妙无穷。然传方奇阙，犹善将而无兵勇耳。因古之方书，得其人乃传。扁鹊仓公，皆称禁方，华佗著籍，徒遭焚灭，以致汉以前成方传世绝少。仲景为方书之祖，《伤寒论》《金匮要略》，计方三百七十有五，方药合论，甚为精详，故既曰太阳证、少阳证、太阴证、少阴证矣，而又曰麻黄证、桂枝证、柴胡证、承气证等，不以病名病，而以药名病，明乎因病施药，方药合证，而后用之，岂苟然而已哉！后之读者，知其端的，用者始有根据也，世称祖方，不可忽焉！

然今人不辨证候，少用方剂，随意任性，多无章法。是犹制器而废准绳，行阵而弃行列，欲以已病退敌，不亦难乎！用药勿责多少，用方勿论古今，总以合证为宜。故多而不乱，少而不漏可也。盖古人制方，君臣佐使，配合恰当，正治反治，意义深长，堪为金科玉律，后辈楷模。善用者神而明之，变而通之，则用之可无失也。仲景之后，方书日臻，如《千金方》《千金翼方》《太平惠民和剂局方》《景岳全书》《医方集解》等，难以胜举也。然学者须因时而达变，博采众长，合于时宜，即所谓方与证对也。首明古人制方之义，次详用药之妙，圆而通之，妙出吾心，行不逾规，动不出矩。规矩者，大则也。临证者，临场也。其题则一，而有中有不中者，何耶？盖方圆之中寓灵活，贵在识机达变，审证求因，析隐切病耳，如此则鲜有不中也。若墨守成规，执泥古法，疏今人之体气，忽古人之质朴，独拘于统论规矩，而不知应变灵活，鲜有不失乎？是亦大法之中寓灵巧，方圆之中有活法也。故曰：医者，意也。谓通晓《灵枢》《素问》，辨证用方也。又医者，艺也。医艺始于岐黄，艺之神者，扁鹊、仓公、华佗、仲景等是也。又曰：医者，依也。医怀恻隐，以天下苍生为念，而淡泊名利，如是，夫患者可以依赖矣！不愧医名矣！亦可谓行仁道矣！

然用方之奥无穷，或同病异治，或异病同治，而皆愈者，用法明也。何谓明？人分地域，以别其体气厚薄；病分先后，详辨其虚实阴阳；然后审机察变，或逆或从，施法用方，必合其时宜也。然不穷研《内经》，晓通经义，四诊合参，而使病因无遁；深悉诸药阴阳浮沉，性味功能，继则经之以法，纬之以方，则用之必中肯綮矣。医能致此，用方必验，又何拘于今古也。方之验否，非方之近远，乃用者技艺使然也。故学者必博及医源，精勤不倦，不得道听途说，或偶获一中，便张扬不已，而言医道了已。或自恃家技，以为秘无人测，狂言天下无二者，深自误也！凡大医治病，神定无欲，心怀恻隐，无问贵贱，一视同仁，恤患者之苦，如同吾身，以诚待之，方无愧于医名也。而沽名钓誉，腹无实学，或巧于窃掠，善自镀金者，虽揽金万贯，虚名大噪，而知羞愧乎？

余28岁时，治一年逾古稀老妇人，时值深秋，已病数月。症见烦躁不安，四肢颤动，双手搓空，面色红赤，两颧尤甚，唇舌红而苔黑糙，语无伦次，脉浮、大、长、数，按之无根，已5日未进食，时欲饮冷茶水少许，家人正为其漆棺木、做寿衣矣。寻其故，知春二月偶伤于风，自汗畏风，某医以温剂汗之，汗出不止，烦渴大作，住院月余，仍烦躁不宁。更一医，作温热治不愈。如此更多医，病日甚。视其未服之药，倘有数剂，多用羚、翘、犀角、鲜生地黄、天花粉及天麻、钩藤等寒凉镇痉之味，药非悖证，何以服之病愈甚？

审之，患者年逾古稀，又病数月，素禀阳亢之体，先误以温药汗之，实为大错；继用凉药太过，症反增剧，又是为何？曰：阳亢之体，误汗伤阴，虽现大热，亦不可苦寒太过，苦寒过则伤阳。况其年高病久，岂耐一误再误？患者值此，已是阴证似阳，而成关格矣！故5日不进食，饮茶水稍温即吐。经曰："甚者从之。"速救其阳，乃十万火急矣！拟引火归原法，方用仲景肾气汤，少加麦、斛以为"疑兵"，领主药通关入内，此言药性之理也。如此尚恐不济，遵"热因寒用"之训，嘱其一剂两煎，合于一处，放冷透，等分八份，3小时服一份，一昼夜尽剂，此因病之情也。余处方毕，众医骇然，同曰："尔用此方乃火上添油也！"此证已致"阴盛格阳"，若不速以"引火归原"，急挽将亡之阳，则命必难保矣！患者头剂药服之过半，撮空理线、狂躁不宁渐减，头剂尽剂，诸症平息，再剂而安，续以五谷果蔬调养数日而康。后复健在十余年，无病老终。此"热因热用"，为方与证也；"热因寒用"，为服药方法也。可谓用"引火归原"法，急流挽舟，救人于生命垂危之际一例也。

余38岁时治一妇人，年三旬有二，病畏冷，夏着冬衣，尚觉寒栗。3年余遍访多处，医治不愈。时值三伏来诊，观患者精神如常，从头至足，着三九衣有加，双颧微红，舌淡红而津见不足，脉来沉细微数。随忆仲景有"寒在骨髓"之训，用肾气汤，生地黄30g（黄酒炒），盐附子、肉桂各1.8g，其余5味各12g，3剂服下，棉衣去其大半，原方再2剂，病痊愈矣。后得知，前医多依仲师病人身火热反欲得近衣者，热在皮肤，寒在骨髓也，黄芪建中汤治之。初用见效，再用无效，病复如初。亦有重用附子、肉桂各至30g，前3剂亦有效，续用又无功效，病反加重，畏冷虚烦，心悸气弱。余思患者生产尚未满月得病，且时延3年不愈，正虚邪亦不实也，故用生地黄30g酒炒，以去其滋腻，减其寒凉，以达清润退虚热之目的；附子盐制，亦引其入肾；附、桂皆量小，非用其补火，乃使其引火归原也。当此久病正邪俱虚之时，勿忘《内经》"其始则同，其终则异"之训，慎勿再用"发之""汗之"，更不能纯热、纯补。不然，病虽小愈，再用非但无效，而反增疾矣。遵圣训，师古法，用名方，变而通之，和而调之，因人制宜，勿失病机，病方愈矣。

又一例年近四旬男子，病如上，他处治之2年未愈。视其面色无华，精神不振，脉来虚细，沉取几无。此即仲师谓之"寒在骨髓"也。仍用肾气汤，君以熟地黄30g，炮附子、厚肉桂各6g，3剂见效，9剂痊愈。

上二例，随访多年，康健无恙。

上三症，病异而方同，均为金匮肾气汤，略施化裁而皆验，此祖方之奥，可见一斑耳。本方之功，非止一端也。诸如肾虚阳痿、夜尿频多、腰痛畏寒等症，肾气一方治之皆效。若增损之，如杞菊地黄、知柏地黄、归芍地黄、玄麦地黄、六味地黄、八仙长寿、都气丸等，皆能独当一面，用之合宜，均获奇效。所以称祖方者，神于此也。

又一岁半幼儿，初感暑气，用藿香正气散加减治之，病愈。不数日，潮热、便溏复作，复以藿香正气汤、六和汤、参苓白术散等方治之，亦效。复数日病如前。如此2月余，患儿神疲消瘦，潮热增剧。住院半月，仍不愈。余细审之，纳虽差而能食，身虽热而肢凉，此四逆证也。方用仲师当归四逆汤与服，1剂热退肢温，再服身安。继以大枣煮粥，调理数日而康。

上4例，俱用祖方病皆愈，何言古方逾远不能治今病耶？

良工治病，心怀恻隐，神无旁顾，首明标本，治分先后，选方用药，务求对证，加减变化，唯图速愈。粗工治病，或攻或补，有时而幸中，有时而不中。谬工治病，虚虚实实，误人之迹常著。唯庸工之治病，法之无法，方之非方，罗列莫名其妙之味，少则一二十，多则四五十味，等量施之，俗称"拦河网"。又有纯补其虚，不敢治其实，举世皆曰平稳，误人不见劣迹，"杀人"勿需用刀。嗟乎！世之窃虚誉，食厚奉，及其劣迹常著，杀人不见血者，明明是庸医，还自以为是，甚至自称神医，脸皮真厚也！

医关生死，其道高尚。药如兵戎，其性各异。业是者，首当通晓经义，熟谙药理，明方之用，更宜四诊同参，断病务准，然后慎而审之，立法制方，必中病所，如此，可以全其正气，祛其邪毒，而人得康寿矣。医如是，纵无叱咤之名、厚奉之禄，亦不愧乎心矣。

药味平淡方奇效

药味平淡者，平常易寻之味也。功效奇验者，制方合宜也。

此方原名"彭祖接命丹"。药物如下：九制首乌、白茯苓、赤茯苓、菟丝子（酒拌蒸）、怀牛膝、补骨脂、当归、覆盆子各300g。勿犯铁器，石臼杵细末，炼蜜调黄酒为丸，如梧桐子大，每服6g，早、中、晚各服1次，温黄酒送服。7日后每服9g。忌食油菜、萝卜。

功效：添精补髓，温肾助阳。主治下元虚冷，五劳七伤，腰酸乏力，阳事不举，以及妇女赤白带下，命火不足。

方解：何首乌益精血，茯苓宁神志，赤茯苓通水道而抑邪火，菟丝子、补骨脂温肾助阳，当归补血，覆盆子涩精，牛膝舒筋而益肝肾。合奏补精益血、助阳滋肾之功，以治阳痿早泄。小腹冷痛者加紫油桂60g。

此方治阳事不举、阳痿早泄、妇女肾虚带下多人，皆验。如邹某，男，25岁，新婚畏色，阳痿早泄，俗称"怯色"，用此方1/4量，服未尽剂，其病痊愈。又某男，年近四旬，房事难济，不举早泄，用此方半料，其病若失。又某女，年三旬，婚后5年不孕，时感腹冷腰酸，带下清稀，用此方1料，未尽剂已孕。乃屡验方也。

成方治验举例

医之用药选方，如羿之射日。不仅谙药之性，知方之用，尤贵乎明病之理，察病之情也。用方目的，至达病所，勿失病机，使病速愈也。更要"器械精良"，药择地道者制之尽善。不然，欲滥恶之剂，冀其效验，虽扁华羿射之神再见，亦难奏效。夫风会有古今之异，地气有南北之分，天时有寒暑之更，禀赋有厚薄之别，受病有新久之殊，年寿有老幼之异，居养有优劣之差，用药之际，勿好奇，勿执一，勿轻妄，勿急功。临证须慎重精详，用药当圆通活变，三思再思，以期必妥，药之乃验。如此，羿射方用，其功必成矣，目的必达矣。略述经验，管中窥豹，不过井蛙观天耳。

肾气一方，寒热同愈

金匮肾气汤，既治大寒证，又治大热证，病皆愈者，何耶？曰：方制之妙，证对其时也。能悟名方之奥义，更审病证之情理，用当其时，故异病愈于一方。而获全功者，缘制方之精奥，用方之射准矣。何言古方不能治今病哉！治例见

《方源概论》。

温暖中宫，泻痢自止

附子理中汤，原治伤寒太阴病，自利不渴，寒多而呕，腹痛便溏，脉沉无力，或厥逆拘急，或结胸，吐蛔等症。凡中宫虚寒，气不能理，运化无力诸症，俱可用此，以分理阴阳，而安和中宫。脾胃得振，邪去半矣。温之则寒散，补之则正复，虚久利下何难不止耶！余用此方加山药、茯苓、车前子、大枣以治脾肾虚寒，久泻不止，或口淡懒食，或脐腹冷痛，或倦怠神疲，四肢不温，气短赢弱，脉沉细无力，或虚细缓弱，面无华色，唇舌淡红，甚者肌瘦如柴，吐泻兼作，命及垂危者，无论长幼，每用此方一二剂，泻止思食，多至 3 剂病全瘥。一年数十例，无一失，可谓神方矣。

如癸未秋治饶某幼儿，出生 4 个月不足，住院 3 次，少则 10 天，多则近月，泻利清稀，完谷不化。来诊时自医院抱回，因治之二十余日，耗资四千余，病未见愈。患儿神情委靡，吐乳少食，面色淡白，四肢欠温。此正理中汤证也。处之 2 剂。1 剂 2 日尽之。1 剂服头煎泻减，1 剂尽剂，吐泻俱止，2 剂病痊愈矣。病如是，方效立竿见影者，不胜尽举。若夹热里实患者，断不可用此方！盖实者误补益疾，热证用热助燃，若误用之，祸不旋踵矣！此所谓方之神者，对证也。病虽皆知，而证不明者，不可以轻用方药，此为大要也。

补中益气汤

亦可独当一面之大方也。此方升阳举陷，以治烦劳内伤，身热心烦，头眩畏寒，懒言恶食，脉大而虚，气短而渴，或阳虚自汗，或气虚不能举元，或疟痢脾虚，久不能愈。一切清阳下陷、中气不足之证，皆可独当之，功效不凡也。余用此方五十余载，无论气虚脱肛或子宫脱垂，或心悸气陷，或眩晕昏仆，气息难续，或少食懒言，便溏倦怠等症，用此方治之，无不应验。余称之为大方，非戏言也，举例言之。

30 年前治一例：涂某，年近四旬，嗜酒如命，不醉不休，本患脱肛已十余载，复因大醉跌入粪坑中险些丧命！被人捞起洗净，见其直肠脱出三四寸，经住院半月，直肠上而复下，不能用力，且脱出直肠灰暗不洁，微肿浸水，有腐臭气。用金银花煎水滤清洗患处，待其色正腐尽，令服补中益气汤，外以蓖麻仁为泥，如豌豆大，贴百会穴处固定，以辅助提升直肠。待脱出之直肠提上至接近正常，即速去蓖麻仁。复用金银花、槐花煎水洗肛围，续服补中益气汤，并嘱其力戒烟酒刺激之物，勿动怒。如此调理半月，愈后至今病未复作。

2 年前夏季，一董姓七旬妇人，患子宫脱垂近 40 年，经多方治疗，时好时坏，好时亦不过十天半月，不能根治。近 3 年逢感冒、咳嗽，直肠亦脱。经住院治疗，子宫、直肠仍不能完全复位，并有湿烂，痛苦不已。余嘱其外以生黄芪煎汤温洗，保持洁净，内以补中益气汤加槐花，重用人参、炙黄芪，5 剂，子宫、直肠完全上升复位，痛楚大减，原方出入，续服十余剂痊愈。今已近 2 年未见复发。

15 年前治王某、龚某二妇人，年在三旬余，连续十余年，每值初夏，便觉心悸气短，脘腹膨胀，懒食倦怠，甚时气息难续，眩晕昏仆，视不见物，卧床不起，自汗烦渴而不思饮。每发时必住院半月以上，从夏至秋，天冷后方觉少安。余均以补中益气汤随症损益治之。两人在四月中始邀余治，经服此方，半月后方安。嘱其来年 3 月底发病前服药，果如嘱，又服本方各十余剂，当年即未发病。至今十余年，心身康健，劳作如常。

举上 4 例，足以验证补中益气汤一方，乃千古名剂不虚也。

内外兼治，喘咳悉平

定喘汤（《摄生众妙方》），治肺虚感寒、气逆膈热而作哮喘者。因膈有胶固之痰，外感时淫之邪，则令人哮喘。由寒束于表，阳气并于膈中，不得泄越，故膈热气逆，声粗为哮，外感之有余也；内伤气促，则为不足也。余用此方治哮喘四十余载，痊愈无数。患病最长者 30 年，短者一二年；年龄最小者 2 岁，最大者 30 余岁；治最久者 2 个月，短者半月。内服此方，因证加减。外以拔痰膏贴肺俞、风门，甚者加贴膻中穴，连贴 2～5 天。嘱避风寒，戒生冷，忌食发病之物半年。经余治后，随访 2～10 年，无一例复发者。其中病情最重者，发不分时，哮喘之声如雷，面色青黑，或黄瘦如柴，其甚者，背驼身不能直，即使多方治疗，仍不愈者多矣。能辨证无误，用之必验。加之外贴，其效方稳。至于老年患者，用之亦效。因未用外贴药，只能减轻，略以记之，以示重之。

安若磐石，稳如泰山

泰山磐石散，方见《景岳全书》，功能益气健脾，养血安胎。主治气血两虚，面色淡白，倦怠无力，胎动不安，屡屡小产，脉滑无力或沉弱者。若腰膝无力，或小腹畏冷者，加杜仲（盐制）、菟丝子（黄酒制）；胎漏出血，点滴不绝者，加阿胶、仙鹤草；气虚下陷，心悸眩晕者，少加柴胡、升麻。余随症。

夫胎孕根蒂于肾，得养于脾胃，脾胃根本不足，或孕后受损，则根蒂不固，脾胃虚弱，则生化之源亏，胎儿不足以养，故不育屡堕，由此来矣。其次，肝旺气郁，心阳偏亢，或素体阴虚火旺，加之劳伤过度等，皆可导致胎孕不安、不育屡堕矣。然胎动不安，难以孕育者，原非一端，其要在脾肾，肝亦不可忽之！至于寒热虚实、七情气血及劳伤跌仆等，皆当加意。然必首重根本，再旁及相关。如此，小产之患必除，胎孕从此得育矣。余用此方对证加减，以保胎孕之安；再以丹溪达生散，以顺胎位；然恐虑之不周，复用便产神方，合而参之，治小产不育者二百余例。患者来自湘、豫、鄂等地，小产最多者达八胎以上，年至四旬以外，最少者亦流二胎以上。其中大半为脾肾不足、难以孕育者，其次为素体阳亢、血热火旺者，再者为肥厚湿滞及劳伤跌仆者，经治皆愈，百无一失。五十余年治屡堕不育经验，尽笔于此矣。

和中安胃，缓急定痛

海蛸安胃汤，为余自拟方。缘今时患胃病者甚多，如各种胃炎、溃疡等。年小者十余岁，长者六七十岁，而 30 岁左右者尤多。其症有脘胀满闷者，有泛酸疼痛者，有恶食口淡倦怠者，有胃痛连及背脊者，以胃痛吐血者最重。发病多与膏粱厚味、饮酒无度、饥饱失常及操劳过度有关。治之当标本兼顾，攻补同施。冀其愈而不发，或愈而少发。余以此为主方，再别因寒因热，或虚或实，加减用之，治此病万计，效验者十之八九。若能忌口自慎，治之多愈。

此方由香砂六君子汤合金铃子散加减而来，人参 10g，白术 10g，茯苓 10g，陈皮 6g，砂仁 6g，川楝子 6g，木香 6g，海螵蛸 6g，牡蛎 10g，蒲公英 10g，酒大黄 3g，甘草 3g。若脾胃虚寒者，去酒大黄、蒲公英，减川楝子、木香量，加炒山药、煨姜；虚热加石斛、地骨皮，减陈皮、砂仁量；湿热气滞，或肝脾不和者，去人参，易黄连，加柴胡、香附，倍酒大黄。余随症。

活血通络，痹痛可安

复方穿山龙药酒方，为余自拟。功能祛风除湿，活血通络。主治风湿痹痛，周身关节痛，骨刺，劳伤，跌仆陈伤，遇劳累或天气变化疼痛等症。高血压、冠心病、孕妇及小儿忌服。此方拟制已三十载，用之甚广，止痛之功不俗，无毒副作用。方药列于下：穿山龙 120g，入地金牛 30g，青风藤 30g，鸡矢藤 30g，鸡血藤 60g，寻骨风 30g，托腰七 60g，生黄芪 60g，当归 60g，独活 30g，红花 30g，丹参 60g，赤芍 30g，制草乌 15g，威灵仙 30g，景天三七 60g，土牛膝 30g，水蛭 30g，广三七 60g，红糖 500g，生姜 250g，50 度粮食白酒 10L，同入罐中浸泡百日。每次服 25 ～ 50mL，日服 2 次。外用加温，擦揉患处。服此药须忌生冷、绿豆，勿过度劳累。此方用治千人，虽旧疾多年，服之亦验。有人腰腿痹痛数十年，或双膝冷痛麻木，重着无力，服之病大减，劳作如常。此方药味多出当地山野，价廉易寻。患此病者甚众，故可谓之普及验方也。

断红止崩，出奇制胜

断红汤，自拟方。功能调经止血，涩肠止痢。主治妇女经血淋沥不净，崩漏出血，肠风下血，痔疮出血，久泻血痢。断血流30～120g，红药子10～30g，水煎温服。本方拟用二十余年，除癌肿外，即使出血数日不止，他药无效者，用此方1剂即可止血，至多3剂，血必全止。治验近百人，尚无一例不适者。二药不寒不热，止血而不留邪，可谓简便验方也。

本方去断血流，单用红药子一味，治久痢泻下亦良。无论大人、小儿，每用必验，从无一失。用量：5岁以下每日2～3g，10岁左右5g，成人6～15g。泻痢、出血甚者，极量用至30～60g。痢下出血，或泻下日久者，用之无不立验。10岁以下幼儿治泻痢不止，加粳米一撮，大枣1～3枚，有寒加煨姜1～3片，同煎服。俗云：单方治大病，此方堪任之也。有人泻痢数月，断续不止，百药几乎无效，服此药1日病大减，3日病痊愈。病愈后亦无不适，一如常人。治之多人，效若桴鼓。

以上八方治验，祖方二，专方或称时方三，自拟验方（含单方）四，共九方，乃成方、验方举例百之一二也。凡祖方、时方，皆不列药味，仅以加减举之，因方书有载也。凡自拟方皆列药，因自创也。例举至此，已是冗长，自犹嫌繁，况阅者乎！

治高血脂验方

经言："膏粱厚味，足生大丁。"过食甘肥，熬夜无休，又懒于体动，勤于房事，以致"饮食自倍，肠胃乃伤"，继则五志化火，耗伤五阴，血热湿盛，血行不畅，腹大肉赘，诸病生矣。此类患者，血实者多。所谓血实，非血自实，乃邪实也，即今谓之"三高症"。何谓血实？杂物多也，湿浊、脂、糖是也。故人虽"肥厚"，却动则气喘，精力不及老者，何也？肥食积瘀，精气不足，浊负太重也。治之常法，难济于事。非大活血脉，兼去"污浊"，药难见效也。即使张子和、王清任等贤再世，恐其原方原法亦难奏效矣！今用仿"血府逐瘀汤"，增味涤污，以净血中之杂，多可获效。方名"活血逐污汤"，功能活血祛瘀，荡浊净污。主治高脂血症之湿热并盛者，大有轻身减"负"之功。

组成：炙穿山甲片6～9g，当归尾12～18g，红花、桃仁各9～15g，生地黄 15～24g，薏苡仁 18～60g，金银花 15～30g，紫草 12～18g，酒制大黄 9～15g（后下），枳实、厚朴各 9～15g，丹参 18～90g，赤芍 9～18g，生山楂 12～18g。

高脂血症之热郁、血瘀、湿郁、气滞之有余实证，用之皆验。失眠去枳、朴，加酸枣仁、灵芝；烦渴加麦冬、葛根；血瘀甚者酌加水蛭、三七，余随症可也。余用此方治热毒生疮，如痈、疔、丹毒、无名肿毒等，以及高脂血症，每获良效。乃活瘀净污、清血府之经验方也。

治下消证小验

消渴一病，最早见于《内经》。《金匮要略》曰："寸口脉浮而迟，浮即为虚，迟即为劳。虚则卫气不足，劳则荣气竭。趺阳脉浮而数，浮即为气，数即消谷而大坚。气盛则溲数，溲数即坚，坚数相搏，即为消渴。"初起以多饮、多食、多尿为三主症。分上、中、下三消。上、中二消，初起治之，多可速愈。唯下消日久，肝肾虚损，或肺胃阴虚，多致缠绵日深。究其病因，一为过食肥甘，二为情志过极，三为房劳过度，均可致化热伤阴，损及肺肾，胃阴耗伤，其病成矣。阴虚火旺日久，亦致肾阳不足，故有畏冷畏热、肌肉消减、精神不振、劳倦困怠、肌肉酸痛、腰腿乏力等症。治之大法，须分阴虚、阳虚。今以下消证分别治之，小验如下。

小便频数，或似膏油，头晕腰酸，全身不舒，或口干思饮，虚烦不安，此是肾阴亏虚也，治宜滋养肾阴，方用六味地黄丸加味；若饮一溲一，或小便量多于饮，面色黧黑，阳痿疲乏，畏寒口淡者，此阳虚也，治宜温肾益阳，方用金匮肾气丸加味。如生他症，另做治疗。

我治下消阴虚、阳虚二方，可稳降血糖及控制蛋白渗出，汤、丸并进，治慢性糖尿病，效果虽缓而稳，治多人，常服未见血糖明显升高，且整体状况较佳，未见合并他症。多年验方，今并列出，对经济能力较差的患者，小有裨益。

知柏地黄汤加味　滋肾养阴，生津止渴。主治下消证偏于阴虚火旺者。沙参、麦冬、石斛各 15～30g，天花粉 9～12g，知母 15～24g，盐制黄柏 9～15g，生地黄 18～30g，泽泻、茯苓、牡丹皮、山茱萸、山药各 12～15g，车前子、枸杞子、莲须各 15～18g。水煎服、为末、水丸服均可。如尿似膏淋，去天花粉，易以芡实，或去黄柏、知母，易以金樱子、鹿衔草。对证加减。

金匮肾气汤加味　温肾助阳，固元涩精。主治下消证偏于阳虚畏寒者。熟

地黄 18g，山茱萸、怀山药、泽泻、牡丹皮、茯苓各 15g，枸杞子、巴戟天各
15～18g，附子、肉桂各 6～9g，当归、续断各 12～18g，鹿衔草 18～30g。
水煎服、为丸服均可。肾阳虚甚者可酌加鹿茸。

丸药方　用于阴虚、阳虚不明显者。补肾滋肺，养胃生津，益肾涩精。主治
糖尿病中期，精神倦怠，尿糖、血糖时有升高，症情不稳者。生地黄、熟地黄、
泽泻、茯苓、山茱萸、牡丹皮、山药、枸杞子、何首乌、当归、续断、巴戟天、
怀牛膝、车前子、沙参、麦冬、百合、知母各 30g，鹿衔草、芡实各 60g，白术、
砂仁各 18g，莲须 60g。共为细末，水和为丸，绿豆大，晒干。每服 9g，日服 2
次，温开水送服。忌食甘肥及辛辣食物。保证睡眠，适当运动，情绪安定，勿妄
作劳。此药常服，其效虽缓而稳，多年屡用验方也。

余用此方治多人，服药半月后即初见效果，血糖多无明显上升，诸症俱有改
善，病情大多稳定。

重叙泰山磐石散治屡堕

胎之不固，妊子屡堕，莫不由于冲任受损、脾肾虚弱所致。若能清心节欲，
起居有恒，决不堕也。凡屡堕者，多性情偏颇，忧思善怒，七情化火，血热胎
动，以致堕也。盖肝气有余，精血不足，血虚生热，火灼子宫，或恣纵不节，伤
动胎气，而致堕矣。观世人每用安胎之方，非安胎饮即胶艾汤，轻用辛燥，以耗
血阴，为保孕良图，而不知热药安胎，犹抱薪救火，不唯无济，反速其堕矣。余
用泰山磐石散加减治屡堕二百余人，每获全功，从无一人无效者。

处方：人参 12g，黄芪 18g，当归、续断、黄芩、熟地黄、杜仲、白术、川
芎、白芍各 2g，甘草 6g，砂仁 9g，糯米 12g。水煎服。体弱者每月三五剂。体
不虚者如上所嘱。胎漏者加阿胶、仙鹤草；体不虚而热者倍黄芩、芍药；烦渴者
加沙参、麦冬；纳差者倍白术、砂仁。余随症。

方中黄芩清肝火而凉血；白术扶中气以健脾；当归养血宁心；熟地黄滋阴补
肾；续断填损伤而坚胎系；杜仲益腰膝而暖子宫；怯弱者加人参，以益气安神；
黄芪通表里，以和内外；川芎通血海，以理血中之气；芍药敛肝，以平其逆；
草、砂、糯米少量以和胃气；杜仲用于此方，乃余所加也。

方中药虽平易，功效不凡。每于受孕后 1～7 个月，每月 2 剂，3 个月后每
月三五剂，另备 1 剂，以防意外损动胎气，及时服之，可保无忧。盖胎动屡堕
者，多在 3 个月左右，7 个月以内。此时保胎，当倍加细心，切忌情绪波动，最

忌暴怒，房事不节，过食辛燥，亦伤胎元，体劳奔波，舟车跌仆，均当慎之！犯者须防再堕。7 个月过后，仍不可大意。续服药者，以保胎育，而助顺生也。

加减平喘汤治验

组成：白果仁 12g，炙麻黄 9g，炙款冬花、炙紫菀、炙桑白皮各 18g，紫苏子、制杏仁、黄芩各 12g，姜半夏 9g，川贝母、桔梗各 2g，甘草 6g，鹿衔草 18g。

功用：畅肺祛痰，止咳平喘。治肺虚感寒，气逆膈热，而作哮喘咳嗽者。因膈有胶固之痰，外受六淫之邪，则令人咳嗽喘逆；或由寒束表，阳气并于膈中，不得泄越，故膈热气逆。声粗为哮，外感之有余也；气促为喘，肺虚而不足也。

表寒宜散，麻黄、杏仁、桑白皮、甘草，辛甘发散，泻肺而解表；里热宜清，款冬花、紫菀温润，白果收敛，善化浊气，定喘而清金，紫苏子降肺气，桔梗载药上行以宣肺，黄芩清肺热，半夏燥湿痰，川贝母清热痰，鹿衔草补肺肾。共成散寒疏壅、畅气平喘之功也。气虚加人参；表虚加生黄芪、防风；胃弱加白术、茯苓、砂仁；寒甚加干姜；热甚去半夏，倍黄芩，加麦冬。余随症。

余用此方四十余年，随症加减，治哮喘久嗽者无数，但能辨证准确，每用必验，笔之于此，以广其用。

屡验方六则

屡验方，即每用必验，屡用屡验之方也。其方配伍，多不复杂。治亦一病一方，无须变通。有时加减，则效不如初。故用之亦不为难，对症即可也。

专治胃脘痛方　理气和胃，行滞止痛。专治胃脘疼痛，无论胀痛隐痛、刺痛、窜气痛，凡痛皆可治，效验非常。血灵脂（酒炒透）9g，延胡索（醋炒）9g，郁金 9g，海南沉香 6g，檀香 9g，降香 6g，砂仁 6g，广木香（面裹煨）6g，海螵蛸 6g，炙甘草 3g。水煎服、为末吞服俱可。胃寒淡姜汤送服。

冻疮外洗方　散寒温肤，消肿止痛。专治冻疮红肿木痒，或溃烂流水，日久不愈。霜打油桐树叶、白茄根（无则紫茄根亦可）、辣椒秆各约 60g，生姜 25g，煎浓汁，先熏后洗患处。日 1～2 次，数日见效。若在寒冷之前熏洗效果更佳。

冻疮外搽酒方　温经散寒，活血消肿，止痛止痒。川椒 50g，生当归 60g，红花 50g，肉桂（切碎）60g，樟脑 15g，细辛 15g，干姜（切片）50g，红尖椒 15g，酒精或高粱白酒 1000mL，浸泡半个月，备用。每日用棉团蘸药酒于患处擦之，溃后在患处上部擦之，日 2 ～ 3 次，每次擦约 10 分钟。如能在夏日于患处擦数日更妙。并治寒痹冷痛，麻木不仁，或肌肤不温等症。

牙痛方 辛温麻痹，去垢定痛。治龋齿剥蚀，露孔塞物，遇冷热酸甜即发疼痛者。甘松、荜茇、白芷、防风、细辛各 15g，高粱白酒 250mL，放瓶中浸泡半个月，不时振荡之。分于小瓶中，备用。用时以药棉蘸酒，塞于蛀孔中，或含一口，使药液浸渍于蛀孔亦可。此药立能止痛，常用并能治愈。化脓者忌用或慎用。

疔疮方 消肿止痛，解毒拔疔。治一切疔疮，无论初起、已溃，均可治之，以拔疔毒，而消肿痛。苍耳虫（生苍耳秸秆内，形似小蚕，白露日未出前，将苍耳粗秆劈开，内生白肉虫似小蚕者）不拘多少，放入麻油内浸之。另加银朱、辰砂、冰片、麝香、牛黄、乳香、没药（各研细粉）少许，搅入油内，密贮，备用。用时取虫 1 条，放于疔头，外贴嫩膏，轻则 1 次即愈，重则 3 次即可。此药可拔疔化疔，其效甚良。如有寒热表证，或烦渴不宁里证，宜加服汤药，其效更稳。

治疱疹良方 清热解毒，止痛止痒。治身体各处，猝起疱疹，小如粟米，大如鸡蛋，甚则成块成片，迅速发展，痛痒交作，或痒极难忍，或痛若火燎者，用之即验。雄黄 9g，冰片 0.9g，硼砂 9g，黄柏 9g，木芙蓉叶（霜打第一次采，阴干）9g，金果榄 9g。共研细粉，备用。用时以好白酒调如稀糊，敷于患处周围，药到痛痒便轻；内服清热解毒之剂，重用大青叶、金银花，其效甚佳。

以上六方，虽然平淡，用之多效，屡用屡验。笔之于此，以广其用。此治小病之小方也。

独参汤济危应与不应浅识

独参汤，常用一味人参大剂量浓煎频服，以挽救垂危之生命。有时可以转危为安，正气恢复，后又活十天半月，乃至数年者有之。然而有时却丝毫无效，服下等于未啖，依然生命结束。虽有"医能治病，不能医命"之说，但不能没有缘由。如若大病日久，正气衰败，脉微欲绝，饮食难进，二便失禁，目无神光，瞳孔散大，呼吸微弱，或呼多吸少，神识不清等，虽然脉无雀啄、虾游、弹石、疾、促、结、代、散等危象出现，亦属极危之兆，无论何药，亦难回天。

余近期在 1 个月之内救治两位病危患者。一为鲍姓女患者，69 岁，肝癌晚期，已确诊 1 年，正气日渐衰败，饮食少进，肝区疼痛持续加重，已 3 天不进饮食，强进则吐，双目不睁，脉象微弱，时代难复，极危之候也。用西洋参30g，生黄芪60g，浓煎汁，少量频服，加静注"能量"，半日后复苏，饮食可以少进，精神略振，意识恢复，疼痛亦稍有减轻，用药基本达到目的。

另一孙姓79岁胃癌晚期患者，夜间突发脉象结代，时而雀啄，脉来无根；翌日晨复诊其脉，却无明显异常，六部滑匀，未见结代等危象，饮食能进而量少，双目半睁不语，神识不清，呼吸气粗，面色暗红乏泽，输氧、输液不敢间断，疑为回光返照之象。因其长子有急事需要出差，请求延长其父亲寿命数日，用人参30g，黄芪60g，煎服法同鲍某。不料服药未及1日，于夜半命殂。

由以上2例观察分析，用同一方药，施于同属大病危重之时，然而结果却截然两途。究其原因，并非方药功效差异，应与病情辨证有别。鲍姓患者虽然病危，但未出现"回光返照"征象，因而服药后"转危为安"；孙姓患者，夜半脉象出现结代、无根，天明自复滑匀，面赤气粗，双目半睁无神，乃是"回光返照"之征，虽然亦用参、芪补益正气，但却难耐夜半阴盛阳衰之时，故上夜出现"绝脉"，天明脉复，面赤气粗，假象也。再至夜半，阳绝命殂。

无独有偶，另一危重患者近似孙某，但脉象虚散无根，时而虾游，面赤气粗，汗出如油，二便失禁，方用黄芪生脉饮大剂量浓煎，少量频服，亦未能挽回生命。看来"回光返照"征兆已经出现，确非药物所能根本奏效。

虽然如此，无论独参汤或黄芪生脉饮用于正气衰败、奄奄一息之患者，仍有暂缓危急，甚至可以转危为安之功效。医者尽力，喜忧参半。所谓有一分希望，尽百分努力，此为医者之天职。世有"孝子大夫忤逆僧"之说，即医者千方百计救人，僧人只能作法送终之谓。要做到"不愧对生者，亦不获罪逝者"，为医必须倾其所能，做最后努力，即使未能如愿，亦问心无愧。

头腹时痛，讳疾致夭

张某有一独子，7岁，时常自呼头痛、腹痛，甚则痛不可忍，倒地打滚。张某不以为然，仅给钱哄之，亦或斥之。说来也怪，两者却也"管事"，无论疼痛如何剧烈，凡施其一，其子便当即嬉戏"如常"。其症始自1985年3月中旬，偶亦有用钱哄、训斥恐吓无效时。张某领其子邀余诊之，尚未言诊，痛便随失。瞬间，又叫头痛欲暴，或双手捧腹呼痛。再予诊时，刹时其病若失。强诊之，脉舌并无大异，但审其发病时面容、形态，又非无病。建议张某携子去某大医院检查心、脑、腹，恐有大隐患也。未料张某反斥："你勿小题大做，我儿决无大疾！"

时过 2 个月，张某子依然如前。余恳切要其速往大医院做头颅检查，张某复曰："你哄我也！头痛腹痛，小儿多有之，我小时即如此，何病之有！？"时逾又 2 个月，其子呼痛有增无减。余力申其理，请其火速到大医院就诊，不然，必误大事，悔之晚矣！张某复曰："我儿若有大病，我誓倒行（意谓头向下走路）！"余无奈，亲往找其妻曰："你儿急宜到某大医院诊治，凭我经验，你儿脑内有大患，若不急治，你等必遗恨终生……"

12 月底随访，张某子已夭折 3 日矣。后得知张某子于 11 月上旬在上学路上突然昏倒，拉起站立未稳，又栽倒在地，神志不清。送某医院检查出颅脑内肿瘤，责其亲属晚来 2 个月，治愈希望不大矣。经颅脑手术，治疗月余，病情日危，吸氧出院，不及 5 日而夭。

圣人治未病，不治已病；治未乱，不治已乱。此言不仅为医者至训，患者或其亲属亦当遵循。在医者，"见微知著"，必识未患于先，防微杜渐也；在患者，为人父母者，切勿讳疾忌医，以免小患养大，大患难愈也。如张某子，如早听余言，何至如此耶！

脾胃虚寒者禁服天花粉

常见人将天花粉（瓜蒌根）当"下火药"，单味使用，认为用量多多益善，但多数人服下都有腹痛、呕哕、胃中嘈杂难受，甚至上吐下泻、恶食、乏力等不良反应。此药诸书皆云其味甘、微苦、酸，性微寒。入肺、胃经。功能降火润燥，滑痰解渴，消肿排脓。主治时疫胃热、口燥唇干、肿毒发背、乳痈痔疮等症，并警示脾胃虚寒者禁服。临证常用于肺热燥咳、热病伤津、胃热烦渴及痈肿热毒、疮疡未溃或溃后脓出不畅等病症。生津止渴功效，近似芦根、石斛、沙参、麦冬等味。但以上诸味养阴生津、润燥止渴而不伤胃，大多味甘微苦，性微寒，即使用量偏大，亦无苦寒伤胃之弊。个人浅肤体会：凡气味甘、淡、微苦，无论闻、尝，细细品味，口中、胃中感觉均无厌恶之感，且口中津润舒适，胃中烦渴减轻等，皆为胃喜凉而恶燥，较为适宜之品。

采药多年，天花粉硕大多汁块根从土里刨出之时，即闻到十分浓郁之苦臭气味。即使当时口渴欲饮，但闻到新出土之天花粉气味，稍久便欲作呕，可见其不同于一般甘寒生津之药。虽然胃喜凉，但亦恶苦寒，喜芳香而恶秽浊。故大凡气味芳香、甘淡微苦、生津止渴之味，胃多喜之。天花粉为何服下即有呕哕，腹痛，甚至上吐下泻，胃部嘈杂，恶食等较强反应？个人认为与它的苦臭气味有关，过于苦寒，气味秽浊。余作为传统中医，认识仅限于此。在此多絮叨一句：凡脾胃素弱，特别是脾胃虚寒者，即使偶感"上火"，亦不能轻易试服天花粉之类苦寒伤胃之药，以免反伤脾胃中和之气。

朱震亨曰："夫胃气者，清纯冲和之气，人之所赖以生者也。若谋虑神劳，动作形苦，嗜欲无节，思想不遂，饮食失宜，药饵违法，皆能致伤。"由此可见，胃之"清纯冲和之气"，致伤原因众多，而"药饵违法"伤害最为直接。故大热、大寒、气味苦臭秽浊之药，皆伤胃之"冲和之气"。平时胃热烦渴，口干唇燥，而非大渴引饮、口舌生疮者，一般用甘葛、玄参、麦冬、芦根、石斛之类即可，切勿轻易使用苦寒伤胃之天花粉，以防伤及赖以生存的胃中"冲和之气"。

李东垣云："元气之充足，皆由脾胃之气无所伤，而后能滋养元气""脾胃之气既伤，而元气亦不能充，而诸病之所由生也。"脾胃乃后天之本，五脏六腑之主，气血生化之源。脾胃不伤，五脏受益。但凡身体不健，气虚血弱，男人动则倦怠，妇女带下崩漏、月经失调等症，多与饮食失节，加之药饵所伤而致，故保护脾胃，十分重要。

荷之为药十一味

睡莲科水生植物莲的叶、叶梗、荷蒂、荷花、莲蕊须、莲蓬、莲子、莲子心、石莲子、藕节、藕，药用分为十一，作用各有不同。其根莲藕，为常见菜肴之一，《食疗本草》称其"神仙家重之""主补中焦，养神，益气力，除百病，久服轻身耐寒，不饥延年""令人心喜悦"。此物可谓人们最为熟悉的日常食品之一，餐桌上屡见不鲜。然而它全身都是宝，未必人人尽知。莲藕可食，莲子养心，嫩芯胚芽则清心火，此为多数人所知晓。然而它"全身"都有用，有何用？简述如下，仅供参考。

荷叶：即莲藕之叶片，其气淡淡清香，其味微涩微苦。功能清热解暑，升发清阳。感受暑热，头胀胸闷，口渴，小便短赤等症，用鲜荷叶大者1/3片，较小者半片，再小者1片，开水泡服，病轻者可愈；不愈者与藿香、佩兰、西瓜翠衣、薄荷等味同用，轻煎温服，多能治愈。若是感受暑热泄泻，则可与白术、茯苓、白扁豆、车前草等味配合，即可清热解暑利湿，升阳补脾止泻。伤暑受热鼻衄，可与薄荷、牡丹皮、仙鹤草、小蓟等味同用，止血亦良。夏季用鲜荷叶泡水常饮，乃为清暑解热之佳品。清香甘淡，微微苦味，甚是怡人。

荷梗：即荷之叶梗，性味功能与荷叶相同。但可通气宽胸，多用于夏季感受暑湿，胸闷不畅等症。每用二三尺长，切段煎服。

荷蒂：为荷叶中央近荷梗处剪下之连蒂叶片。性味苦平，功能和胃安胎，止血止带。用于胎动不安及崩漏带下，或清阳下陷引起的久泻、脱肛等症。每用6～10只，水煎服。

莲子：亦称湘莲肉、建莲肉、莲子肉、白莲肉等。味甘涩性平。入脾、肾、心经。功能养血安神，益肾涩精，健脾止泻。主要用于心悸虚烦、失眠健忘、肾虚遗精、崩漏、带下、脾虚久泻等症。单味使用有效，配伍作用更佳。

石莲子：或叫甜石莲。为成熟莲子在莲蓬将裂开时采集者（莲子去果皮，石莲子不去果皮），或莲子成熟后落入泥中皮色黑者莲实。性味苦寒，功能清心除烦，开胃进食。主治久泻、久痢、噤口痢等症。一般用量为9～15g，水煎服。豆科植物云实南蛇簕的种子，味极苦辛，不宜入药，更不能充当石莲子。

莲须：或叫莲蕊须，为荷花之花蕊，性味甘涩平。功能清心固肾，涩精，止血。主治肾虚滑精、遗精、尿频、遗尿、吐血、崩漏等症。病轻者每用9～18g，水煎服或泡水饮。病情较重者，须在复方中配伍使用，方可见效。

荷花：为莲的花瓣。味甘涩微苦，性微温。功能清心凉血，涩精止血。适宜于外伤呕血、妇人血逆神昏、心神不宁等症，有清心益气养颜作用，可做辅助调治。亦可捣烂外敷，治天疱湿疮。

莲蓬：亦称莲房，俗呼莲壳、莲米包子，为莲的成熟花托。性味苦涩温。功能化瘀止血，适宜于妇女崩漏、尿血等症。外用烧存性为末，涂敷治天疱疮。内服1日量9～18g，水煎服。

莲子心：即莲子中之青嫩胚芽，亦名青莲心。味苦性寒。入心经。功能清心热。常用于温热病高热神昏谵语、心火亢盛、烦躁不安等症。本品有清心泻火作用，心火亢盛，烦躁不宁，可与玄参、麦冬、连翘、淡竹叶等味配合，每用3～9g，水煎服。或单味泡水饮亦可。

藕节：即莲藕根茎之间的节。味涩性平。入肝、肺、胃经。功能涩肠止血。可用于各种出血，如鼻衄、齿衄、吐血、呕血、咳血、便血、崩漏、痔疮出血等。藕节既能收涩，又可化瘀，故能止血而不留瘀。对于呕血、咯血，尤为适宜，常配合白及、茜草炭、白茅根、牡丹皮、仙鹤草等味同用。生用、炒炭均可，常用量1日15～30g，水煎服。

莲藕：即莲的肥壮洁白或微红多空根状茎。味甘微涩性平。有凉血散瘀、安神益胃功效。生藕甘寒，凉血散瘀，用于吐血、衄血、血淋、赤痢等症，鲜藕汁和血余炭、蒲黄炭、地榆炭、茜草根炭各适量调服甚效。用于除烦渴，鲜藕汁和鲜芦根、麦冬煎汤兑服，效果亦佳。捣烂外敷治创伤瘀肿热痛及冻疮皲裂。熟藕甘温，益胃补心，止泻，悦颜。藕粉温补，脾胃虚者宜之。故《食疗本草》言其"益气力"。

莲藕作为寻常菜肴，功效不凡。非但多数人喜爱，甚至"神仙家重之"。尤其是不同部位都有其治病疗效，善用之，皆可治病。若能对证配伍，则疗效更佳。余非无聊闲谈，实乃与物尽其用有关也。

感恩草木

草木，阳光雨露滋润下生长的五谷、果蔬、百药，一切生命存在、繁衍之依赖也。地无草木，则为荒漠。人无草木，不可生存。故山川者，大地之身躯也。草木者，自然之锦衣也。山河所以美，乃草木之装饰也。奇石所以奇，乃草木之点缀也。江河所以秀，乃草木之涵养也。反之则如人裸体，且不言其丑美，寒暑岂可耐乎？此草木之情也，深矣！人有脏腑百脉，赖五谷果蔬以为养，而得以尽天年者，皆草木之功也。饥则充之，虚则补之，病则祛之，伤则疗之，所以人得康健而享天伦之乐者，乃草木之滋养护佑也。其中上善之水，可谓功大无比。大凡所有生灵之存在、繁衍，皆其养育滋润也。人谓草木无情，水淡无味，余谓草木情深，水为生命之本。舍此，地球即如彗星，一块石头，流浪宇宙，其情其景，何其悲凉也。

余为传统医者，尤与百草情深。虽然摘花采叶，剥皮挖根，切晒炮炒，看似实在残酷，却为物尽其用。治病疗伤，滋养身心，令其各显其能。凡余所需，皆采大留小，取种播撒，总怀恻隐之心，视其与余生命等同，惜爱有加。不假一己之私，贪婪天下之物。纵然治病所需，亦从不掠夺性采挖。务使其种类，绵延生息，代代昌盛，以顾及后之医者、患者之所需。自私贪婪，余先人无此基因！少小之时，秀才祖父启蒙，首先要余知道何为恻隐？仁也！世间千行百业，唯有医者，必怀恻隐仁爱之心，此为行医之根基。枝叶若霜风损折勿忧，就怕根基动摇不固。"德之不存，艺于何有？"（《徐灵胎先生传》）为医恻隐仁爱即为德，用药治病稳验乃为艺，采挖留种繁殖是谓慈，不滥用方药则为善。有此德、艺、慈、善，则为医者之根基稳固。纵然一生清贫，亦感无愧于红尘一行。人过留名，雁过留声。自己吹嘘无聊，大众口碑至真。暮年来临，总在回忆百草之情，今生若无草木相助，余将一事无成。所以每有闲暇，总不忘入山野游，抚摸百草，眷恋挚友。忘却才疏学浅，拙笔数语，聊表感恩之诚。

感 动

自《医门课徒录》等书出版之后的一年多来，从东北的黑土地，西南的红土高原，东南的闽、浙、湘、赣，西北的陕、甘、宁、晋，以及中原多省市的读者、患者，拿着书不辞辛劳，访到鄂西北这个偏僻小镇（黄龙镇），有的仅仅为了让我签个名，要求写句鼓励的话；有的只是请教、求证一味药；还有的阖家询访而来，只是为了看看病。他们都很尊重当地习惯，提前排队、拿号。年龄最大的 77 岁，最小者 9 岁。我都尽量满足他们的要求，他们也都比较满意。虽然有时候方言不好懂，但看着他们那种真挚的表情，和他们依依不舍而别的情景，开口闭口"老师""老师"的叫，总想和我多说几句话，可是他们看着我诊务很忙，也不好意思多打扰，恋恋不舍而别……

我这辈子没多少感动，而拿着书来的人们，却使我触动很大。他们临走时的身影，使我思绪万千，久久不能平静，总觉得亏欠了他们什么。我这个一方务实小医，闭门造车的拙作，能够得到他们认可，真的很感动！同时，也看到了还有这么多从事中医药事业的人，同道多了，我从内心里高兴。可惜我的知识、时间、精力都有限，能够帮助他们的十分有限，心里总感过意不去！说到这里，我和这些读者们一样，多么渴望有大名气、大实力的中医名家仁师，能够给我们指点一二，以提高我们的治病技艺，更好地为患者驱除病魔。

其实我和大家一样，做梦都想得到治病有奇效的独特药物和良方。为了这个梦想，我从十余岁到现在的七十余岁，一直都在追求，无论从书本、师传、请教、民间询访、亲自进入大山寻觅，等等，到现在一直还在坚持。凡有所获，先经过自身尝试，而后审慎地用于临证，确属安全有效的方药，都一一如实写在小作里。比如祖师麻一药，当地神农架称其为"金腰带"，主要用于治疗跌打损伤及风湿关节痛，都是单味使用。由于它性味辛热，有发泡、刺激胃肠黏膜作用，故用量稍多（1 次超过 1g），服下便腹痛泄泻，但消肿止痛效果颇佳。还有八角莲，当地人称为"百步还原""一碗水""鬼臼"等，也主要用于跌打损伤肿痛。以上 2 味，当地都不让用酒服。八角莲用量稍多（1 次超过 2g），同样引起腹痛泄泻，而且比祖师麻更甚。此药性味苦寒，且有小毒。偶有传闻有用此药出事的。还有一次医政、司法部门人员来请教我此药的名称、作用及用量等，因为有人用根状茎，1 节直径约 0.8cm，长约 1cm，1 次吃下 12 节，致使中毒死亡。问我的用量，却只有致死量的 1/36，即 1 节分 3 次服。其治疗跌打损伤的效果也不是传说的那样"百步还原"，什么伤势再重，服下此药，人行百步，便可伤痛痊愈，等等。后来在我自己身上试治腰椎间盘突出症、多次跌仆伤痛等症，一寒一热的八角莲、祖师麻等量为末，每次服 1 ~ 1.5g，用温黄酒送服。明显感觉比单味使用消肿或止痛的效果要好，未见明显的腹痛或泄泻反应。若 1 次量超过 2g，便有轻微腹痛；超过 3g，则肠鸣犹如雷声，继而腹痛泄泻，但消肿或止痛效果与不良反应成正比。此 2 味合用，是我用时近 10 年，在自己身上反复服用、体验，而后才审慎用于他人。现在这一带已有不少人都按我的使用方法，治疗腰椎间盘突出症，普遍反映有效，而且效果较佳。但体弱者慎用，小儿、孕妇及老人禁用。还有用断血流止血、红药子止泻痢等，都是经过反复使用观察，才写入书中。但依然有人使用时效果不尽人意，这可能与产地、采集时间、用法、用量有关，还有就是运用是否对证。由此可见，"千方易得，一效难求"之说，确属不虚。但只要能够沉下心来执着探索，总会有收获。天道酬勤，我深信无疑。以上例证，即可见一斑。

真诚能感动天地，我也深信无疑。天地是什么？大自然也！大自然孕育着无数宝藏，数千种中草药就是其中之一。谁能虔诚、勤奋，而且用于正道，"宝藏"就奉献于谁。神农尝百草、李时珍著《本草纲目》，都是实证。我和基层从事中医药的同仁一样，无时不在勤奋探索，我们的正道只有一个：那就是千方百计地治好每一个患者，让他们早日摆脱病痛。还有那些爱好中医药的朋友，以及疑难杂病患者，我虽然能力有限，但从骨子里想和你们共同探讨，让我们都能亲和、协同解除病患，争取多一点健康愉悦。我感谢你们对我的信任！我没有多大本事，但我能用心体会你们的心情。虽然年逾七旬，从来没有因为饿、因为累，病人没看完就下班，有时候连续看病 6 小时，也从来不落下一个患者。能坚持就坚持，我能做的，也只有这些。以后还能干些什么，只能看身体状况再说。做不了大事的我，努力"甘为孺子牛"，此生无憾。

现在《医门课徒录》系列拙作已经基本完稿，个人的点滴临证经验，也都和盘托出，即使有点微薄奉献，也不足挂齿。但从心里希望能对读者、患者、中医药爱好者有点小小的裨益。你们对我的认可，我会终生铭记。"闻道有先后，术业有专攻"，你们当中可为我师者，我深信不乏其人。"三人行必有我师"，以后如有闲暇时日，真希望能和你们至诚交流，相互学习，取长补短，互勉共进。活到老，学到老，越学越感到还有很多宝贵知识没学到，越临证越感觉需要更加努力地去学。因为疑难杂症太多，病机真假错杂，相关知识欠缺，即如盲人骑瞎马，夜半过断桥，稍有不慎，便会出错。所以行医之难，难于其他行业。相关知识不够，临证必多受挫。仅有热情执着，远不能应对错综复杂、真假隐现的众多疾患。学，学到生命终止，不断汲取众长，只有如此，才是逐渐完善的唯一方向。笨拙的方法，真实的体会。大雅见之，或会讥之。

宁静致远

"非淡泊无以明志，非宁静无以致远。"此言出自诸葛亮写给他儿子的《诫子书》，寓意是：不清心寡欲就不能使自己的志向明确坚定，不安定清静就不能实现远大理想而长期刻苦学习。根据自己的切身体会，以及亲眼所见，仅就习医而言，大凡能够沉下心来，矢志不渝，从学到用，不过10年都能有较好表现，逐渐赢得患者的信赖，并在一定范围内小有名气。只要在中途不见异思迁，几十年下来，多能成为一方名医，享有较好口碑。但若朝秦暮楚，三天打鱼，两天晒网，或者心浮气躁，急功近利，而不愿刻苦钻研，总想走捷径，更不说形式上在学，实际上心不在焉，甚至丢三落四，指鹿为马，这样的人怎能从事关乎生命安危的职业？毫无疑问，后者的结局，只能是关门大吉，另谋生路了。没惹出大麻烦、吃官司、抵人命，只能算是侥幸！这是我多年来在周边亲眼所见，并不是道听途说、书本记载的故事。

以上两类人的心态志向，必然会产生两类不同的结果。种瓜得瓜，种豆得豆。苍天不负有心人，精诚所至，金石为开。特别是习医之人，切勿心浮气躁，急功近利，必须要立志坚定，不受任何干扰，脚踏实地，刻苦钻研，并心怀恻隐，勤于临证，不断自我反省，及时纠错补缺，更要虚怀若谷，谨记"谦受益，满招损"这一名言，淡泊名利，视《大医精诚》为行医准则，这才是立身行医之正道。或有人问：你说得挺好，做得如何？这个问题我不能回答，最好还是听听熟悉我的人，看他们是如何回答的。我说的都是自律之言，也从来没有满意过自己的医技，虽然年逾七旬，却仍在潜心钻研，并不断修正错误，尽量少辜负患者的期望。我将"宁静致远"四字作为座右铭，是从12岁开始的，至今已经六十余年。那不是挂在嘴边说的，更不是贴在墙上让人看的，而是指导我做人行医的戒尺。

我是个凡人，再平凡不过的一个人。尽管我一直把"宁静致远"四字作为座右铭，也只能是约制我个人而已。看到一些行医做事不符合"大医精诚"的人和事，无论关系如何，即使是以身作则，诚心相劝，也有人不以为然，不屑一顾，我也无可奈何。但庆幸的是，我还是感动了不少人。比如说带教过的实习生中，看到个别人只是在"混学历"而玩世不恭的样子，着实令人揪心。但进入社会后，都在做正事，而且做得都很好，却是令我欣喜不已。管好我自己不为世俗所动，老老实实地做医一生，虽苦亦乐。因为我甘心情愿，不是别人逼的。就像我自己填的一首《采桑子·医趣》所写的：漫游青山乐逍遥，识认百草，运用百草，志随岐黄人不老。内难本经宜通晓，先贤智巧，后哲智巧，沉疴杂疾悉可疗。也有人说我是个"傻子"，我倒觉得做自己想做的事，虽然吃苦担责，平淡无奇，但每治好一个病人，也有惬意之时，久之不枉此生矣。

也许还有人持疑：你一个平常老百姓，不就是做了个医生，"宁静"不浮躁还沾边，"致远"是伟人做大事的志向，你一个小医生用它，岂不是荒诞？此言差矣！范仲淹曾言："不为良相，则为良医。"宰相治国，算是大事吧！可他把医与相并论，医关民命，事算小吗？况且我所阐述的是，做医不能有心浮气躁、急功近利、朝秦暮楚等不良情结，要淡泊名利，矢志不渝，并怀恻隐之心方能为之。因为人命关天，这不是牵强附会吧？再说，凡夫俗子把圣贤作榜样，拿名言以励志，将"小事"做完美，而且身体力行，矢志不渝，不为世利所惑，难道不合情理吗？将相本无种，男儿当自强。假如能做个大名医，也会流芳千古。只不过我这个山野村夫，也从无好高骛远之想。但做一个务实小医，却是句号将圆。到岸之船，哪怕是只有一步之遥，也还要谨慎再谨慎。因为越是末了，越要倍加注意。几十年清名，须防人生句号将圆之际，而因为疏忽，留下缺憾。宁静，唯有宁静能够防患于未然。然而切莫将"宁静"理解为"冷漠"，冷漠是医者的"心魔"。有了心魔，必会铸成大错，医者不能有丝毫冷漠！

不是大病，亦当用心

临证常遇到一些患者，其实也不是大病，但治疗起来颇费心机。有男性也有妇女，病程有长也有短。对证用药，如同水里按葫芦，按下这头翘那头，稍不耐心谨慎，就会出现纰漏，甚至越治越乱，反复不已。虽然最终都能治愈，但需要医患双方相互配合，而且需要有耐性。这里或有医者用心不够，也有患者不遵医嘱，或是患者背后擅自添加药物等，以致影响疗效、病情出现反复或久治不愈。举例如下。

一男性，年龄五旬出头，面色㿠白，形体偏瘦，说话声音发颤，明显正气不足，舌质偏淡，脉象细弱，大便一日夜五六次，但解时不顺，脘腹胀满，甚至肠鸣腹痛，加之四肢不温，小便清长量多，饮食消化不良，连续6年治疗，症状未见减轻，身体却越来越差。综合所见，辨证为脾肾阳虚，应该是诊断无误。然而用四君子汤合右归丸加减，人参15g，白术18g，茯苓、熟地黄、山药、山茱萸、枸杞子各15g，菟丝子30g，鹿角胶（烊冲）、当归各12g，炮附子（先煎）、肉桂各9g，赤石脂30g，炙甘草6g，粳米9g。3剂服下，大便一日夜至多2次，解时颇为费力，简直就是解不出来，小便次数明显减少。这还事小，关键是矢气不出，憋得腹满胀痛，胸咽郁闷，欲嗝难出，甚至连及脊背都胀痛。我正在纳闷，患者倒是出乎意料地说："老先生，您莫着急，我以前也经常出现这种情况，而且比这还严重。服您的药至少夜尿减少，大便从来没成形过，虽然解不出来，憋得难受，但还是有效的，四肢不温也有好转。慢慢调，我有信心。"将上方减去附子、肉桂、赤石脂、熟地黄、当归，换以益智仁15g，火麻仁18g，核桃仁30g，佛手、砂仁（后下）各12g，以温肾润肠、和胃理气。续服3剂。这次的药患者颇感满意。按他的话说："首诊药服后憋胀感觉已未见，大便基本成形，一日夜依然2次，身体感觉稍有力。"本患者即用健脾益肾法为主，连续调治2月余，6年宿疾治愈，身体康复。

与本例患者症状相近者颇多，但服药后未出现过如此剧烈的憋闷反应。后来知道他因为工作性质需要，长期久坐，且不愿运动，并且从小身体就弱。6年来先从消化不良开始，继而大便一直溏稀，中西药也吃过不少，大多都是针对症状治疗止泻，有时也能有效，但不久症状如前，以致脾肾阳虚，便溏尿多，四肢不温。首诊药看似对证，实乃温补止涩太过，虽然阳虚症状减轻，如大便成形、小便次数减少、四肢觉温等，但温补止涩太过，反而气机升降失常，故见胸腹憋闷，矢气不出。辨证治法无错，用药过于温补止涩。其过在于：忽略了极虚不容大补之戒。

一女性，54岁，观其形体、精神正常，面色红润，自诉月经量多，淋沥不净，饮食、睡眠都很好，就是走路、上楼时气息不接，工作、家务有心无力。切其脉象缓滑而匀，视其舌质红润，舌苔白润。无论形体气色及舌脉所见，都未见明显病象，但却与自诉相悖。正思考舍取之际（舍其四诊所见？还是取其自诉用药？），患者言道："只要把我的气短治好，别的您莫管它。"用补中益气汤与服（党参、炙黄芪各18g，炙甘草3g，白术12g，陈皮6g，当归12g，升麻、柴胡各6g，大枣3枚，生姜3片，3剂）。5天后患者来告知："哎呀，气补得狠了，胃部好胀啊！这几天连饭都不敢吃，经血量也突然增多，好像气更不足啦。"我仔细听着，感觉简短的描述充满了矛盾。"气补得狠了""胃部好胀""连饭都不敢吃"，气旺血行，"经血量突然增多"都还合乎情理；"好像气更不足"则费剖析。哦，气随血脱，因而感觉"气更不足"，也在情理之中。3剂补中益气汤，且用量适中，其补中益气之功反应如此强烈？患者本来面色红润、舌脉之象正常，自诉"气短"，是真？是假？可是她从百里之外专程来诊，总不会说谎吧？又反复诊视其舌脉，仍与首诊时相同，气色精神、语言表达均未见有何异常。难道如此"小病"，就无法析理吗？

问她以往有过何种病患？患者回言道："没有。但是气不够用由来已久，几乎成了我的心病。特别是这两年月经淋沥时间过长，好像气短更加明显。"应该明白了，54岁月经还潮，而且淋沥时间过长，加上平时自感气虚，气不摄血，气随血脱，应是因果所在。改用益气和血调经法，方用八珍汤为主加减，党参18g，白术15g，砂仁9g（后下），当归、川芎、白芍（酒炒）、生地黄（酒炒）、阿胶（烊冲）各12g，续断、杜仲各18g，丹参30g，炙甘草6g，5剂。1周后患者又来告知："这次药服后舒服，服至第2剂身上干净，这两天上楼梯气短好多了。"就这样，方药未再做大的变动，又调治1月余，月经仍然一月一行，但只有3天即结束，"气短"也自感治愈。

此例留下的思索：往往看似小病，或者就是小病，只因析理不到位，或只听患者表述、要求，就顺水推舟，应付了之，结果却是不能了之！因为病因病机不明，只按表面现象用药，常会适得其反。老生常谈：理法方药，其理在先，理不明即施治，岂能治病？所以医者不为表象所惑，也不能只听患者表述或要求，就随意施以方药。审证求因，沉思析理，是为医者诊疾施治之首要。

一男性，45岁，反复口舌生疮，这也是常见病患之一。无奈求愈心急，3剂药服下，症状已经明显减轻，可是他恨不得1剂药痊愈。苦苦要求，加百般蛮缠，什么"我的身体壮如牛，就是胃火太大，经常咽喉肿痛，口渴心烦，小便黄赤，大便秘结，有时还牙龈红肿出血，三黄片，我一次吃20片，也没啥反应。生石膏一次三两（150g），加大黄四五大块（他说的约30g），泡水饮，还是无动于衷。黄连，我一次30g水煎服，有时有效，喝多了也没用。你才用黄连15g，生石膏60g，真小气，难怪只减轻，治不好！"此人和我已经熟识十余年，也很信赖我，身体平时没啥毛病，就是他说的胃火太大，这倒是真的，身体也确实健壮。但每次口舌生疮，都需要7天左右治愈。他也老找我给其家人看病。今天不知道为什么？非要我把泻火药的分量开到他满意不可。但是他说的自己用泻火药分量那么大，我是不信的。可是他吃泻火药多了，也知道哪些药是泻火的，硬逼着我把生石膏换成寒水石，用量最低不能少于90g，黄连24g，生地黄60g，栀子21g……我说这么多寒性药一起用，吃了还得了！后来勉强把前3味量减去一半，他非常不满意地取了药。没曾想他回家后自己把大黄15g加量至30g，并且又加生石膏100g，服下不到2小时，便腹痛如绞，泄泻不止，给我打电话告知了实情。当我接到电话，简直哭笑不得。幸亏他身体健壮，胃火过旺，要是身体稍弱之人，这样的做法好吓人！遂告诉他："赶快把你自己加的药拣出来，在原方药中加入粳米30g，生姜15g，速速水煎，温服。若不能缓解，再电话告知。"3小时后又来电话："腹痛泄泻已缓，没事了。"3天后患者来复诊，本想说他几句，不料他还给了我一个"下马威"，嬉皮笑脸地说："看，我的口疮不是好了嘛！你可莫生气啊。"他这次吃了个"哑巴亏"，后来再也没有胡搅蛮缠地硬要我把这药那药分量开重点了。

此案也给我留下深思。同样不是大病，却被患者糊弄，幸亏他的身体健壮，胃火过旺，服下过量寒性药仅是腹痛泄泻，假若身体不健，再加上有其他疾病，后果就不是这样轻松了！究竟会出什么问题？就因人而言了。无论患者熟悉与否，用药定量，都要依病症需要为准，医者切要自己把握好，万万不能丢弃原则，更要提防患者擅自加服他药。如本例患者，身体素来健康，仅是胃火过旺，且相互信任，故自己增加了药物，服下引起不适，实话告知于医者，及时采取补救措施，可以消除不良反应。反之，后果会是如何？应该不难想象！

一不到50岁男性，患糜烂性胃炎，胃部多处红肿充血。这倒也不算少见，多得很，因而我也称它为"不是大病"。可是原因却是空腹饮酒致醉，甚至吐血，继而出现胃脘痛屡治屡犯，每次复发疼痛，都是因为饮酒而致。无论中医、西医，都有同样叮嘱：最好戒酒，勿食辛辣刺激之物。可是患者呢，几个月胃脘不痛，便又照常空腹饮酒，痛了再治。就这样一二十年过去了，胃脘痛反复复发，诱因还是空腹饮酒！作为医者，又能奈何？还好，经过讲述邻近两个因为嗜酒成癖、结果年龄都不到60岁、最终致死的案例，他好像有所警觉，如同梦中惊醒，不自主地说道："哎呀！我也快50岁啦，我可不能像他们那样。"此后跟访5年，偶尔疼痛，乃是因为饮食失度所致，而且症状很轻，身体依然健康。现在偶尔见面，总是很客气，都要说两句感激之言。

胃脘痛，不是大病，是因为实在太多，几乎司空见惯，且大多数只要能够解除致病原因，饮食调养适度，基本都能治愈，几年，乃至几十年不复发的，也属多数。而反复复发者多与此例相似，不能解除致病原因，生怕丢掉"口福"，以至于屡治屡犯，甚至诱发更为严重的疾病，如溃疡、穿孔，甚至癌症。这可不是危言耸听，现在胃及食管的"大病"发病率还算少吗？虽然大病不仅仅是饮酒或不良饮食习惯导致，但起码与不良饮食习惯有关。病从口入，对于胃病而言，应是最直接不过的了。医者有时苦口婆心地叮嘱，都是为了疗效好、预后良，绝不存在"断您口福"的恶意。我想大多数患者朋友，都能够理解吧？

一不足 5 岁小男孩，起初因为消化不良腹泻，泻下臭腐夹杂不消化食物，呼叫腹痛、口渴，一医用葛根芩连汤 3 剂治愈，不久旧疾复发，住院 10 天治愈回家，但食欲欠佳，食量减少，腹部时常膨胀，大便偶尔溏稀，精神也不够振作。又找原来医生，认为是肠胃余热未清，复用葛根芩连汤 2 剂与服，不料服下大便更稀，食欲更加不振，精神委靡。来诊时，小儿四肢不温，显得有些疲倦，观其面色㿠白，舌质偏淡，舌苔白润，指纹隐隐淡青模糊，脉来细弱。抚摸腹部微微膨胀，问其小便清长，且有夜寐遗尿出现。其证应为脾肾阳虚、运化无力。当此之时，不应再予清热燥湿止泻之味，应当速以温肾健脾、和胃健运为大法。方用理中汤为主加减，人参 6g，焦白术 9g，炮姜、附子（先煎）各 3g，炒山药 9g，陈皮、砂仁（后下）、肉豆蔻、诃子各 6g，炙甘草 3g，大枣 1 枚，粳米 6g。文火缓煎，1 剂药三煎，药汁混合一处，早、晚饭后半小时各温服 1 次，1 日半服 1 剂。若 1 剂药服后大便成形，饮食消化正常，可不必再剂。后得知 1 剂药服下，脾虚便溏、腹部膨胀及纳差神疲等症消除，一切恢复正常。凡小儿泻痢日久，出现四肢不温、纳差神疲等症，多为中焦虚寒、运化无力所致。认准证候，确属脾肾虚寒者，即用本方与服，大多一二剂药即可治愈，且随之饮食消化正常，正气恢复。但初起因于积滞夹杂湿热者，此方断不可用。以免闭门捉盗，反会滞邪，而加重病情。

类似于此例反复泄泻而致纳差神疲的小患者，临证不为少见，甚至有 3 岁不到，便溏或泄泻竟长达数月之久不愈。究其原因，多为使用芩、连等苦寒燥湿药时间过长，或用非其时所致。小儿泄泻看似常见"小病"，却绝不能当小病看待，用药稍不对证，除了无效，多会加重病情，反而使容易治愈之疾转为缠绵不已，甚至造成营养不良等症。小儿易虚易实，用药尤当审慎。

一女子，23 岁，痛经 10 年，痛时水米不进，弯腰捧腹，坐卧不安，面色淡青，甚至冷汗直冒，痛不可忍。按她自己的话说："看过多处，有效果的很少。

还有人说到绝经就好了，真的是这样吗？痛的时候简直要人命啊！我才 20 出头，再痛 30 年，谁能受得了。以前他们要我忌这忌那，包括医生在内，说的话我都没放在心上，从今以后，我一定听医生的，好好配合治疗。"观其形体偏瘦，面色㿠白隐青，舌质色淡，舌苔白润，脉来沉弦微迟。问她平时饮食习惯及工作的大致状况？女子回答道："自幼喜欢寒凉饮食，即使冬天也不爱吃喝太热的东西，穿的较为淡薄，工作不累，电脑陪伴，工作之余，也是爱静懒动，难道痛经还与这些有关？"我答道："有！关系很大。"

开药之前，反复叮嘱患者：一定要改变不良生活习惯。要想治愈痛经不难，关键是彻底改变不良生活习惯，远离寒凉，饮食温和，注意保暖，少穿短裙、短裤，特别要保护好腰以下不受寒，不吃喝寒凉之物，是为重中之重。工作之余，要多运动，这都是配合治疗的需要，治疗效果好坏，有赖于此，关乎于此。由于我反复强调个人注意的重要性，患者看来有所醒悟，并表示要下决心改变以前的生活习惯，配合治疗。以调和肝脾法，加以暖宫祛寒，调经止痛，方用沈氏艾附暖宫丸为主加味。艾叶（醋炒）、香附（酒炒）、当归、续断各 15g，吴茱萸（汤泡）9g，川芎、白芍（酒炒）、延胡索（酒炒）各 12g，炙黄芪 30g，熟地黄 15g，桂心 9g，焦白术、人参各 15g，炙甘草 9g，大枣 5 枚，每月行经前 7 天服 3 剂，经净后服 3 剂。文火缓煎浓汁，加红糖、黄酒各适量温服，1 日半服 1 剂。四煎药渣宽水，煎开后适温泡足，不温则去之。至多连服 3 个月，再顽固的痛经，只要能够按时服药，注意禁忌，养成良好生活习惯，并加以自我呵护调养，能做到这些，未有不能治愈者。后来得知，本患者仅服药 2 个月，痛经完全治愈。她为了巩固疗效，共服药 18 剂，坚持治疗 3 个月，并加以个人注意呵护，多加运动，10 年痛经痊愈，身体逐渐向好。

痛经在我看来，也不是大病，因为临证常见，且不难治愈。为什么有人几十年痛经缠绵不愈？从此例即可明白缘由：远离寒凉，注意保暖，是治愈痛经的首要保障；辨证无误，用药对证，是治愈此病的关键。所以我常说：哪怕是个小毛病，医者首先不能马虎，患者也要谨遵医嘱，因为这都关系到疗效的好坏。相互配合，疗效就好；互相埋怨，不利治病。这是我几十年的亲身体会，在此反复啰唆，无外乎想圆满治好疾病。理解万岁！

如上诸例说明，患者且不能因为"小病"而有所麻痹。许多大病，往往因为起初认为是小病，而未能引起重视，以致拖延至本来好治的病症，最后缠绵难愈。所以有病早治、谨遵医嘱、配合治疗等，都很重要。作为医者，不为症状表象所惑，必以四诊同参，深入析理，标本兼虑，审慎辨证，选方用药，力求对证为要。唯有如此，方能减少失误。若稍微考虑不周，哪怕是微小疏忽，也有可能影响到治疗效果。这还是对常见小病而言，若是大病或者较为复杂的疾病，那就更需要沉思多虑、审慎用药了。意在自律，绝无影射。

灵性与中医

世间万物都有灵性。对人指的是天赋、智慧、聪明才智及灵动、应变能力等；对动物指的是它们本身的智慧或适应环境能力，或经过训练、驯养后具有的智能、智慧等。《说文解字》：灵，从玉、从巫。因而灵性也解释为精神，如灵魂、心灵、英灵；有效验，灵验等。这方面的学问很深，有人（如冯骥才）有专著精论，我无这方面的才华，更不敢班门弄斧。只是借此浅述与中医药有关的个人点滴粗浅看法而已。

我自知生性愚钝，且无缘进入正规学府求知。只是凭着对中医药的至诚爱好，看着先人亲手把一个个痛苦的患者解脱出来，病人那种信赖的情景，对我的幼小心灵触动很大，在我脑海里留下了深深的烙印。因而以勤能补拙为良训，不遗余力地苦读古圣先贤著籍，勤学多问，敬仰能者，一日三省，及时纠错，这也感动了我的先人。在多方面的支持帮助下，逐渐走上了中医这条历史悠久而又充满活力且不平坦的大道。之后的时光，只能心无旁骛，勤于临证，无论效果好坏，都细心记录。遇到难题，不耻下问，力求成为一个患者认可、信赖的医者。古稀之后，依然如此。灵性在我而言，仅仅做到了不为表象所惑，防微杜渐，力争防患于未然。每见到能够举一反三的同道，都使我羞愧不已。羞愧只能是一种触动，触动自己找原因，是知识不够，还是悟性太低？或者是对病人的负责程度还需要加强？"责人先责己"，这是我先人的教诲，丝毫不敢忘怀。所谓"学问"，就是勤学多问，知识才能与日俱增。作为传统中医，勤于临证，细心小结，才能逐渐成熟。"久看王叔和，不如临证多"，这是我从小常听的许多老中医的说法，有些有学问的人也这么说。前半句不易理解，后半句个人的粗浅理解为：就是要勤于临证，积累经验。即使是理论上博大精深，还需要指导实践，联系实际，以最终治愈疾病为目的。天道酬勤，我深信无疑。

灵性联系到药物，人们总喜欢谈论这药好，那药不好；某药效果好得很，某药简直没有用，等等。我的看法不同，"天生我材必有用"，再加一句：宝马还要伯乐识。马，不一定都是宝马；药，各有其性能功效。善用则物尽其用，都有一定治病作用。参、芪、鹿茸、紫河车，无人不说它们不是好药，但也只能用于气血虚弱之人，确能大补气血，复原培本；若是气实中满、血热妄行等症，那就不需要它们了，因为实证误补，必会增疾。说明即使是血肉灵性之物，它的"灵"也是有局限性的。大黄，人们也说它是好药，因为积滞腹胀，大便燥结不通，适量用之，很快燥矢排出，顿感轻松。但若大病之后，或者气虚无力送便，或者老年及体弱人血枯津乏肠燥便秘，那就不能随意用大黄苦寒泻下了，须防虚人误泻，轻则重虚，重则真气立尽，生命难保。由此可见，好，要用在恰好需要时，用反了照样不好。灵，有治病救人之灵，也有增疾夺命之灵。好与不好，全在运用者之手。葱、姜，人们只是作为调味之用，岂不知运用得当，治病也有奇效。白花蛇舌草，小得可怜，可是它有清热解毒、活血消肿之功，可用于治疗热毒疮疖、肠痈、湿热黄疸及癌肿等症。所以"天生我材必有用"一说，我也深信无疑，主要在于"识货"及善于应用。除了草木发霉烂透，完全失去了"灵性"，它们本来的功能已不复存在，要想再让它们治病什么的，那运用者也是个"朽木"。但草木腐朽之后，还可以改良、肥沃土壤，以助新的灵性草木生长，这也算是"物尽其用"了吧。这就是我看待万物都有一定"灵性"的态度，从不"一棍子打死"，重此轻彼。因为自己的能力就十分有限，一生只会当个务实小医，除此也没什么特长，况且草、木、虫、兽乎？！

行医要有灵性，最要谨慎，千万不能有任何疏忽。例如反复十次、百次地叮嘱马钱子霜用于治疗偏瘫，先以微量，1次不超过3厘（0.1g），当面观察服后反应，4～6小时后无口麻舌强感觉，方可离开患者，以后根据患者的身体耐受力及治疗效果，需要加量也是逐步递增，总以对证有效、无明显不良反应、保障安全下使用。可是有一学生竟一次给居住在百里之外的偏瘫患者6两（300g）以马钱子为主要成分的末药，按1天1次，1次0.1g计算，要服8年以上。幸亏这个患者是明白人，没有酿成大错。当我得知时，瞬间吓得双腿发软，心慌冒汗！我几代人行医都未出过责任事故。做的是医生，手中握着人命啊！真要出了问题，必然不是小事。想事后再接受教训，那就晚啦！知识可以重新补上，但人死了，谁还能再给予复生的机会？为了他人和自己的生命安全，好好想想吧！若实在认识不到人命关天的利害关系，那就最好改行。这样的人做医对谁都危险！直到珍爱生命，养成严谨做事态度，方可从事治病救人这一神圣职业。若是连自己出错的原因都找不到，出错习以为常，总是避开主观原因，而强调客观干扰，那就没啥可说的了。

值得庆幸的是，无论带过的实习生还是徒弟，他们绝大多数都能勤谨做事。即使实习生中有改行的，但工作、事业都比我做得好。哪怕只做过他们一天的老师，也希望他们成才成名。为了中医药薪火相传，后继有人，付出点辛劳不算什么，只要他们好学上进，我都乐意帮助。他们有了成绩，我也感到欣慰。更希望他们后来者居上，我脸上有光啊！

盛年不重来，一日难再晨，及时当勉励，岁月不待人（陶渊明）。万物所具备的灵性潜质，都能造福于人间。切莫白度时光，自我荒废。有作为的时光逝去，悔之晚矣！不成文辞，唯表心声。不恰当处，欢迎指正。

伤气俗说

体劳，即身体过度劳累导致的疲倦，或者四肢等处疼痛，经过适当休息，加以饮食调理，多可及时消除疲劳及疼痛。而精神受到刺激，患者抑郁日久，死结不除，则影响至大。原因较为复杂，可能来自方方面面，也各自有不同的因果，但要轻易解除，则非易事。三句话不离本行，就患者而言，若因七情所致的病症，必须以开导为主，用药为辅，而且患者能够听进去，自觉警醒，认识到危害，治疗方能有效，而且治愈较速。反之，无论医者如何开导，患者就是放不下思想包袱，你说的口干舌燥，他（她）还是"认死理"，那只有一个结果：用药治疗，收效甚微。近期就遇到过一个年将七旬的老妇人，在家里看什么都不顺眼，好像谁都跟她"过不去"，气得她寻死觅活，跳河，服毒，本来健康的身体，变得吃不下饭、胃脘胀痛、嗝声不绝、体重下降、走路无力、眼冒金花。前三次就诊时，无论如何苦口婆心地劝导，她好像气蒙了一样，咋也听不进去，眼看着身体消瘦，精力难支，她又不到别处治疗，可把我给急坏了！患者看到我 70 多岁的人急成这个样子，终于表态听劝，配合治疗了！又服了 6 剂宽胸利气汤药，"心病"治愈，1 个月之后，身体基本恢复正常，家庭依然和睦。每次见面，都诚邀到她家里坐坐。看到她们全家人都高兴的情景，作为医者，亦感欣慰。

但所遇不尽是这样的结果。一个我认为很有知识的人，每次听他言谈之中，总是抱怨说他给某某、某某做了很多的事，帮了很大的忙，他们却都是"不讲良心"的人，好像都没给他"回报"似的，感觉很生气。而这个人三十多岁就患有慢性肝炎，我给他讲"肝为刚脏，性喜条达"，以及真正帮忙就不应该记住的道理，看样子他还有些反感。结果人缘也不算好，年不及六旬而殂。

近期遇到过一七旬出头、身体本来就弱的老年妇人，因为两个弟媳妇惹他生气，家人无论如何劝解，她就是放不下、解不开这个她认为好大的"死结"，以致气得吃不下饭，心口痛得难受。这个患者我给她家三代人看过病，她也很信任我。可是当我劝解她时，她却丝毫听不进去，吃药也无多大效果，其他地方她也不去治疗。按她自己说的："这口气我咽不下去，死了算了。"就这样整天呼叫心口痛，饮食难进，拒绝治疗，卧床不起……

这篇俗说中的案例，我想同道中人也遇到不少。所谓什么钥匙开什么锁，七情纠结引起的病症，不从缘由疏导，仅凭药物治疗，往往收效甚微，甚至无效。但凡通过疏导，患者能够醒悟，愿意配合治疗的，大多都能预期治愈。这就是俗话说的"心病还需心来医""精神还需精神治"的道理。以上仅是举例俗说，其实这类病人不为少见。所以前贤把致病原因归为三类：内因七情，喜、怒、忧、思、悲、恐、惊；外因六淫，风、寒、暑、湿、燥、火；不内外因，饮食、劳倦、跌仆、虫蛇所伤等。而把七情放在首位，说明由于七情逆乱引起的疾病较为常见。但七情逆乱引起的疾病日久，又往往与其他致病原因交织出现，病机更为复杂，辨证用药之时需要综合考虑。此篇俗说，主要提示的是，因为情志纠结所致的病症，则需要意入元微，理有洞解，重点疏导，用药方效。粗浅俗说，但临证常见。故不揣鄙陋，琐碎言之。

勿夸"口福"

《素问·六节藏象论》曰："五味之美，不可胜极。"言人口欲，不可无制也。"饮食自倍，肠胃乃伤。"脏宜静，躁动则伤；腑曰器，胜极自倍，必伤其器。过贪美味，无休无止，则为胜极，非但肠胃伤，脏腑气血俱伤也。故见贪食美味者，腹大赘肉，动则气喘，色多晦暗，非"三高"即脂肪肝，而心脑动脉硬化、肠胃诸病，多由此来。故贪食美味者，多伤肠胃；过贪美色者，多伤肝肾。肾伤则根损，胃伤则本虚。根，肾为生命之根也；本，胃为五脏之本也。根本损伤，不病则碍寿，病则难医矣。"膏粱厚味，足生大丁。"皆病从口入矣。其甚者，一餐食猪蹄十余只，或猪头半个，饮啤酒十余斤，或白酒一二斤，或黄酒十数碗，每餐必有大肉，鸡鸭鱼鳖，日日饱餐，辛甘酸苦咸，五味俱备，一餐无肉，便觉心慌。以致年未三旬，腹大腰垂，重度脂肪肝，血脂稠黏，胃损肾虚，糖尿病、痛风等接踵而来。年纪轻轻，房事不济，行走少时，气喘吁吁。更甚者，体生包丁，气色晦暗，行为迟钝，看似有余，病却一身。此非"口福"，乃口祸也。故"五味之美，不可胜极"，倍则伤矣！为尔健康，勿夸"口福"，当积"口德"！

不然，纵积金如山，有何益焉？饮食有节，起居有常，少些贪婪，身自健矣。

医者不可太自信

人不能没有自信心，没有自信心就做不成事情，总是随波逐流，人言亦言，遇事缺乏主见。但作为医者，如果自信心太过，甚至目空一切，那就成了刚愎自用。我不知道史上有无这样的医者，但略知以项羽为代表的不少人，因为刚愎自用，而导致失败下场。动则"3 剂药治愈，5 剂药去根"的大话，千万不能信口开河！你知道眼前表面症状，能判断出潜在的病情变化吗？还有些医者竟敢口出"包治癌症"的狂言，其实他并未治愈过癌症。对于那些浅取漂学，甚至在普及中草药知识的小册子上看到些介绍能够治癌肿的中草药知识，并不知道癌症这种病的"水有多深"，好像知道白花蛇舌草、半枝莲等味，就可以包治癌症，也算情有可原；可身为行医多年的医生，而且常出纰漏，也敢如此自大，岂不是给人以笑柄？而有的人专找有名气的医者诋毁污蔑，以抬高自己的"身价"，其结果如何？都像昙花一现，瞬间无人问津。更甚者，自己诊断有误，经过多家医院复诊，并无其病，他还不认账，甚至大骂道："老子说了算，他们算个屁！"若是小病诊断有误，影响还不算大，但说人家有"肺结核"，必须吃 2 年药，患者感觉不对，去三家医院检查，结果都是一样：肺部一切正常。就在这样的情况下，还要人家继续吃药，算是够"霸气"了！

更好笑的是有人拿商陆当人参治气血虚弱，患者拿来让我看，我说是商陆，主要作用为泄水消肿，多服损伤元气……话未落音，一个跟着一同而来的，自称医生的五十余岁男子，张口大声说道："你懂个屁！连人参都不认识，还当什么医生？你也是个蠢货！我领你出去看看，路边上长了那么大一片人参，你们都不知道，还当什么中医？"听听看，这个人也够自信的了。人参能长在鄂西北这个地方的路边上？未免太自信了吧！？

一位乡间老医生，人送绰号"冒撞"，意思是治病水平很一般，但偶尔亦有治愈者。一次我上班路过其门，可能是出于炫耀，竟然当着很多人的面说："我会把男胎变女、女胎变男，你也老给人家治不孕不育，我这个方法你会不？"我说不会，因为我家上代都不信这个。但我知道用什么方法，不就是怀女胎孕妇佩戴雄黄、怀男胎孕妇佩戴雌黄吗，可是我听说您也没变成功一例啊！"我看他好像要生气，便连声说道："对不起呀，老先生，我只是实话实说。"没过多久，这位老先生到门诊问我："你们也是二甲医院，怎么连我老伴的病都诊断不出来？

明明是'气裹食'，说什么是'风心病'，真扯淡！"我说您再到三甲医院看看。他又说："已经看了，和你们医院说的一样——风湿性心脏病！还不如我弄回家自己治疗。"之后不久，他的老伴便病逝在家。瞧瞧，这位老先生也够自信的。

　　以上例子不为少见，起初我总想好好地给他们说，目的以免出错。可是事实证明是我"错"了，除了没趣，什么作用也没起到。说是不气是假，但也只能是苦笑了之。从另一个侧面也可以看到，一般人对于中医药的知识，还是很欠缺的。作为职业医生，不应该太过自信，只为维护自己的颜面。只有诊断无误，用药有效，治愈疾病，才是维护颜面的唯一正确做法。而往往有人一知半解，或者道听途说，也不请教专业医生，便去给人治病，不出错才怪了。因此还有用生草乌、马钱子、八角莲等有毒药、不慎而致死的事故，偶有发生。这就是不懂医理、药理，只是人言亦言、自信太过的行为所致。难怪薛立斋说，自古偾事者，莫过于一知半解之辈。所以做医要有谦虚谨慎的心态。虽然自古都有相互诋毁的医者，如陈修园就把张景岳说的一无是处，但人家都是著名医家，作为后来者，取他们的长处就是了。俗话说：扬长避短嘛！

　　文中只提事、不道姓，只为见者引起警觉，切勿对号入座！我一生就是个一方务实小医，常思己过尚嫌不够，岂敢妄论他人！只不过是亲历过一些不合常规行为的做法，而有所感触，故琐碎聊之。其目的只有一个：警钟长鸣，谨防出错。自信太过，也是医者"自病"的一种反应。时时提醒自己：切莫自信太过，以防出现偏颇。

中药优劣说

　　自《神农本草经》载药365味传世以来，历代本草药味都有增加。如现代《中医大辞典》载药5000有余，《中华药海》增至8000之巨。除品种陆续增多，其质量无不重视，如产地、生长时间、药用部分、采集时间、炮制加工、储存保管、功用主治、配方用量、有毒无毒及配伍禁忌等，都有详细记载。可近年来所用药物，不少品种都是物是而质非，而且价格持续上升，功效却成反比。例如柴胡，生长必须3年以上，秋末或冬初采挖（因种子成熟期为初冬），去芦及秸秆，药用地下根，有生用、醋炒用等；而今之商品柴胡，施用化肥，生长不及2年，初春或秋季采挖，药用全株，秸秆、根、叶全入，其物虽是，而质非也。更有甚者，竟用细棉花根等相似之物充代，其解肌退热、疏肝解郁之功，岂能有乎？又如何首乌，多年生长，秋末采挖，药用块根，而今人四季采挖，切块晒干，放锅内爆炒或加色用水,煮至枯黑,即当制首乌使用,岂有滋补肝肾精血、乌须黑发之功?生用清热解毒,润肠通便。黑大豆或黄酒浸泡透,九蒸九晒,或连续蒸 70 小时,以黑大豆汁或黄酒缓慢浸入,蒸至熟透,色泽乌黑晒干,方为制何首乌,用以滋补肝肾、养益精血。而弃之正规炮制,任意炒煮,其制品生非生,制非制,名药而成废品矣!勉强用之,岂非自欺欺人?乳香、没药,本应加灯心草按比例炒去油方可,而今多用生者,患者服下,非哕即吐,岂可治病?此粗言其一二耳。况且野生者日稀,种植者普遍,欲其疗病,不亦难乎?《新修本草》序曰:"窃以动植形生,因方舛性,春秋节变,感气殊功。离其本土,则质同而效异;乖于采摘,乃物是而时非。"引种亦属无奈之举,因野生数量有限,难以满足需要。"因方舛性",难以保障地道品质,亦属自然。"乖于采摘",谓之不按季节采收,所以"物是而时非"。若再加上炮制随意,其功效一而再,再而三损折,欲得确保疗效,其难可知。尚未言及假冒伪劣、过期失效、虫蛀鼠耗、分量不准等劣迹。药为医者之武器,武器滥恶,岂能克敌?肤浅之理,妇孺皆明。凡有责任心之医者,谁不担忧?此浅言中药质量之点滴耳。若专论之,若非万言,难以尽述。絮叨数语,实非闲聊,乃与医者、患者攸息相关也。

未了的草药情缘

本想一生与青山结缘,至诚和百草交友,随时随地用百草治病,无奈种种原因,不能实现夙愿。自幼深入群山,拜师认识百草数年,历尽艰辛之后,已有一定收获。但却时隔近 10 年,不能和百草蒙面。因为要养家糊口,不得不另谋他业。只能在假日登山,和旧友百草"叙谈",同时也采些送人疗疾,从不收人分文,更不以物易物,就这样还落个"地下黑医"恶名,受整挨批,我很茫然!待到 36 岁时,幸遇国家招收民间中医,同考场 84 人,只有 3 人录取,我是其中之一。从此在医院上班,总算是"合法"而"名正言顺"了。接诊病人之多,我累年都在前茅,年年先进、优秀,应该算是实现了治病夙愿。但野生草药时不时的总在脑海里打转,只有在假日登山,看着那无垠的山峦,一路上的奇花异草,不少都曾蒙面,忆当年,仿佛就在眼前,它们样样都能治病,却都孤寂悠闲,自生自灭,令人心酸。顺手采回几味,切晒炮制配方,送人治病。认真和药房饮片比对,野生草药治同类病症的功效明显优于人工种植品,这更又加深了我对野生草药的怀念。只要有时间,就痴迷般的向山野跑,按季节采回治病,并用心记录疗效,有毒的自己反复尝试,然后施治于人,及时小结经验。期待退休后,任意浏览天然药库，并传教愿意继承者，为人疗疾，廉价收费，赢得患者口碑相传。无奈医院返聘，退休不能离岗。这一晃我已年近八旬，虽不断有愿意继承者，但我已无力跋山涉水，登高攀岩，况且一周五个半天接诊，往往延时下班，还要整理临证心得，这都需要精力与时间。就这样，平生夙愿，付之东流。只落个念念不忘，惋惜感叹！

野生草药的优点，就是野生、天然。而人工种植的施化肥、喷农药，强迫它们快速生长。异地种植，已非道地药材，加之本来需要三五年生长的，一二年即采挖，其形硕大，产量也高，可是药效如何？正如沈括说的"物是而质非"也。加上采集不按时、炮制无法度、储藏欠规范、过期不更换、霉变水洗再利用等，这些都会直接改变药物性能，影响药物效验。还不说"指鹿为马""张冠李戴"的假冒伪劣。所以有名家言道："中医将亡于中药质量。"

我对天然草药难以忘怀，因为它们"本性未变"，淳朴自然，故而用之，显效安全。正如不少吃过我亲手采挖的野生草药的患者说的，"您用野生草药治病，说吃几剂好，吃几剂就好，还收费低廉。"收费为何少？因为取自大自然，出点力气，又不要钱。随到随"拿"，拿多拿少，也不受限，这是大地的无私奉献。且无须保管，免却过期、霉变。但要保护性采集，让它们世世代代繁衍。且勿贪婪，更不能总为钱，救命比啥都值钱！《滇南本草》作者兰茂说："后有学人，切不可贪大利而泯救病之思。"

草药治病的知识，我知道的不过九牛一毛。但在点滴的应用中，大都具有独特效验，如断血流止血；红药子止泻、止血；五味子根降酶、调和肝胃止痛；金果榄治咽喉肿痛、胃热胃痛、无名肿毒；鸡矢藤止各种疼痛，价廉屡验；鹿衔草治蛋白尿、补肾止血、亦疗咳喘；白首乌补益脾肾、强身增力；八角莲（鬼臼）、祖师麻（金腰带），治跌打损伤肿痛、风湿痹痛、腰椎间盘突出，止痛效果不一般；老鹳草祛湿消肿止痛、止泻，用之即验；穿山龙祛风除湿化痰，而治风湿痹痛、痰多咳嗽，效果不凡；藤梨根、垂盆草清热利湿疗黄疸；雷公藤根皮，煎水熏洗，杀虫止痒疗顽癣；还有白马山许老道士，用当地草药治愈甲状腺癌晚期的奇验，如此等等，都使我十分留恋与怀念。

我年年登山寻觅，饥渴辛劳只等闲，夏暑严寒无所惧，贪早摸黑，只当作家常便饭。然而时至如今，亦未能实现我小诗的夙愿："山有奇药吾登攀，书蕴良方勤学研。他日攻破疑难疾，不枉此生来人间。"说到这儿，我真想再活50年，大胆丢弃"铁饭碗"，潜入深山，细心探研。聆听百鸟和鸣，渴饮甘露山泉，饥食野果，心无他恋，熟谙更多奇草，圆梦疗疾情缘。可惜啊，世无良方延年。纵然不惧辛劳，无奈身已老矣！只留下向往、留恋与遗憾！

老生常谈，只为未了的心愿：草药情结，感叹今生梦未圆！

方药杂论

中草药品种据《药海》记载已有八千味有余，祖方、专方、验方、民间习惯使用方等，谁也不知道有多少，十万以上，绝不为虚。前辈岳美中老先生说过，"千方易得，一效难求""久看王叔和，不如临证多"，重在经验疗效。

若要详知中药全貌，《神农本草经》《雷公炮炙论》《本草纲目》《中药志》《中医大辞典》等著籍，仲圣、药王用药精要，以及历代名家名著，皆有真知灼见，均需详读熟谙，除此别无捷径。然而人生时间精力有限，仅能择其临证必用之品熟读记忆。如能触类旁通，举一反三，并留意汲取藏、蒙、维、苗等少数民族独到治病经验，则会又出个"李时珍"。

药物是医者的"武器"，"器"不利则难以克敌，药不精则难以祛邪。邪能速去，一要药物精纯，用法对证；二要患者配合，服药、禁忌，二者不可缺一。无论哪个环节疏漏，都会影响治病疗效。"捷径"我也曾经想有，临证后便逐渐感到幸亏未入"歧途"。学时少下一点功夫，临证即有"大麻烦"。直接找个"神验无比的妙方"是幻想，因为世无包罗万象的"灵药"。学时苦下功夫，临证便少烦忧。勤于临证，细心记录，认真分析疗效，日久经验就会丰富。这就是有志于中医者的唯一正途，除此别无捷径。

方药不在多，在于有效运用。是否对证，能够控制病情发展，减轻或治愈，最终还是看效果。仲景一生用药不过百种，而其著籍为经典，乃大圣贤也。我不过凡夫俗子，乡野小医，能在圣贤的教诲下，学到百分之一奥义，治病一生无明显失误，结合时下纷繁复杂之�痼疾顽症，有小小独到之疗效，亦不愧为医者矣。我所识中草药千种，而真正用到的不过300味左右。尤其到医院上班以后，眼巴巴看着山野路旁有用之草木不能使用，深感可惜！试想退休之后，复用草药治病。无奈医院挽留，瞬间年逾七旬。虽然心有不甘，只是精力渐衰，在十分有限的时间内仍在继续探研，千方百计，总想找到与众不同之奇草良药，期待有意外效果。此心此想，梦寐以求。甚至幻想仲圣、药王等大贤在梦中指点，大大提高治病技能，一觉醒来，治病效果明显提升，患者普遍满意。迂腐耶？痴迷耶？有言曰："书痴者文必恭。"我钻研追求奇草良方数十载，缘何总不见"奇功"？仅是效果略好，而无大的进展，终生如是，岂不愧哉！寿命不在长短，关键要有创新。空活百岁，平庸无奇，又何益乎？痴迷迂腐，本性难移！40 年前一首不成韵律之小诗云："山有奇药吾登攀，书蕴良方勤学研。他日攻破疑难疾，不枉此生来人间。"如今年逾七旬，医技依然平平，远不能满足疑难患者之期待，岂不愧哉！即使"大器晚成"，也该时机到来。小人物，大追求，痴人说梦，见者勿讥！

鄙人十分崇贤敬能，时刻视他们为"神灵"，举头之上，无时不在"监督"，因而无论临证、写书，都必须向生命负责，不敢稍存懈怠，更不敢有半点私念。故步自封、自以为是，皆为医者之大忌！纵有某些"绝技"，也不能夜郎自大。因为天下之大，无奇不有，高人往往"真人不露相"，世世代代都有。因而一生仅可潜心恭学，无有终日，尊贤敬能，兼收并蓄，便可不断完善自己，技艺逐渐精熟，如此方能治病无误，受到病人信赖。虽不能名噪天下，亦可为名副其实医者。凡夫俗子之见，或被"大雅"讥之。

我所撰写内容，无论见者如何评说，除接受舛错谬误外，其余我不予多虑。因为所有内容，都是在经典名家指导下，祖传世秘临证实验，不夹丝毫虚夸，字字句句，皆为患者生命负责的实干结果。其中内容，若不是暮年来临，绝不会拿出去张扬！吴鞠通早年书成，《温病条辨》成为经典，是为中医史上奇迹，更是他的中医世家影响；仲景故后，隔代书成，若非王叔和，一部经论巨典《伤寒杂病论》，岂能传之于世！历史典故很多，实际价值如何？全是后人评说。狂妄吹嘘，我所不为！因为《大医精诚》就是一面"照妖镜"，对照对照，明智者就会知道自己半斤八两。还是一句老话：能悟出《内经》一句奥义，学得先贤济世良方，老老实实治好病，患者内心认可，经得起持久考验，才不枉为医者。一生勤学苦求，对于经典奥义，所悟甚少。孜孜不倦临证，五十余年心得有限，今日和盘托出，不敢说对中医有点实实在在贡献，也算了却数代为医人之心愿。

附录　受学感言

立德、立功、立言

师周氏，以岐黄妙术闻名于鄂西北几十载。其一生以勤谨自律，每有所得，则于诊病之暇录之，近年整理成稿，各归其类近十册，本草、医案皆有所辑，言近百万。另专辑一册以《杂谈》名之，因其内容广泛，于医德、医理、治法、方药等均有言及。师常教曰："德之不存，艺与焉有？德先艺随，其治必验。"故师处世业医皆以诚为先，不计名利。师嗜书，涉猎广泛，对儒、释、道及兵家思想多有所及，常与医理相参，临证多有奇效。其尤爱兵法，常予兵法于诊病用药，运筹帷幄，克敌祛病。并熟读《灵》《素》，博览先贤名作，执繁驭简，由博返约，将中医治法精括为"攻、补、和"三法。周师诊病，神圣工巧互参，处方用药以"贱""便""验"为则，不拘一方，不执一说，常能别出心裁，屡获奇效，而又不失经意。常入深山觅撷草药，考其性，正其用，并能明制治、辨真赝，常亲尝其毒，曰："知其禁忌则思过半矣。"

古人有三不朽之事，谓之立德、立功、立言也。周师处世，不矜名，不计利，此其立德也；回造化，起沉疴，此其立功也；阐发蕴奥，立著成册，此其立言也。今书稿再修之际，企望速予授梓，以广其用。

弟子程辉拜书

大医情怀

师出中医世家，自幼勤学，颇爱兵法，博及史哲，尤喜书画奇石。师常将兵、医、易合论，用于诊病辨证，以明用药疗疾之理。

师五十余年如一日，坚持运用贱验便廉之法治病，从不滥开昂贵之品，总把疗效、安全放在首位，因而深受众多患者欢迎。

师处方用药，既守成规，又很灵活，从不生搬硬套，更不随意用药，若遇疑似难辨之患，必待病证甄别清楚，而后治之。其严谨态度，时刻感召后生。师常说自己是"杂家"，因为内外妇儿诸病皆治。师对肌肉坏死、股骨头坏死、不孕不育等疑难杂症，有独到经验，常获非常之效。

师惜时如命，勤于临证、小结，旨在提高疗效。有许多顽症痼疾患者，不远千里来诊，皆多满意而归。师年已近七旬，几乎每日患者满堂，来诊者有增无减，有时连续 7 小时应诊。只要还有一人未诊，师从不言渴、言饥、言累，病人至上，说到做到，因而受人尊敬。

师在繁忙应诊之余，将书稿反复校对，不辞劳苦，数校其稿。我为学生，无暇为师分忧，深感愧疚！仅述感怀，以示敬意。

弟子鲍飞拜识

医关人命，学必精专

吾师周老，字文仪，号怡石翁。行医五十余年，毕生以弘扬传统医药为己任，潜心研究，深入实践，对鄂西北地区的中草药探索累年，颇有心得，并绘制成《百草吟》一书，图文并茂，观之赏心悦目。周师虽年过花甲，仍手不离《素》《难》，孜孜不倦，默默躬耕，勤研岐黄之术，治病风格独特。

周师勤于总结，著述颇丰，近十种著集，百余万字。书中许多法、方为其独创，对一些疾病的治疗开辟了新的途径。周师擅治内、外、妇科疾病，吾有幸随师 10 年来，常睹先生诊治疑难奇症，功效卓著，活人无数。

周师爱读兵书，嗜好书法、美术、奇石、花木，能将兵法与医理融会贯通，常曰：诊病犹侦敌，用药如用兵。周师一生为人耿直，淡泊名利，一尘不染，始终把济世活人作为自己的天职，德望至高，广受人敬，声名远播千里。常教吾曰：做人德为本，处世诚为先，学医必先学做人。医关人命，学必精专。周师虽为祖传，但从不保守，此次著书，用提纲挈领式，全部写出学术主张及临证经验，吾辈有幸阅之，实为万幸矣！时值周师著书之际，随附感怀，望吾辈能广而大之，此亦为周师一生夙愿也！

弟子朱以蔚谨识

抽丝剥茧，游刃有余

跟随恩师已近 3 年，除了羡慕恩师在诊治内、外、妇、儿各科疾病时果断、准确、效如桴鼓的娴熟手段外，自己也想在诊断、用药上应用自如。但是，无论如何努力，总难像恩师那样镇定自若、有条不紊地分析每一个复杂的病症，评估每一个病症治疗的效果，进而赢得绝大多数患者的认可、满意。

比如看到有些患者一身毛病，头痛目赤，牙痛腮肿，而又腰以下怕冷，自汗盗汗并重，足膝酸软无力，腰椎间盘突出，痔疮出血，胃脘胀痛等病症于一身，病人一会儿说头痛要紧，接着又说先治痔疮出血，话音未落，嗯，还是治腰腿痛，不，胃痛胀气吃不下饭要先治……作为学生，听着、看着，心里想着：课本上哪有这样的记载？这病可咋治啊？可恩师遇到这样的患者，总是从容不迫地细心解释、讲述利害，最终征得患者同意，还是先治肝阳上亢的头痛目赤为主，兼顾其他。几剂药服下，效果很好，病人感到满意。这还不算是最复杂的，比这病情还严重的患者，只要专程来诊，恩师即使承受着很大的压力、担负着很重的责任，都耐心给予调治，用药审慎，力求有效。比如一个八旬开外的老妇人"白崩"已数日，同时患有脑梗、冠心病、高血压、糖尿病于一身，大医院都不敢接收，恩师 2 剂药治愈白崩，给治疗其他疾病留下了治疗时间。因为她的白崩势猛，带下如注，正气即将颓败，双目已无神光，连坐下号脉都全身瘫软。像这样的危重病人，恩师从不推诿，总是全力以赴，精心调治。其实恩师也常说：这个职业真是"危任"，时刻都在提心吊胆。这就是我的恩师，三生有幸遇到的良师。

恩师常言："兵无常势，病变难测。不能总是按图索骥，照本宣科，那样就成了守株待兔、郑人买履的呆板。"是啊，哪有书本上说的和临证遇到的病情一模一样的？作为经验不足或者说根本就没有临床经验的我来说，怎能和治病超过半个世纪的恩师比呢？只有勤学多问，细心悟理，积累经验，到了一定时候，也许会像恩师一样，辨证施治，运用自如。我不会用好的词语来褒扬恩师的功绩，只是敬佩他老人家的为人做事、行医风范、精湛医道。借着恩师的《传世碎金方》再版之际，说几句自己的亲身感受，聊表对恩师的敬意。诚祝恩师身体健康，以为更多的人斩除缠在身上的病魔！这也是众多患者们的心声。

学生鲍承飞拜识